TILL BASTIAN ■ KRANKHEIT AUF REZEPT?

TILL BASTIAN

KRANKHEIT
AUF REZEPT?

DIE POPULÄREN
IRRTÜMER DER MEDIZIN

verlegt bei Kindler

Die Deutsche Bibliothek – CIP-Einheitsaufnahme

Bastian, Till:
Krankheit auf Rezept? : Die populären Irrtümer der Medizin /
Till Bastian. – München : Kindler 1998
ISBN 3-463-40351-X

Gewidmet Herbert Begemann
(4. Mai 1917– 6. April 1994)

Die Folie des Schutzumschlags sowie die Einschweißfolie
sind PE-Folien und biologisch abbaubar.
Dieses Buch wurde auf chlor- und säurefreiem Papier gedruckt.

Umschlaggestaltung: Jorge Schmidt, München
Umschlagfoto: Bavaria, Gauting
Satz: Brigitte Apel, Hannover
Umbruch: Ventura Publisher im Verlag
Druck und Bindearbeiten: Franz Spiegel Buch GmbH, Ulm
Printed in Germany
ISBN 3-463-40351-X

2 4 5 3 1

Inhalt

DRITTER TEIL:
GESUNDHEIT IST ANDERS

»Eine Gesundheit an sich gibt es nicht, und alle Versuche, ein Ding derart zu definieren, sind kläglich mißraten. Es kommt auf dein Ziel, deinen Horizont, deine Kräfte, deinen Antrieb, deine Irrtümer und namentlich auf die Ideale und Phantasmen deiner Seele an, um zu bestimmen, was selbst für deinen Leib Gesundheit zu bedeuten habe. Somit gibt es unzählige Gesundheiten des Leibes; und je mehr man dem Einzelnen und Unvergleichlichen wieder erlaubt, sein Haupt zu erheben, je mehr man das Dogma von der ›Gleichheit der Menschen‹ verlernt, um so mehr muß auch der Begriff einer Normal-Gesundheit, nebst Normal-Diät, Normal-Verlauf der Erkrankung unseren Medizinern abhanden kommen.«

Friedrich Nietzsche: *Die fröhliche Wissenschaft*
(1882–1887)

Nietzsche starb an den Spätfolgen einer Syphiliserkrankung, und zwar in einem Zustand, den man gerne als »geistige Umnachtung« bezeichnet hat, obschon manche, die ihn erleben, ihn eher als Erleuchtung empfinden.

Einleitung:

Ein Reiseführer durch die heile Welt des Heilens

»Große deutsche Philosophen, die etwa zufällig einen Blick in diese Blätter werfen, werden vornehm die Achseln zucken über den dürftigen Zuschnitt alles dessen, was ich hier vorbringe. Aber sie mögen gefälligst bedenken, daß das wenige, was ich sage, ganz klar und deutlich ausgedrückt ist, während ihre eigenen Werke zwar sehr gründlich, unermeßbar gründlich, sehr tiefsinnig, stupend tiefsinnig, aber ebenso unverständlich sind. Was helfen dem Volke die verschlossenen Kornkammern, wozu es keinen Schlüssel hat? Das Volk hungert nach Wissen und dankt mir für das Stückchen Geistesbrot, das ich ehrlich mit ihm teile˙...«
Heinrich Heine:
Zur Geschichte der Religion und Philosophie in Deutschland, 1834

I n unserem Leben ist nur das eine ganz gewiß: daß es irgendwann tödlich enden wird. Schmerzen und körperliche Mißempfindungen gemahnen uns, die wir ganz anders als jedes Tier mit unserer Vergänglichkeit konfrontiert werden – weil wir nämlich von ihr *wissen* –, immer wieder an die Unausweichlichkeit des Endes. Daran ändert sich auch dadurch nichts, daß wir dieses Wissen nur allzu gerne verdrängen oder in einem reichlich blinden Vertrauen auf den technischen Fortschritt rosa übertünchen. Im Gegenteil, gerade solche Reaktionen verbürgen die Unerbittlichkeit des Grundkonflikts. »Von der Geburt an sterben wir«, sagten die griechischen Philosophen. Auch wenn wir davon nichts weiter hören wollen – wir ahnen es doch und fühlen uns auch in einem erfolgreichen, kraftvollen Leben bisweilen recht unbehaglich. Könnte nicht schon morgen alles ganz anders sein?

9

Zwei der Wechselfälle des menschlichen Lebens, »Gesundheit« und »Krankheit«, sind daher – was auch immer und im einzelnen darunter verstanden werden mag – schon seit Tausenden von Jahren ein Diskussionsthema gewesen, das an tiefe Gefühle, an Ängste und an Hoffnungen rührt und über das die Menschen offenkundig debattiert haben, seit sie denken können. Wenn das Ziel »Gesundheit« erörtert wird, schwingt im Gespräch meist noch sehr viel mehr mit als der bloße Wunsch nach einer störungsfreien Funktion von Herz, Leber und Nieren etc. – wie die Obertöne einer angeschlagenen Saite mischt sich noch die Hoffnung auf Glück und Wohlbefinden mit hinein, ja oft genug sogar die Sehnsucht nach dem gelungenen Leben schlechthin, nach einem Dasein ohne Mühsal und Schmerz. Genesung und Erlösung liegen, so scheint es, nahe beieinander. Die Welt des Heilens ist deshalb auch eine Welt des *Heils*, das wir uns erträumen – und genau daran krankt sie selbst. Die Alltagspraxis des Heilens trägt schwer an den vielfältigen Heilserwartungen, mit denen sie überfrachtet worden ist; sie kommt unter dieser Last immer öfter ins Straucheln. Was die Heilkunde wirklich kann (und was nicht), droht unter einer Bürde aus Wünschen, Hoffnungen und Sehnsüchten unkenntlich zu werden.

Die Debatte um »gesund« und »krank« wird gegenwärtig von zwei Entwicklungslinien bestimmt, die einander vielfach schneiden: Da ist *einerseits* die beschleunigte Verwissenschaftlichung der modernen Medizin, die sich in immer größerem Ausmaß auf die Technik stützt. Man darf bei aller Kritik an der »Schulmedizin« nicht verkennen, daß diese Entwicklung Fortschritte mit sich gebracht hat, auf die im Einzelfall wohl niemand rundweg verzichten möchte (auch zutiefst »alternativ« gesonnene Patienten nehmen von einer Gallenoperation ohne Narkose oder von der Behandlung ihres Hämorrhoidalleidens durch Ausbrennen mit dem »Glüheisen« selbstverständlich Abstand – und sie tun gut daran), obschon die Kehrseite dieser Entwicklung immer deutlicher zutage tritt. Sie ist deshalb auch als »Nemesis«, als Rache der Medizin bezeichnet worden.[1] Es hat eben alles seinen Preis – es gibt keine Wirkung ohne Nebenwirkung, auch in der Heilkunde nicht. Und als zweite große Entwicklungslinie tritt *andererseits* im Gefolge von gefährlichen, ja ruinösen Veränderungen in der von uns Menschen verwalteten und vergewaltigten natürlichen Mitwelt die ökologische Frage immer stärker in den Vordergrund – eine drängende, unabweisbare Frage, die unser Verständnis von »gesund« und »krank« gewiß nicht unberührt lassen kann. »Umweltgifte« werden allenthalben diskutiert, Grenzwerte erörtert, Risiken behauptet und alsbald wieder bestritten. Daß, zumindest dem Grundsatz nach, auch Krankheiten als ökologisches Problem betrachtet werden müssen, scheint offenkundig. Aber welche Konsequenzen ergeben sich daraus in der Praxis und im Detail?

Für Laien ist die zu diesen Problemen veröffentlichte Literatur mittlerweile unüberschaubar (für Fachleute allerdings auch, doch die haben besser gelernt, wie man sich mit klugen Sätzen an solchen offenen Fragen vorbeimogeln kann). Für alle möglichen Thesen und Gegenthesen lassen sich heute Experten zuhauf aufbieten, die dem Zeitgeist und seinen Kontroversen Spalier stehen – das Gefühl, ohnmächtig und hilflos zu sein, drängt sich auf, die Resignation liegt nahe: »Man kann ja doch keinem glauben!« Freilich könnte es sein, daß die Expertenherrschaft selber ein Teil des Problems ist – weil sie uns mit all ihrem Getöse und Wortgeklingel davon ablenkt, herauszufinden, welche Fragen eigentlich wesentlich sind. Aber genau darauf kommt es an. Denn in der Frage, wie wir eigentlich leben wollen, muß jeder sein eigener Experte sein. Wir können uns zwar beraten lassen, aber entscheiden müssen wir selber. Und eine der wichtigsten Entscheidungen betrifft die Auswahl jener Themen, bei denen wir besonders dringlich auf Rat angewiesen sind.

In dieser Situation will das vorliegende Buch eine Orientierungshilfe bieten. Es hat freilich keinerlei »Patentrezepte« vorzuweisen – die gibt es meiner festen Überzeugung nach weder in der Heilkunde noch im richtigen Leben. Schnelle und einfache Lösungen führen meist in die Irre, und es ist eines der Grundübel unseres technokratischen, auf kurzfristige Effekte fixierten Zeitalters, daß es sich von allem faszinieren läßt, was rasch einschneidende Wirkung zeigt. Die »Nebenwirkungen« werden dann erst später sichtbar – so wie bei der Atomenergie, die man in den sechziger Jahren als billige und unschädliche Energiequelle angepriesen hat, wobei man das Problem der Verwahrung extrem langlebiger, hochgiftiger Abfälle einfach vom Tisch wischte (mit der Gentechnologie wird es gewiß ganz ähnlich kommen).

»Handorakel« und »Zauberformeln« darf man von meinem Buch also nicht erwarten. Es folgt vielmehr jener Argumentation, die der überzeugte Marxist Bertolt Brecht als »Herr Keuner« der Kommunistischen Partei seiner Zeit nahebringen wollte (wobei er, wie wir heute wissen, allerdings auf taube Ohren stieß): »Ich habe bemerkt, sagte Herr K., daß wir viele abschrecken von unserer Lehre dadurch, daß wir auf alles eine Antwort wissen. Könnten wir nicht im Interesse der Propaganda eine Liste der Fragen aufstellen, die uns ganz ungelöst erscheinen?«[2]

Diesem Leitmotiv folgend, ist das vorliegende Buch aus drei Teilen aufgebaut:

Um im Dickicht der Expertenmeinungen weiterzukommen, scheint es mir vordringlich, sich zunächst einmal den wichtigsten Grundfragen zu stellen. Dabei wird es sich meiner Überzeugung nach zeigen, daß es auf viele von ihnen keine oder jedenfalls keine eindeutige Antwort gibt. Das nimmt solchen Fragen jedoch keineswegs ihren Sinn (mit dem Titel »Überzeugende Fragen« hatte Bertolt Brecht denn auch seine oben zitierte Keuner-Geschichte überschrieben). Sie dienen nämlich, auch wenn sie offenbleiben müssen, der Orientierung darüber, wo wir stehen und welchen Weg wir vor uns haben, wenn wir einem selbstgestellten Ziel näher kommen wollen. Und sie sind als behelfsmäßige Wegmarken zudem sehr viel tauglicher als umfassende, dem Anspruch nach großartige »Weltbilder«, die nicht selten gerade dann, wenn sie zur Lösung alltagsnaher Detailfragen dienen sollen, ihre grandiose Wirklichkeitsferne offenbaren. Die »mechanische« Tradition der Schulmedizin stellt ebenso ein solches Weltbild dar wie viele Gedankengebäude der »Alternativmedizin«. Ob nun etabliert oder alternativ – alle derartigen Weltbilder gleichen leider nur allzu oft jenen Landkarten, die man in vielen Ländern der »Dritten Welt« kaufen kann: In manchen Regionen sind dort Straßen eingezeichnet, die es in Wirklichkeit gar nicht gibt – und wer sich auf die Karte verläßt, kann sich *gerade deshalb* übel verirren.

Statt mich solchen großartigen, aber oft auch irreführenden Entwürfen zuzuwenden, halte ich es lieber mit dem großen deutschen Philosophen Karl Jaspers, der ja auch Arzt gewesen ist. »Weltbilder sind immer partikulare Erkenntniswelten, die fälschlich zum Weltsein überhaupt verabsolutiert wurden«, hat er geschrieben. »Jedes Weltbild ist ein Ausschnitt aus der Welt; die Welt wird nicht zum Bilde. Das ›wissenschaftliche Weltbild‹ im Unterschied zum mythischen war selber jederzeit ein neues mythisches Weltbild mit wissenschaftlichen Mitteln und dürftigem, mythischen Gehalt.«[3]

Weit wichtiger und richtiger, als solche umfassenden, aber im De-

13

tail oft ungenauen Weltbilder zu entwerfen, ist es mir deshalb, in diesem Buch ein ganzes Bündel »überzeugender Fragen« vor meiner Leserschaft auszubreiten – und genau dies geschieht im ersten Teil. Nicht allen Leserinnen und Lesern werden diese Erörterungen gleichermaßen wichtig erscheinen; sie können, bei grundsätzlichem Desinteresse, deshalb auch von ihnen überschlagen werden. Es ist durchaus möglich, das Buch sofort mit der Lektüre des zweiten Teils zu beginnen, denn der erste Teil enthält nichts, was hierfür eine unabdingbare Voraussetzung wäre.

Dieser zweite Teil meines Buches erklärt dann, und zwar anhand konkreter Beispiele und Einzelthemen, noch etwas genauer, welche Legenden zu Gesundheit und Krankheit heute besonders weit verbreitet sind und was sich, ohne falsche Gewißheit zu bieten, aus der Sicht eines kritischen Mediziners, der keinem der verfeindeten Lager zuzuordnen ist und mithin zwischen allen Stühlen sitzt, als halbwegs gesicherte Wahrheit formulieren läßt. Dieser Hauptteil des Buches soll möglichst viele möglichst konkrete Orientierungshilfen bieten. Unser gegenwärtiger »Therapiemarkt« gleicht nämlich einem gigantischen Warenhaus ohne jede Kundeninformation. Und genau da möchte dieser Teil meines Buches ansetzen: Die Leser finden hier konkrete Informationen darüber, was sie bei bestimmten leibseelischen Beschwerden wissen sollten. Es wird von Arzneimitteln die Rede sein, die mehr schaden als nützen, von Therapien, die auch gutmeinende Ärzte anbieten, obwohl sie von eher fragwürdigem Nutzen sind. Auch überkommene Hausmittel sind ebenso kritisch zu hinterfragen wie die zu Unrecht als grundsätzlich unschädlich geltenden Medikamente pflanzlichen Ursprungs. Was einst richtig gewesen sein mag, kann unter den heutigen Bedingungen durchaus in die Irre führen: Großmutters Rat, bei Atemwegserkrankungen helfe »frische Luft«, könnte bei hohen Konzentrationen von bodennahem

Ozon, wie sie an sonnigen Tagen gerade in »Reinluftgebieten«
vorherrschen, das genaue Gegenteil bewirken – unter solchen Bedingungen wäre es besser, das Fenster geschlossen zu halten
(mehr dazu im zweiten Teil, S. 180 ff.).

In diesem zweiten Teil möchte ich also eine kurze, aber dennoch
nicht oberflächliche Aufklärung über hartnäckige medizinische
Irrtümer bieten, die an konkreten Alltagsproblemen orientiert
ist. Der Marburger Apotheker Gregor Huesmann hat vor kurzem ähnliches versucht: Bis es ihm 1997 gerichtlich verboten
wurde, hatte dieser mutige Mann in seinem Schaufenster jeden
Monat ein anderes Arzneimittel als »Scheiß des Monats« ange-
prangert: Medikamente mit allenfalls fragwürdigem Nutzeffekt,
wie zum Beispiel Haifischknorpelpulver, die ihren (hohen) Kauf-
preis ganz gewiß nicht wert sind.

Die einzelnen Abschnitte des zweiten, praktisch orientierten
Teils sind knapp gehalten, aber doch immer so ausführlich, daß
jeweils Platz für eine »praktische Nutzanwendung« bleibt. Wie
auch das drastische Beispiel mit dem »Scheiß des Monats« zeigt,
geht es meist gar nicht darum, *noch mehr* zu tun und sich dabei
in immer weitere Sackgassen zu verrennen, sondern es kommt
eher darauf an, sich darüber klarzuwerden, worauf wir uns sinn-
vollerweise beschränken können, oft freilich auch müssen. Auch
in der Heilkunde gilt: Weniger ist manchmal mehr![4]

Im dritten Teil des Buches wird dann noch einmal zusammengefaßt und unter übergeordneten Gesichtspunkten erörtert, was
wir tun können, um uns gesund zu erhalten: Denn »Gesundheit« ist kein Zustand – »Gesund-Sein« ist ein Prozeß, der aktiv
in Gang gehalten werden muß und mehr und anderes umfaßt als
die Abwesenheit von Krankheit oder die bloße Vermeidung von
»Risikofaktoren«.

In allen drei Abschnitten des Buches steht – auf verschiedenen

Ebenen – die Aufdeckung von Irrtümern im Vordergrund. Bei der Verfolgung dieses Ziels kann ich mir den Frankfurter Griesgram Arthur Schopenhauer zum Vorbild nehmen, der in seinem Dialog »Über Religion« geschrieben hat:

»Einen von einem Irrtum befreien heißt nicht, ihm etwas nehmen, sondern geben: denn die Erkenntnis, daß etwas falsch ist, ist eben eine Wahrheit. Kein Irrtum aber ist unschädlich, sondern jeder wird früher oder später dem, der ihn hegt, Unheil bereiten. Darum betrüge man niemanden, gestehe lieber ein, nicht zu wissen, was man nicht weiß, und überlasse jedem, sich seine Glaubenssätze selbst zu machen. Vielleicht werden sie so übel nicht ausfallen, da sie sich aneinander abreiben und gegenseitig berichtigen werden: jedenfalls wird die Mannigfaltigkeit der Ansichten Toleranz begründen.«[5]

Dieses Ziel mag utopisch anmuten. Aber gerade in unserer Zeit, die so sehr am Alltag klebt und das in der Routine des Lebensvollzugs ganz selbstverständlich Scheinende viel zu selten in Frage stellt, finde ich es faszinierend, an solchen utopischen Zielen festzuhalten, die eine Diskussion über die entscheidende Frage: Wie wollen wir eigentlich leben? in Gang setzen helfen.

Und was bedeutet die Diskussion solcher Lebensziele für die Medizin? Der Pathologe Rudolf Virchow, der Begründer der Sozialmedizin – es wird in diesem Buch noch öfter von ihm die Rede sein –, drückte die Visionen Schopenhauers etwa zur selben Zeit mit den folgenden Worten aus: »Sollte es jemals dahin kommen, so wird die Medizin, was sie auch sein muß, ein Gemeingut aller sein, sie wird aufhören Medizin zu sein, und sie wird ganz aufgehen in das allgemeine, dann einheitlich gestaltete Wissen, das mit dem Können identisch ist.«[6] Damit ist nun nicht gemeint, daß jeder von uns dazu fähig sein müsse, sich selber am Blinddarm zu operieren oder die eigenen Röntgenbilder zu beurteilen. Ich verstehe Virchows Mahnung so, daß das Wissen um die grundlegenden Probleme von Gesundheit und Krankheit »Gemeingut« werden soll und daß die Konsequenz aus diesem Wissen in die Eigenverantwortlichkeit selbstbewußter Bürgerinnen und Bürger mündet. Die Fähigkeit, die daraus erwächst, ist die des »Sich-gesund-Erhaltens«. Experten werden deshalb nicht überflüssig; wir benötigen sie nämlich immer dann, wenn diese unsere Fähigkeit zur Gesund-Erhaltung einmal nicht mehr ausreichen sollte – und das wird selbstverständlich immer wieder der Fall sein. Allerdings bleiben wir »nur« deshalb auf sie angewiesen, um sie zu jenen Dienstleistungen zu verpflichten, für die ihre Fertigkeiten wirklich unabdingbar sind, und dies sollte so oft wie nötig, aber zugleich so selten wie möglich der Fall sein.

Mit der gegenwärtigen Bevormundung durch eine schier allgegenwärtige »Gesundheitsindustrie« soll und muß es unter solchen Bedingungen endgültig zu Ende sein.

* * *

Ein Wort noch zum Titel dieses Buches: Die Redewendung »Krankheit auf Rezept« darf nicht wortwörtlich, sondern bildhaft begriffen werden. Das Wort »Rezept« soll hier für all die fragwürdigen Handlungs- und Verordnungsweisen stehen, mit deren Hilfe die »Gesundheitsindustrie«, der »medizinisch-industrielle Komplex« unser Leben gängelt und in vorgeformte Bahnen preßt. Das herkömmliche Rezept, die Verschreibung von Arzneimitteln, ist nur ein Teil dieses Bemächtigungsverhaltens. Allerdings kein unwichtiger: denn an der Standardintervention deutscher Ärzte sterben jährlich etwa 10 000 Menschen. Die Zahl der Todesfälle durch Arzneimittelwirkungen kommt also der der Verkehrstoten gleich, möglicherweise liegt sie sogar höher.[7]

Ob nun beim Hantieren mit dem Rezeptblock oder in Wahrnehmung anderer ärztlicher Aufgaben: der medizinische Übergriff ins Leben der Patienten erfolgt allermeist in einer Weise, die uns schon völlig selbstverständlich geworden ist. Mitunter wird allerdings auch noch draufgesattelt. Während ich das Manuskript dieses Buches einer letzten kritischen Durchsicht unterzog, stieß ich beim Frühstück auf einen interessanten Zeitungsartikel. »Die gesetzlichen Krankenkassen haben den Ärzten vorgeworfen, sie wollten den Patienten unnötige Behandlungen gegen Privatrechnungen aufdrängen«, hieß es da.[8] Ich kann diesen Vorwurf, der auf die sogenannte »IGEL-Liste« abzielte (IGEL=»Individuelle Gesundheitsleistungen«), aus meiner eigenen Erfahrung heraus nur sehr weitgehend bestätigen. Daß Patienten höchst umstrittene, im besten Fall wirkungslose, oft aber auch gefährliche »Therapien« geradezu aufgedrängt werden (etwa »Entgiftungsbehandlungen« durch Infusionen, deren Inhaltsstoffe dem Patienten nicht mitgeteilt werden können, für die aber – auf Privatrechnung – 100 DM oder mehr zu bezahlen sind), kommt offenbar immer häufiger vor, und nicht wenige Patienten sind hellauf begeistert von der plötzlichen, intensiven Zuwendung seitens des Arztes, die sie jahrelang hatten vermissen müssen. »Therapiebedürftig« dürfte in solchen Fällen freilich vor allem das Bankkonto des Arztes sein, dessen Praxisbudget durch die Seehoferschen Reformen in Bedrängnis geraten ist …

Derartige Fälle bilden vermutlich nur die berüchtigte »Spitze des Eisbergs«. Auch ist es nicht gerecht, nur den Ärzten

18

die Schuld an solchen Entgleisungen anzulasten – was »unter der Wasserlinie« als Selbstverständlichkeit einherschwimmt, hat mittlerweile gigantische Ausmaße angenommen, und nur zu oft steckt eine Art »Gentlemen's Agreement« zwischen Arzt und Patient dahinter. Fast jeder Zahnarzt traktiert seine Patienten, noch bevor er den Bohrer ansetzt, heute ganz routinemäßig mit einer »Betäubungsspritze« – und darf sich der mehrheitlichen Zustimmung seiner »Kunden« sicher sein. Dabei ist jede Lokalanästhesie ein schwerwiegender Eingriff, der durchaus Komplikationen, in seltenen Fällen bis zum Tod, nach sich ziehen kann. Ähnliche Beispiele sind Legion, und sicher kann jeder eigene Erfahrungen beisteuern.

Es sieht mir derzeit allerdings sehr danach aus, als ob der Ärztestand seine jahrzehntelang unumstrittene Führungsposition innerhalb des »medizinisch-industriellen Komplexes« (von dem im letzten Teil dieses Buches noch die Rede sein wird) bereits eingebüßt hätte – was nicht unbedingt eine Wendung zum Besseren verbürgt. Die Bemühungen der pharmazeutischen Industrie, die »Selbstmedikation« der Patienten zu forcieren, Arzneimittel möglicherweise unter Umgehung der Apotheken direkt per Internet bzw. auf dem Postweg zu versenden usw., weisen deutlich den Weg in eine Zukunft, in der der Kontakt zwischen Produzenten und Konsumenten möglichst direkt zu sein hat und allenfalls noch von den Medien bzw. der Werbung geprägt wird. Zwischenglieder wie Ärzte und Apotheken können, allen praktischen Unzulänglichkeiten zum Trotz, durchaus auch vermittelnde, ja sogar bremsende Instanzen sein; werden sie zunehmend »umgangen«, ist damit niemandem geholfen außer den Großkonzernen. Diese medizinische Zwangsbeglückung, die von der »Gesundheitsindustrie« immer weiter forciert wird, ist ein klarer Fall von »struktureller Gewalt«. Sie unterläuft und entwertet die

19

Selbstregulationsfähigkeit des Menschen.* Damit macht sie die Menschen vom »System« abhängig, und zwar auch dort, wo das nicht bewußt intendiert sein mag – wer sich durch Infusionen »entgiften« lassen kann, braucht sich um gesunde, ausgewogene Ernährung ja nicht mehr zu kümmern. Und wenn auf der Packung mit den Tiefkühlerbsen »grüne Küche« draufsteht, wird damit schon alles seine Ordnung haben ...

Diese Entmündigung der Menschen verhindert auch eine längst fällige Revision des Gesundheitsbegriffs und seiner theoretischen Grundlagen. Der allgegenwärtige »Sparzwang« im Gesundheitswesen trägt zu dessen Neuorientierung nichts bei, im Gegenteil, er zementiert – wie die obigen Beispiele zeigen – die Fehlentwicklungen auf neuem Niveau. Das einzige, was den Lauf der Dinge ändern könnte, ist die Macht der »Konsumenten«, sprich: von uns allen. Deshalb möchte ich meinen Leserinnen und Lesern mit den letzten Zeilen eines Gedichtes von Günter Eich zurufen:

> Tut das Unnütze, singt die Lieder,
> die man aus eurem Mund nicht erwartet!
> Seid unbequem, seid Sand,
> nicht das Öl im Getriebe der Welt!

Isny im Allgäu, im Frühling 1998   *Dr. med. Till Bastian*

---

* Der Begriff der »strukturellen Gewalt« wurde von meinem Freund, dem Norweger Johan Galtung, in die soziologische Theorie eingeführt (J. Galtung: *Strukturelle Gewalt*, Reinbek 1975). Er bezeichnet jenes – nicht geringe – Ausmaß an Gewalt, das in den gesellschaftlichen Institutionen (z. B. in der Notengebung auch an einer Schule, an der körperliche Gewalt streng verpönt ist) quasi »geronnen« vorliegt. Galtung unterscheidet direkte Gewalt, strukturelle Gewalt und kulturelle Gewalt. Die Herrschaft der katholischen Kirche in der frühen Neuzeit mag dazu dienen, die drei Begriffe zu exemplifizieren: Direkte Gewalt ist die Verbrennung der Ketzer, strukturelle Gewalt der Zwang, seine Sünden beichten zu müssen, um sich einer ewigen Seligkeit zu versichern, und kulturelle Gewalt ist das religiöse Lehrgebäude, das Ketzerverbrennung wie Beichte theoretisch legitimiert.

ERSTER TEIL

LEGENDEN
VON
GESUNDHEIT
UND
KRANKHEIT

1

Die moderne Medizin
als Religionsersatz

Die Medizin steht allenthalben in hohem Ansehen. Obschon sie im Einzelfall immer wieder beargwöhnt und bekrittelt werden mag, vertraut man ihr im Grundsatz doch und baut auf ihre Künste, wo immer es notwendig erscheint. Man sollte dabei freilich nicht vergessen, daß zumindest in den ersten tausend Jahren nach dem Untergang des Römischen Reiches die meisten Menschen in Mitteleuropa, die mit ihren Leiden einen Arzt aufsuchten (und man tat das wohl allenfalls dann, wenn der Zustand außerordentlich ernst, ja lebensbedrohlich war), von Glück sagen konnten, wenn sie ihre Krankheiten *trotz* dieser ärztlichen Maßnahmen überlebten ...

Was später als »medizinischer Fortschritt« die Situation allmählich besserte, sind Überlieferungen und Einflüsse, die ganz überwiegend dem Einfluß des Orients und der muslimischen Medizin zu verdanken sind. Dazu zwei kurze »Fallgeschichten«: Am 26. Januar des Jahres 873 wurde der Sohn des Königs Ludwig des Deutschen, der 34jährige Karl – später »der Dicke« ge-

23

nannt –, von einem bösen Leiden befallen:»Er fühlte sich verfolgt, versteckte sich in einem Haus, floh in die Kirche, begann in der Versammlung wirre Reden zu führen, sich zu entkleiden und in Krämpfe zu fallen. Sechs starke Männer hielten ihn fest; er schlug um sich, schrie und wimmerte und versuchte, die ihn Haltenden zu beißen. Nachher stöhnte er anscheinend im Dämmerzustand ständig ›Weh, weh‹; allmählich klang der Anfall ab. Die Symptome sind eindeutig, der griechische Arzt Hippokrates hatte sie fast dreizehnhundert Jahre zuvor exakt beschrieben: Epilepsie. Später, als Karl Kaiser geworden war, zog er wohl einen Arzt zu Rate und ließ 887 auf seiner Pfalz Bodman am Bodensee wegen ›Kopfschmerzen‹ einen ›Einschnitt‹ vornehmen.« Er konnte von Glück sagen, daß er davonkam und erst im nächsten Jahr starb, schreibt der Historiker Arno Borst, der die Begebenheit mitgeteilt hat.[1]

Rund dreihundert Jahre später hatte sich an dieser Lage noch nicht viel geändert, wie ein zweiter Bericht überdeutlich zeigt. Während des Dritten Kreuzzugs, zu Zeiten des englischen Königs Richard Löwenherz, schickt der fränkische Besitzer einer Burg im Nordlibanon einen Boten zu seinem Nachbarn, dem arabischen Ritter Usama ibn Munqid, und bittet um einen Arzt. Dieser wird denn auch großzügig hinübergesandt, kehrt freilich schon nach zehn Tagen zurück und berichtet Entsetzliches: Man habe ihm auf der Frankenburg zwei Patienten anvertraut, einen Ritter mit einem Beingeschwür und eine Frau, die unter »Austrocknung« litt. Der muselmanische Arzt öffnete das Geschwür des Ritters mit einem Breiumschlag, die Frau begann er mit einer Diät zu behandeln. Da mischte sich ein fränkischer Arzt ein. Das kranke Bein ließ er mit dem Beil amputieren – der Ritter starb. Der Frau wiederum ließ er die Kopfschwarte kreuzförmig einschneiden und den freigelegten Schädelknochen mit

24

Salz einreiben – auch sie starb, und der islamische Arzt konnte nur den Kopf schütteln ob so viel Unverstand.[2]

Im Europa des frühen Mittelalters ist es also nicht immer ganz einfach gewesen, die barbarischen Prozeduren solcher Mediziner zu überleben – entsprechend gering wog meist auch das Ansehen derjenigen, die dieses Gewerbe ausübten: Noch die mittelalterliche Zunftverfassung ordnete die Barbiere und später die Ärzte (»phisici«) per Dekret dem Fleischerhandwerk zu ...

Diese Lage hat sich grundlegend geändert – die moderne Medizin mit ihrem naturwissenschaftlich fundierten Theoriegebäude und ihrer Fülle von technischen Prozeduren ist eine soziale Macht, die ihresgleichen sucht. In einem hochentwickelten, industrialisierten Land wie Deutschland ist das Gesundheitswesen der größte Arbeitgeber; sein Beitrag zum Bruttosozialprodukt ist gewaltig (hierauf wird zurückzukommen sein, wenn wir über die angeblich »explodierenden« Kosten des neuzeitlichen Gesundheitswesens sprechen). Noch größer als die ökonomische Bedeutung der modernen Medizin ist jedoch ihre kulturelle: Der Einfluß, den sie auf das Selbstverständnis des Gemeinwesens nimmt, ist enorm und stellt ihren Anteil an der volkswirtschaftlichen Gesamtrechnung noch weit in den Schatten. Wir machen uns das allerdings meist gar nicht mehr klar, weil es uns *ganz selbstverständlich* geworden ist.

Wie hat es soweit kommen können? Der Entwicklungsgang der Medizin von den Tagen jener lebensgefährlichen magischen Praktiken des Mittelalters bis hin zum juristisch abgesicherten Behandlungsmonopol von heute, das eine naturwissenschaftlich geprägte, von staatlich lizenzierten Ärzten ausgeübte Heilkunde sich zielstrebig zu verschaffen wußte, ist verschlungen und vielschichtig, er kann hier nicht einmal in Ansätzen nachgezeichnet werden. *Ein* Ereignis freilich kann in seiner Bedeutung kaum überschätzt werden und ist deshalb zumindest das Schlaglicht einer kurzen Erwähnung wert: jene schreckliche Seuche, deren Erreger im Oktober 1347 mit zwei genuesischen Handelsschiffen von der Halbinsel Krim ins sizilianische Messina gelangte, die Pest, von den Zeitgenossen auch »das große Sterben« oder »der Schwarze Tod« genannt.[3]

Viele Menschen glaubten damals, mit dieser Seuche und ihrem selbst für das an die Schrecken des Todes gewöhnte Mittelalter unerhörten Blutzoll sei das Ende der Welt angebrochen. Wir Heutigen, in der glücklichen Position der spätgeborenen Besserwisser, können rückblickend feststellen, daß dieses Gefühl die Zeitgenossen von damals tatsächlich nicht getrogen hat: Mit der überkommenen mittelalterlichen Welt war es seinerzeit wirklich zu Ende. Es ist nicht bloß nachträgliches Oberlehrertum, wenn ein moderner Historiker mit »Kanonen und Pest« den *Beginn der Neuzeit* heraufdämmern läßt.[4] Auch der Amateurgeschichtsschreiber Egon Friedell hatte dies in seinem weitverbreiteten Werk über die »Kulturgeschichte der Neuzeit« ganz ähnlich gesehen.[5] Und die amerikanische Historikerin Barbara Tuchman schreibt in ihrem Buch über das »dramatische 14. Jahrhundert« zu jenem großen Epochenbruch:

> »Die Überlebenden der Pest, die sich selbst weder vernichtet noch moralisch verbessert wiederfanden, konnten keinen moralischen Zweck in den Leiden, die sie durchgemacht hatten, entdecken. Gottes Absichten waren immer geheimnisvoll gewesen, aber diese Geißel war zu grauenhaft, als daß sie hätte ohne Fragen akzeptiert werden können. Wenn ein derartiges Unheil, das tödlichste, das die Menschheit kannte, nur göttliche Willkür oder vielleicht überhaupt nicht Gottes Werk war, dann war die Welt in ihren Grundfesten erschüttert. Die Geister, die sich diesen kriti-

schen Fragen öffneten, konnten nie mehr zum Verstummen gebracht werden.«[6]

In Deutschland wütete die Pest bis zum Ende des 17. Jahrhunderts, noch einmal kräftig befördert durch die Katastrophe des »dreißigjährigen« Krieges und seiner Verheerungen (1618 bis 1648).[7] Die Ursachen für ihr plötzliches Abebben und Verlöschen sind bis heute nicht genau ergründet worden. Eines ist aber sicher: Damals schlug die Geburtsstunde der modernen Medizin – einer keineswegs bloß das Individuum behandelnden, eventuell sogar heilenden, sondern auch das gesamte Gemeinwesen prägenden, sorgsam auf die Wahrung ihres durch Gesetzgebungsmaßnahmen abgesicherten Einflusses pochenden sozialen Macht, die sich auf ihre »Wissenschaftlichkeit« viel zugute hält.

Ein Beispiel für diese neuen Zeiten: Im März 1667 erklärte die medizinische Fakultät der Universität Köln die Stadt für »pestfrei«, nachdem in den Jahren 1665 bis 1667 dort noch fast 10 000 Pest-Todesfälle zu beklagen gewesen waren. Schon diese Verkündung kraft Amtes demonstriert einen neuartigen Machtanspruch. Der Medizinhistoriker Robert Jütte hat 1991 eine ausgezeichnete Studie über den medizinischen Alltag in jenem frühneuzeitlichen Köln vorgelegt. Darin wird auch der Weg »vom medizinischen Pluralismus zum Monopol der Ärzte« beschrieben. Wie Jütte meint, »wurden die entscheidenden Weichen in Richtung auf eine Professionalisierung bereits vor dem 19. Jahrhundert gestellt. Die Intervention des Staates begann mit den großen Pestepidemien des Mittelalters. Der ›Schwarze Tod‹ stellte bis weit in die frühe Neuzeit hinein die größte Herausforderung für Mensch und Obrigkeit dar. Zunächst in Italien, dann auch in den deutschen Städten wurde ein sanitäres Instrumentarium (von Hygiene bis zur Quarantäne) mehr oder weniger erfolgreich erprobt und für gut befunden, das auf die Dauer den Charakter des Gesundheitssystems entscheidend verändern sollte. Gesundheit und Krankheit waren fortan nicht mehr weitgehend ›Privatsache‹, sondern wurden zu einer öffentlichen Angelegenheit. Hatte sich diese Einsicht erst einmal durchgesetzt, so war es nur noch ein kleiner Schritt bis zur ›medizinischen Polizei‹ des 17. und 18. Jahrhunderts, die dann später von einem anderen Paradigma, nämlich der ›Sozialmedizin‹, abgelöst wurde. Ohne die ständige Angst vor dieser Geißel der Menschheit, nämlich der Pest, hätten die Vertreter des Ärztestandes es wohl schwer gehabt, sich gegenüber anderen ›Konkurrenten‹ im Heilgewerbe durchzusetzen.«[8]

Aber jede Entwicklung trägt ein Janusgesicht – auch in der Kulturgeschichte, in der Entwicklung der »selbstverständlichen« Gewißheiten, die das menschliche Gemeinwesen strukturieren. Indem jene Form der Medizin, aus der die »moderne« Schulmedizin hervorging, sich das staatlich lizenzierte Monopol auf »Heilkunst« erkämpfte, sah sie sich denn auch mit außerordentlich hoch gesteckten Heilserwartungen und Erlösungshoffnungen konfrontiert. »Unser säkulares Selbstverständnis führt zu einer stärkeren Besetzung des diesseitigen Lebens, zu einer höheren Bewertung unserer Leistungs- und Genußkraft und zu gesteigerten Erwartungen in die Medizin«, schreibt der Arzt Herbert Will. »Dies kulminiert in einem heiligen Wort: Gesundheit (ähnlich heilig für uns wie Liebe oder Geld). Gesundheit ist keineswegs ein klar definierbares, quasi natürliches Bedürfnis des Menschen. Sie hat sich erst für uns als zentraler Wert etabliert. Sie ist deshalb heilig, weil an ihrem besonderen Wert niemand zweifeln darf, weil eine Fülle von Wünschen und Hoffnungen auf sie gerichtet ist, weil vielfältige Praktiken ihr zugeordnet werden, die man nur als kultisch oder magisch bezeichnen kann, und weil zahllose Interessenten die Gesundheit benutzen, um Kapital zu mehren, Berufsstände zu sichern, Institutionen zu bedienen, gesellschaftliche Werte durchzusetzen und zu stabilisieren. So haben Gesundheit und Gesundheitswesen heute eine Bedeutung erhalten, wie sie der Religion zu den Zeiten zukam, als die Kirchen über das Leben herrschten und viele im Namen der Religion ihr Süppchen kochten.«[9] Die Kehrseite der Medaille: Die ärztlich betriebene Medizin, als vorgeblicher und oft (allerdings in geringerem Maße, als es die Propaganda behauptet) auch wirklicher Garant dieser Gesundheit, sieht sich konfrontiert mit einem Übermaß an Ansprüchen, die sie vielfach selber gefördert hat (etwa die Hoffnung auf einen baldigen »Endsieg« über die »Geißel Krebs«), statt sie zu dämpfen – Erwartungen, an deren Erfüllung sie dennoch scheitern muß. Um welche Ansprüche handelt es sich, und wo sind ihre Wurzeln zu orten?

Die Sehnsucht nach Heilung und Gerechtigkeit

Das Weltbild Mitteleuropas ist geprägt von fast zwei Jahrtausenden Christentum. Und seit den Anfängen des Christentums haben sich die in seinem Geist erzogenen Theologen und Philosophen immer wieder mit dem Problem herumgeplagt, wie der von ihnen als allmächtig, aber auch als gütig und barmherzig dargestellte Christengott das Böse in der von ihm erschaffenen Welt hat zulassen können. Immer wieder hat man versucht, eine einleuchtende und überzeugende Antwort auf diese quälende Frage zu formulieren – eine Theorie, die die Existenz des Bösen, der Übel und des Schmerzes mit den Mitteln der Vernunft erklären kann. Manch einer äußerte sich allerdings eher skeptisch – etwa Martin Luther, der gesagt hat: »Wenn man durch Vernunft es fassen könnte, wie der Gott gnädig und gerecht sein könne, der so viel Zorn und Bosheit zeigt, wozu brauchte man dann den *Glauben?*«

In der Geschichte der Philosophie werden solche Bemühungen, mit dem Mittel der Vernunft Zorn und Bosheit Gottes zu erklären, unter dem Namen »Theodizee« zusammengefaßt, einem ursprünglich französischen Wort, das die griechischen Begriffe für Gott = »theós« und für Gerechtigkeit = »diké« zueinanderfügt. Wie konnte der gerechte, gütige Gott die himmelschreiende Ungerechtigkeit gestatten? Welche Absicht steckte hinter diesem Tun? Indes: Alle Versuche einer solchen »Theodizee«, alle Bemühungen, die scheinbare Inkonsequenz Gottes vernünftig begründen zu wollen, sind gescheitert. Der Philosoph Immanuel Kant (1724–1804), wohl der berühmteste Denker der Neuzeit, hat in einem kurzen Traktat aus dem Jahre 1791 schlagend darlegen können, daß dies notwendigerweise so sein muß, weil die menschliche Vernunft für einen solchen »Beweis« nicht taugt und sich an ihm überheben muß; seither gilt jeder Versuch einer »Theodizee« als vergebliches Bemühen. Kant erklärte alles Bemühen, »die Sache Gottes zu verfechten« und gleichsam vom Standpunkt Gottes aus begründen zu wollen, wie dieser dazu kommen könne, es in unserer Welt so zugehen zu lassen, wie es nun einmal zugeht (nämlich grausam und ungerecht), zu einem Bestreben »unserer anmaßenden, hierbei aber ihre Schranken verkennenden, Vernunft«.[10] Für die Philosophen schien die Diskussion somit nach Kants Schrift »Über das Mißlingen aller Philosophischen Versuche in der Theodizee« beendet zu sein.

Doch das Ende einer Diskussion durch den Machtspruch einer sich für überfordert erklärenden Vernunft beendet nicht das Leiden an jenen Übeln, über deren Ursache debattiert worden war – oder anders gesagt: Mit dem Verzicht auf eine rationale Antwort auf die Provokationen von irdischer Ungerechtigkeit,

Schmerzen, Leid und wirklich oder vermeintlich »unnötigen« Qualen ist *das Problem selber* noch nicht vom Tisch. Hier ist den geradezu klassischen Sätzen des Politikwissenschaftlers Eric Voegelin nachhaltig zuzustimmen, mit denen er festgehalten hat: »Der Mensch wartet für die Auslegung seines Lebens nicht auf die Wissenschaft, und wenn der Theoretiker sich mit der sozialen Realität befassen will, findet er das Feld bereits von etwas beschlagnahmt, was man als die Selbstinterpretation der Gesellschaft bezeichnen kann.«[11] Und in einer solchen »Selbstinterpretation« der neuzeitlichen, säkularisierten Industriegesellschaft hat im 19. und 20. Jahrhundert die hochtechnisierte Medizin offenbar die Funktion der einst gescheiterten Theodizee übernommen – die Aufgabe nämlich, das Übel in der Welt zu erklären, zu benennen und bannen zu helfen.

Wie ist dieser Funktionswandel zu erklären? Seine Wurzel liegt in einem offensichtlichen »metaphysischen Grundbedürfnis« der Menschen, wie es der Philosoph Arthur Schopenhauer rund 50 Jahre nach Kant diagnostiziert hatte – ein Grundbedürfnis, das sich auch in unserer von der Vorherrschaft der Religion gereinigten, profanisierten Welt am Ende des 20. Jahrhunderts noch keineswegs in Luft aufgelöst hat. Es handelt sich m das Bedürfnis, zu wissen, was hier auf der Erde gespielt wird und welche Rolle jedem einzelnen von uns in diesem Possenspiel zugedacht worden ist.

»Die ephemeren Geschlechter der Menschen entstehn und vergehn in rascher Succession, während die Individuen unter Angst, Not und Schmerz dem Tode in die Arme tanzen« – so beobachtete der Frankfurter Erzpessimist Schopenhauer. »Dabei fragen sie unermüdlich, was es mit ihnen sei, und was die ganze tragikomische Posse zu bedeuten habe, und rufen den Himmel an, um Antwort. Aber der Himmel bleibt stumm ...«[12]

Wenn der Himmel in seinem Schweigen verharrt, wenn die Auskünfte derjenigen, die sich zu seiner Auslegung berufen fühlen, also der Kirchen und Religionsgemeinschaften, immer mehr an Überzeugungskraft verlieren – und genau das ist ja heute der Fall –, dann wird der unzufriedene, nach den Gründen für all seine Widrigkeiten und Fährnisse fragende Mensch zur Ohnmacht verdammt. Ohnmacht erdulden zu müssen ist aber für Homo sapiens eine der schlimmsten Provokationen, und in besonderem Maße gilt das für die abendländisch-rationalistisch geprägten Menschen, die in den reichen Industrienationen der Nordhalbkugel dieser Erde aufgewachsen und es gewohnt sind, diese Welt nach den eigenen Bedürfnissen aktiv (und kurzfristig sehr erfolgreich) umzugestalten. Einem widrigen Geschick ausgeliefert zu sein – das ist für in dieser Tradition erzogene, in diesen Bahnen denkende Menschen kaum hinnehmbar. Es kann doch nicht sein, daß es keinen Ausweg, keine Abhilfe, keine technischen Hilfsmittel gibt, mit denen die Lage zu bessern wäre! Experten müssen her – und wenn sie versagen, muß man sie eben besser bezahlen ...

Früher wurden angesichts übermächtiger Lebensprobleme Orakel oder Seher befragt, Götter angerufen, Opfer dargebracht: auch das Versuche, die Ereignisse wieder unter Kontrolle zu bringen, das Gesetz des Handelns an sich zu reißen. Heute bauen wir lieber auf Technik und Wissenschaft. Dies gilt auch im Bereich der Heilkunde. Im Zuge der Säkularisierung und Profanisierung unserer Welt sind, wie bereits angedeutet, viele unserer ja nicht spurlos entschwundenen Heilserwartungen und Erlösungswünsche, die sich einst an Religion und Kirche richteten, dem neuen, diesseitig orientierten »Hoffnungsträger« Medizin angehaftet worden. Die Heilkunst von heute ist zuständig nicht nur für körperliche Genesung, sondern auch für das »Seelenheil«, und sie wird als neue sinnstiftende Instanz in jenes Vakuum hineingesaugt, das der Niedergang religiöser Gewißheiten hinterlassen hat.

Nicht zuletzt der *Schmerz* gehört seit alters her zu jenen »Weltübeln«, deren Existenzberechtigung und Sinnhaftigkeit die Theodizee einst vergeblich zu erklären versucht hatte. Und »die Beschwerde, die wider die göttliche Gütigkeit aus den Übeln in dieser Welt erhoben wird« – so Immanuel Kant in seinem Traktat aus dem Jahre 1791 –, ist ja nach wie vor unerledigt. Wie Kant selber sehr zu Recht angemerkt hat, kann man »diesen Knoten durch Berufung auf die höchste Weisheit, die es so gewollt hat, abhauen, aber nicht auflösen«.[13] Und mit der weitverbreiteten Überzeugung, daß Gott tot sei oder wir uns jedenfalls nicht mehr viel um ihn zu kümmern hätten, ist der Zustand der Welt weder gerechter noch erquicklicher geworden; allenfalls ist er (jedoch nur für eine kleine Minderheit) ein wenig *komfortabler.*

Schmerz, Leid und drohender Tod sind Provokationen, die noch allemal zur Anrufung überirdischer Mächte oder, falls man an diese nicht mehr glauben mag, doch wenigstens zu der Frage »Warum muß das so sein? Wo bleibt die Gerechtigkeit?« verleiten. Ein junger Mann, der mit zweiunddreißig Jahren erfährt, daß er an inoperablem Hodenkrebs leidet, will ja nicht bloß wissen, durch welche zerfallenden Eiweißstoffe seine Schmerzen verursacht werden oder auf welchem Wege es zur Aussaat von Tochtergeschwülsten (Metastasen) in seinem geplagten Körper gekommen ist – er fragt: *Warum gerade ich? Warum gerade jetzt?* Er fragt, was die »tragische Posse« zu bedeuten habe, in der mitzuspielen er gezwungen worden ist, und er fordert Antwort von überall her.

Es gehört nun zu den Wesensmerkmalen unseres profanierten

Jahrhunderts, daß wir in einer solchen Lage nicht nach einem *Tröster,* sondern weit eher nach einem *Heiler* verlangen. Nicht mehr das *künftige* Seelenheil soll für das Jenseits gerettet werden, sondern der Körper hat *gegenwärtig* so zu funktionieren, wie wir das gerne hätten: Schön, kräftig und schmerzfrei soll er unserem Erlebnishunger zur Verfügung stehen! Nicht eine andere, bessere Welt interessiert uns, sondern die bedrohte Fitneß im Diesseits, im »Hier und Jetzt«. Und wenn es die Schulmedizin nicht geschafft hat, die Geißel Krebs zu besiegen – der Heilpraktiker, der Homöopath, der philippinische Wundermagier mit seinen begnadeten Händen: sie werden es, sie müssen es schaffen. Wer hilft denn sonst, wenn keiner hilft?

Das Buch »Mars« von Fritz Zorn (der Verfasser hieß eigentlich Fritz Angst und hat sich in der Tat ein passendes Pseudonym gewählt), in dem der Autor seine tödlich verlaufende Krebserkrankung psychologisch ausdeutet,[14] gibt beredtes Zeugnis von dem Streben nach einem (wieder) geschlossenen Weltbild, das auch der Heimsuchung durch Krankheit ihren Sinn verleiht. Bei näherem Hinsehen zeigt sich indes, daß die derzeit grassierende, an vielen Punkten durchaus berechtigte Kritik an der »Schulmedizin« sich ja nicht daran festmacht, daß diese zuviel versprochen habe – kritisiert wird ganz im Gegenteil ihr Unvermögen, solche Heilsversprechen auch wirklich zu realisieren und uns gänzlich von Schmerz und »Mühsal des Fleisches« zu erlösen: Deshalb müssen neue Götter auf den verwaisten Thron!

In dieser Gemengelage aus alten und neuen Erlösungshoffnungen spiegelt sich vor allem eines wider: daß sich auch das Ensemble der Abhängigkeitsverhältnisse in unserem Gemeinwesen dramatisch umgestaltet hat. Diese Abhängigkeiten sind entpersonalisiert, versachlicht, anonymisiert worden. Früher trat der Grundherr dem Bauern als Herr über Leben und Tod gegenüber, die Männer der Kirche regulierten das »Seelenheil« – inklusive der Eintreibung des »kleinen Zehnten« – in einer direkten, autoritären Manier, die wir uns kaum noch vorstellen können. Heute sind wir zwar von den Stromlieferungen der Elektrizitätswerke abhängig, womöglich auch von den Überweisungen des Arbeitgebers etc. – persönliche Beziehungen stecken jedoch nicht mehr hinter dieser Macht, die andere über uns haben. Nur in der Medizin gibt es gleichsam noch eine Fortdauer der »Leibeigenschaft« – einschließlich der ja durchaus existierenden Lust, sich auszuliefern, auf andere angewiesen zu sein. Es gibt sie, diese Lust an der Delegation des eigenen Schicksals in fremde Hände (eine Lust, die ja auch dem Boom von Sekten und Kulten aller Art seine eigene Schubkraft verleiht).[15]

Diesem Ensemble der in unserer pluralistischen Gesellschaft heimatlos gewordenen Heilserwartungen, die sich heute so oft an die Heilkunst heften, von der Medizin aber immer wieder frustriert werden müssen, begegnen wir in immer neuen Schattierungen. Wie oft wird die »Sinnkrise« der Gegenwart beklagt, wie oft bedauert, daß es kaum noch allgemeinverbindliche Werte gibt. Ob wir nun in diesen Chor einstimmen wollen oder nicht – sicher ist jedenfalls, daß sich an die Medizin und die Idee vom gesunden, besseren Leben heute manche Hoffnung heftet, die früher andernorts ihren Ansatzpunkt gefunden hatte.

Die Austreibung des Todes

Aus den bisher nachgezeichneten Entwicklungslinien ergibt sich, so konstatierte es der bereits zitierte Arzt Herbert Will, ein moderner Hang zum *»Gesündeln«*. Es handelt sich laut Will (und ich stimme ihm rückhaltlos zu) um ein »heute weit verbreitetes Syndrom. Es nimmt, individuell gesehen, unsere unbewußte Vorstellung, wir seien unsterblich und unverletzlich, beim

Wort und treibt sie auf die Spitze, verbindet sie mit der Hoffnung, wir selbst könnten unsere Gesundheit herstellen und würden damit zu Herren unserer phantasierten Unsterblichkeit – und zwar im Diesseits unseres irdischen Lebens. Diese verzweifelte Forderung muß notwendig scheitern, weil die Realität von Krankheit und Tod ihr radikal widerspricht. Doch was tun (oder denken oder glauben) angesichts der Sicherheit des Todes, wenn kein Jenseits zu Hilfe kommt? Offenbar bietet es sich dann an, das Diesseits zum Jenseits zu machen und nicht zuletzt alle Sehnsucht nach Transzendenz auf die Gesundheit zu richten. So entsteht der Fetisch Gesundheit mit all seinen Verschleierungen und unbegriffenen Merkwürdigkeiten.«[16] Auch die moderne Medizin feiert diesen Fetisch, wird aber andererseits für ihr offenkundiges Unvermögen ständig abgestraft. Sie ist ja vor allem ein *Reparaturbetrieb,* ein Hort der Ingenieurskunst, dessen zweifellos beachtliche Einzelleistungen den Gedanken an das letzten Endes sichere Scheitern zielsicher ins Abseits drängen.

Eine höchst negative Begleiterscheinung dieser Entwicklung ist die Austreibung des Todes aus dem Diesseits, das von einer lebensbegleitenden Sterbekunst, einer »ars moriendi« im Sinne der uns hoffnungslos antiquiert erscheinenden Philosophen, nichts mehr wissen will. In einer Welt, die die Illusion vom maschinengleich reparierbaren Körper pflegt (vom »Gesundheits-TÜV« sprechen viele Patienten, und an Begriffsbildungen wie »Check-up-Untersuchung« ist die Ärztezunft ganz gewiß nicht unbeteiligt gewesen), in einer Welt, in der das Wunschbild der pharmakologisch bewirkbaren Schmerzfreiheit allenthalben vorherrscht, muß der dreifache Stachel des Leids, des Alterns und des Sterben-Müssens zu einer unerbittlichen, unerträglichen Herausforderung geraten. Im Sommer 1989 wurde in Baden-

Württemberg erstinstanzlich der Bau eines Altenpflegeheims in einem Wohngebiet untersagt – die gegen das Vorhaben klagenden Anlieger hatten vor Gericht unter anderem damit argumentiert, sie wollten durch ihre neuen Nachbarn nicht ständig an die Vergänglichkeit des Lebens erinnert werden![17] Der Tod ist gerade in unserer profanierten Welt *die* Maximalprovokation – denn es wird, das ahnen wir in unserer kontrollierten, zweckrationalen Maschinenwelt immer noch, am Ende »keiner für den anderen sterben, sondern ein jeglicher in eigener Person mit dem Tode kämpfen« (Martin Luther). Deshalb gehen wir am liebsten über jeden Tod, wenn er denn zur Kenntnis genommen werden muß, sofort zur geschäftigen Tagesordnung über. Nur dem Sterbenden ist das nicht möglich, und deshalb stört er unsere Lebenskreise.

Der spätere Arzt und damalige Seelsorger Albert Schweitzer geißelte diese Entwicklung in einer Weihnachtspredigt noch vor dem Ersten Weltkrieg:

»So ist die Menschheit um uns her weder durch die Furcht vor dem Tode noch durch die Hoffnung auf das ewige Leben bewegt. Sie verlangt nur eins, daß man keine Anspielung auf den Tod macht. Sie hat gewissermaßen ein geheimes Dekret erlassen, daß jedermann seinem Mitmenschen gegenüber fortgesetzt so tue, als ob die Möglichkeit, daß dieser sterben könne, gar nicht in Betracht käme. Und keines der Gesetze über den Umgang wird so peinlich beobachtet wie dieses. Die letzte Liebe, die die Menschen einem erzeigen, der schon mit dem Tode gezeichnet ist, besteht darin, daß sie tun, als ob die Krankheit selbstverständlich nicht gefährlich sein könne. Und wenn der andere schon selbst fühlt, wie ernst seine Lage ist, will er gewöhnlich doch noch immer gern das Gegenteil hören.«[18]

Der *Tod* ist sozusagen der unpassende (daher möglichst heimlich,»kurz und schmerzlos« vollzogene) Abschluß eines Lebens, das wir nicht mehr nach unserem Gutdünken planen und handhaben können, das sich unserer Kontrolle entzieht. Wie dieses Leben, wären wir nur technisch perfekt, eigentlich gar nicht mehr zum Tode führen dürfte, so hat auch die *Krise* in ihm keinen rechten Platz mehr. Zwar ist von Krisen aller Art in der Gegenwart immer häufiger die Rede, zum Beispiel von der weltweiten Umweltkrise, von der Krise der Familie usw. Aber meistens handelt es sich dabei nur um eine unbedachte Schilderung der Realitäten unserer Welt, die im Endeffekt weniger zur Beunruhigung als vielmehr zur Gewißheit Anlaß geben soll, alle derartigen Krisenerscheinungen könnten sich – die richtigen wissenschaftlichen Erkenntnisse und die nötigen technischen Hilfsmittel vorausgesetzt – am Ende durchaus wieder zum Besseren wenden lassen. Hätte man nur richtig geplant, so wäre es ja gar nicht erst zur Krise gekommen! Dieses technokratische Krisenverständnis ist getragen von der fortschrittsgläubigen Selbstsicherheit, alle kommenden Krisen, wie schon die vergangenen, in gewohnt erfolgreicher Weise meistern zu können. »Weder das Ausmaß der Krisen noch der Umstand ihres völlig unerwarteten Eintritts haben eine angemessene Nachdenklichkeit zur Folge; statt dessen steht das Ereignis der Krise noch immer im Schatten jenes Sicherheit und Voraussicht vermittelnden Wissens, dem wir die scheinbaren Vorzüge und Behaglichkeiten der modernen, weithin kalkulierbar gewordenen technischen Zivilisation verdanken. Im Verhältnis zur machtvollen Ordnung dieses kulturstiftenden Wissens erscheinen die Krisen unserer Zeit als vermeidbare Defekte beherrschbarer Prozesse – ja sie mahnen gleichsam die weitere Perfektionierung dieses Wissens an.«[19]
Dies gilt nicht nur für die Lage der Welt, wenn wir sie wortwört-

lich »im großen und ganzen« betrachten: für die Veränderung des Klimas durch Schadstoffeinleitungen in die Erdatmosphäre beispielsweise, für die Verarmung der Biosphäre durch das sich beschleunigende Artensterben usw. Es gilt ebenso für unser individuelles Leben, wo jede Krise, jede Krankheit sofort therapiert und hinwegbehandelt werden muß, damit nur ja alles baldmöglichst weiter in den eingefahrenen Bahnen laufen kann. Die moderne Medizin mit ihrem umfassenden Dienstleistungsangebot von hochspezialisierten Ingenieurskünsten hat ihr Teil zu dieser (freilich untergründig bedrohten) technokratischen Selbstzufriedenheit beigetragen. Ihr Behandlungsmonopol erleichtert es, sich darüber hinwegzutäuschen, wie dürftig ihr therapeutisches Spektrum eigentlich ist – es sind die »neuen Kleider«, die Herztransplantationen, die Computertomogramme, die chromblitzenden Maschinen und Geräte aller Art, die uns an der Erkenntnis hindern, daß der Kaiser immer noch nackt vor uns steht. Und die Frage nach dem Ursprung des Leidens in der Welt ist immer noch offen. Und sie *bleibt* offen, auch wenn wir uns abgewöhnt haben, sie zu stellen, weil das Grundrauschen – die lärmende Geschäftigkeit der »Erlebnisgesellschaft« – uns gründlich die Ohren betäubt. Daß damit wirkliches Erleben oft genug verhindert wird, steht auf einem anderen Blatt (und dieses wird im dritten Teil des Buches noch einmal aufgeschlagen werden). »Es besteht die Gefahr, daß wir als Gruppenmenschen nichts mehr erleben, weil wir uns im voraus festlegen, was ein Erlebnis ist«, habe ich den Südtiroler »Extrembergsteiger« Reinhold Messner in einem Vortrag sagen hören. Das modische »Gesündeln« trägt zweifellos oft genug die Kennzeichen eines solchen Ersatzerlebnisses.

Ein Fazit

So träumen wir also weiter, wenngleich heimgesucht von bösen Ahnungen und immer häufigeren Alpdrücken. Wir träumen unseren zugleich uralten und hochmodernen Technokratentraum: Schwierigkeiten sind dazu da, um überwunden zu werden! Und eine Krise ist für uns allenfalls das, was es zu meistern gilt: zunächst gedanklich-theoretisch, dann technisch. Für die Bewältigung von Lebenskrisen, auch Krankheiten genannt, ist die Medizin verantwortlich – so glauben wir gerne. Sollte sich dabei zeigen, daß die Schulmedizin versagt, ist eben die Alternativmedizin gefordert. Damit hängen wir in unserem kindlichen Wunsch nach einem schmerz- und störungsfreien Leben einer reichlich törichten Legende von Gesundheit und Krankheit an. Und es gibt noch viele ähnliche Legenden ...

2
Der Mythos von der Medizin als Wissenschaft

Der belgische Elektrotechniker Jacques Neirynck, der die Geschichte der modernen Ingenieurskunst kennt wie kaum ein anderer, hat festgestellt, daß »ein radikales Mißverhältnis zwischen angestrebtem Ziel und den von der Medizin verwendeten Mitteln« zu bestehen scheint.[20] Der Grund hierfür ist seiner Meinung nach darin zu suchen, daß die Epidemie gegenwärtiger Befindlichkeitsstörungen und Gesundheitsprobleme ein *soziales* Phänomen ist – und die moderne Medizin tritt dem mit einer rein *technischen* Strategie entgegen:

»Die Krankheit wird durch eine genaue Diagnose fest umrissen und in einem bestimmten Organ lokalisiert. Die Behandlung sieht außerordentlich aggressive Methoden für einen bereits geschwächten Organismus vor: beschwerliche, manchmal sogar gefährliche Untersuchungen, Chemotherapie, Chirurgie, Unterbringen in Krankenhäusern und Nervenheilanstalten. Angenommen, der Patient überlebt die Behandlung, kann es vorkommen, daß die Symptome zwar verschwinden, die Krankheit selbst jedoch in einer anderen Form wieder auftaucht, da die tatsächliche Ursache nicht beseitigt worden war ... Das Übermaß an technischen Mitteln, über die ein Arzt heute verfügt, hat es ihm ermöglicht, gewisse Krankheiten tatsächlich zu besiegen (Schwarze Pocken, Tuberkulose, Syphilis, Meningitis). Dieser Teilsieg hat wohl auch den Mythos einer allmächtigen Medizin geschaffen, selbst was Degenerationskrankheiten und Krankheiten sozialen Ursprungs betrifft.«[21]

Der Mythos einer geradezu gottähnlichen, allmächtigen Medizin hat viel mit dem wissenschaftlich fundierten Behandlungsmonopol dieser Medizin zu tun, dessen Geschichte wir bereits kurz erörtert haben. Er steht in engem Zusammenhang mit einer fast schon religiösen Verehrung, die der Wissenschaft in unserer entgotteten Welt über lange Jahre hinweg entgegengebracht worden ist. Wie Neirynck zu Recht konstatiert, ist die Wissenschaft, und speziell die Naturwissenschaft, vom 19. und 20. Jahrhundert mit dem Etikett einer Art »Superreligion« versehen worden: »In der gegenwärtigen Zivilisation übernimmt sie die Rolle eines Leitwertes, der zugleich streng genau und unangreifbar wäre, wenn beide Eigenschaften einander nicht widersprächen. Kurz gesagt, die Wissenschaft ist zu einer Absurdität geworden: zu einem objektiven Dogma.«[22]
Diese Einsicht spricht zunächst einmal in keiner Weise gegen das wissenschaftliche bzw. naturwissenschaftliche Verfahren selber – sehr wohl aber gegen die Bedeutung und die Rolle, die diesem in der Öffentlichkeit und im kulturellen Selbstverständnis zugebilligt wird. Es ist deshalb an dieser Stelle zu fragen, was wissenschaftliche und naturwissenschaftliche Verfahren überhaupt leisten können – und dann haben wir uns, in einem zweiten

Schritt, ihres Wertes für die Heilkunde zu versichern. Nur dann werden wir die vielgestaltigen Legenden von Gesundheit und Krankheit besser durchschauen können.

Ich folge hier weiter Neirynck, dessen Ausführungen sehr überzeugend und zugleich glänzend formuliert sind. Wie Neirynck darlegt, gibt es gar nicht »eine Wissenschaft, sondern verschiedene Naturwissenschaften, wovon sich jede einzelne mit einem Gesichtspunkt des Universums beschäftigt. Was sie eint, ist die Methode, die darauf abzielt, Modelle vom Weltall vorzuschlagen. Man bemerkt sofort, daß einige wissenschaftliche Disziplinen bei diesem Bestreben erfolgreicher sind als andere. Die Mechanik, die Elektrizitätslehre oder die Optik stellen, was diese Methode anbetrifft, einen Erfolg dar, verglichen mit der Soziologie, der Wirtschaftswissenschaft oder der Psychologie. Dabei hängt dieser Unterschied selbstverständlich keineswegs vom Talent der Forscher in den einzelnen Disziplinen ab, sondern vielmehr von der Angemessenheit der Methode bezüglich des betrachteten Aspekts des Universums. Wir können demnach auf Anhieb vermuten, daß in der Natur nicht unbedingt alles modellierbar ist.«[23]

Das Thema – ich zögere zu sagen: der Gegenstand –, mit dem es die Heilkunde zu tun hat, ist nun in der Tat ein sehr sperriger, ein nur beschränkt mit wissenschaftlichen Verfahren modellierbarer Teilbereich der Natur. Dies erweist sich am Ende als fatal und muß deshalb in seinen Konsequenzen verleugnet werden, wo immer sich die Heilkunde beharrlich als Naturwissenschaft versteht (oder besser: mißversteht). Diese »Tücke des Objekts« ist selbstverständlich ein Problem für *jede* Heilkunde, wäre aber keines, angesichts dessen wir verzweifeln müßten, wenn wir bloß anerkennen wollten, daß die Medizin *gar keine Wissenschaft ist.* Sie bedient sich gewiß, und mit gutem Grund, wissenschaftlicher Methoden und – vor allem – der mit solchen Methoden erworbenen Kenntnisse, wobei sie allerdings akzeptieren muß, daß diese ihre Begrenzung in der Eigenart ihres spezifisch medizinischen Tätigkeitsfeldes finden.

Man könnte sagen: Der Gegenstand der Medizin ist die Krankheit, die es zu kurieren gilt. Aber ebendeshalb habe ich gezögert, den Begriff »Gegenstand« zu verwenden. Denn das Objekt »Krankheit« gibt es nicht – das Wort bezeichnet, in einem sprachlichen Kunstgriff, menschliche *Eigenschaften* und *Verhaltensweisen*. Diese sind aber nur schwer naturwissenschaftlich »modellierbar« – wenn überhaupt! Im vierten Kapitel wird dieses Thema ausführlich erörtert werden.

Es will mir sinnvoll erscheinen, zunächst darzulegen, was Heilkunde ist, bevor wir uns darüber verständigen, was wir heute unter dem Begriff »Krankheit« zu verstehen haben. Um Notwendigkeit und Wesen der Heilkunde zu erörtern, genügt es, darin übereinzustimmen, daß »Krankheit« als ein unerwünschter Zustand erachtet wird, gegen den der Mensch Hilfsmittel zu benutzen trachtet – und dies ist wohl schon in der Altsteinzeit so gewesen. Heilkunde ist somit in erster Linie das, *was sie schon immer war:* eine zwischenmenschliche Verhaltensweise. Ihr Ansatzpunkt ist ein Mensch, der meint, mit seinem eigenen Schicksal aus eigener Kraft nicht mehr fertig zu werden. Dieser Mensch fühlt sich der Hilfe bedürftig und sucht deshalb einen anderen Menschen auf, dessen überlegenen Fähigkeiten er zutraut, die von ihm als bedrohlich empfundene Situation meistern zu können.

Es wird später ausführlich erörtert werden, daß dieser Begegnung zweier Menschen ein *unauflösbarer* Widerspruch innewohnt – und zwar deshalb, weil das Erleben des einen, des Leidenden (des Patienten: »patiens« = lateinisch: leidend), prinzipiell niemals deckungsgleich ist mit dem Bild, das der andere,

44

der Heilkundige – sei er nun ein steinzeitlicher Schamane oder ein Arzt des 20. Jahrhunderts –, sich von der Situation entwirft. Und an diesem grundsätzlichen Dilemma, das der Begegnung des Hilfesuchenden (des Patienten) mit dem Heilkundigen (dem Therapeuten) innewohnt, ändert sich rein *gar nichts,* wenn der letztere sich naturwissenschaftlicher Methoden – von der Analyse der Ionenkonzentration im Blut bis zur bildlichen Darstellung der Gallenblase durch Ultraschallwellen – zu bedienen weiß! Ich möchte allerdings richtig verstanden werden: Ich halte diese Verfahren für keineswegs bedeutungslos, sondern für außerordentlich wertvoll. Doch sie haben ihren Preis: Sie können sich – vor allem durch die Rolle und Bedeutung, die ihnen zugemessen werden – auch zur Gefahr entwickeln, wenn sie von der wahren Natur der heilkundlichen Interaktion ablenken.

Hieraus ergeben sich interessante Schlußfolgerungen für die Ethik der Heilberufe (nicht nur der Ärzte). Ich werde darauf noch zurückkommen. Nur soviel sei schon jetzt gesagt: Es handelt sich hierbei keinesfalls um eine *spezielle Ethik,* sondern um die Anwendung ethischer Grundsätze auf einen *speziellen Fall*: auf die Situation, in der ein Mensch sein Schicksal zumindest zu einem kleinen Teil in die Hände eines anderen, des heilkundlichen Experten, legt. Daraus ergibt sich unter anderem, daß der Schutz des Schwachen in jedem Fall Vorrang haben muß vor dem Eigeninteresse des Starken, des Therapeuten. Und deshalb erwarten wir auch mit Fug und Recht, daß das Wohl des Patienten im Konfliktfall ein höheres Gut darstellen soll als zum Beispiel die wissenschaftliche Karriere des Arztes. Daß in der Praxis häufig gegen diesen Grundsatz verstoßen wird, steht auf einem anderen Blatt. Diese traurige Realität sollte uns dazu anregen, die *Kontrolle* zu verbessern, und uns nicht dazu verleiten, unsere *Grundsätze* zu verwässern (oder verwässern zu lassen)!

Was nun die wissenschaftlichen Erkenntnisse und Methoden anbetrifft, mit denen die Medizin hantiert und – freilich eingedenk ihrer eigentlichen Verpflichtung – ja auch weiter hantieren soll: Es wird recht oft darauf verwiesen, daß wir diesen Segnungen der Medizin unsere gegenwärtige Lebensqualität und unter anderem auch unsere hohe Lebenserwartung verdanken. Diese Legende hält sich mit äußerster Zähigkeit am Leben, obschon in den letzten Jahrzehnten eine Fülle von Material vorgelegt worden ist, das ihr den Boden entzieht (beginnend mit Ivan Illichs bahnbrechendem Buch über die »Nemesis der Medizin«[24]). Diese Zähigkeit erklärt sich natürlich daher, daß diese Legende einen Machtanspruch absichern hilft.

Es bedeutet nun keineswegs, daß die Errungenschaften der modernen Medizin – etwa die Entwicklung der Anästhesiologie – abgestritten werden sollten, wenn wir darauf verweisen, daß die Besserung der Lebensverhältnisse in den Industrienationen der Nordhemisphäre vor allem dem wirtschaftlichen Wohlstand zu danken ist, den sich diese, freilich auf Kosten der restlichen Welt, zu sichern wußten und an dem auch die Unterprivilegierten im eigenen Land teilhaben: an der Schaffung erträglicher Wohnverhältnisse, an der Gewährleistung einer hygienisch vertretbaren Wasserversorgung, an der Veränderung des Bildungswesens – alles in allem ein sozialer Wandel, der nicht »medizinisch« ist im engen Sinne des Wortes. Allerdings müssen wir den großen Ärzten des 19. Jahrhunderts, trotz ihrer zum Teil enthusiastischen Hingabe an ein naturwissenschaftliches Selbstverständnis, das uns heute als übertrieben, ja borniert erscheinen will, durchaus zubilligen, daß sie die soziale Verpflichtung der Medizin noch bitter ernst genommen haben: Als 1892 mit Hamburg letztmalig eine deutsche Großstadt von einer Choleraepidemie heimgesucht wurde (man zählte in jenem heißen Sommer weit über 5000

Tote), herrschte der aus Berlin angereiste preußische Gesundheitsinspektor, Professor Robert Koch, nach einer Inspektion der Elendsquartiere im Hamburger »Gängeviertel« die der Handelsaristokratie entstammenden reichen Senatoren an: »Meine Herren, ich vergesse, daß ich in Europa bin!« Und an seine junge Geliebte Hedwig Freiberg schrieb der ebenso weltberühmte wie weitgereiste Mediziner am 25. August 1892: »In keiner anderen Stadt habe ich solche ungesunden Wohnungen, Pesthöhlen und Brutstätten angetroffen.«[25] In Berlin war der Entstehung solcher Choleraausbrüche zu dieser Zeit bereits ein Riegel vorgeschoben worden: Hier war vierzig Jahre zuvor durch eine höchst aktive Gruppe – heute würden wir von einer »Bürgerinitiative« sprechen – unter Führung des Medizinprofessors Rudolf Virchow eine grundlegende Sanierung der Wasser- und Abwassersysteme erzwungen worden: Die britische Firma Fox & Crampton erhielt 1852 den Auftrag, die Stadt nicht nur mit Frischwasser zu versorgen, sondern auch »Water-Closets« zu installieren (weshalb diese Einrichtung in Deutschland auch heute noch als »W. C.« bezeichnet wird).

Und heute? Ich zitiere eine Zeitungsmeldung, die ich mir am Silvesterabend 1996 für meinen Zettelkasten ausgeschnitten habe:

»Gesellig, zufrieden und wohlhabend lebt es sich länger. Der Einfluß des medizinischen Fortschritts auf die Lebenserwartung hingegen werde oft überschätzt. Das behaupten Sozialmediziner der Medizinischen Hochschule Hannover in der jüngsten Ausgabe der Fachzeitschrift ›Medizinische Welt‹. Die Wissenschaftler warnen zugleich davor, mit den Mitteln der modernen Medizin die körperliche Verfassung alter Menschen weiter zu verbessern, ohne sie zugleich vor gesellschaftlicher Isolation zu bewahren: Die Lebenserwartung alter Menschen ließe sich nämlich nur dann deutlich verlängern, wenn ihre körperliche Fitneß steige und sie auch am gesellschaftlichen Leben teilnähmen ...«[26]

Die Forschergruppe aus Hannover spricht, allerdings in seltener Deutlichkeit, nur aus, was sich durch eine Fülle von Einzelfakten sattsam belegen läßt (dieser Gedankenfaden wird auf S. 247 ff. wieder aufgenommen). Deutlich wird freilich auch, daß die Heilkunde nicht nur eine soziale und ethische, sondern auch eine politische Verpflichtung hat. Auf dieser umfassenden Zielfestschreibung zu beharren ist eine der wichtigsten Aufgaben unserer Tage.

Welcher wissenschaftlichen Methoden sich die Medizin dann zu bedienen hat, um ihren Zielen näher zu kommen, hängt sehr davon ab, wie sie ihr Arbeitsfeld theoretisch durchdringt und »Krankheit« oder – noch schwieriger – »Gesundheit« definiert. Es ist aber überaus wichtig, diesen zweiten Schritt nicht vor dem ersten zu tun (was heute leider gang und gäbe ist).

Was Heilkunde **nicht** kann

Die Erkenntnisse der Wissenschaft und speziell der Naturwissenschaften haben für mich vor allem den Vorzug, daß sie beschreiben können, was die Heilkunde, welcher Theorie und welcher Schule sie sich auch immer verpflichtet weiß, *nicht* vermag. Betrachten wir den Bereich sogenannter unerklärlicher Heilungen, das heißt solcher Heilungen, die mit den gegenwärtig als wissenschaftlich anerkannten Erkenntnismethoden nicht erklärlich sind (und deshalb fälschlicherweise oft als *Wunder*heilungen bezeichnet werden – nicht alles, was unerklärbar ist, eignet sich schon allein deshalb als Bezeugung eines Wunders ...). Auch sie bewegen sich, bei Licht betrachtet, in recht exakt umrissenen

Bahnen: Das Wachstum einer als lebensbedrohlich geltenden Geschwulst, derentwegen ein Patient als todgeweiht galt, mag zum Stillstand kommen; die von der Schulmedizin nicht erklärbare Lähmung eines Körperteils oder -abschnitts findet möglicherweise ein jähes Ende. Aber daß ein amputiertes Bein je wieder nachgewachsen wäre: das ist auch von den »Wunderkräften« des heilenden Wassers in der Grotte von Lourdes noch nicht berichtet worden. Mit anderen Worten: Ich hege keine Bedenken, die Existenz von Phänomenen anzuerkennen, die mit dem gegenwärtigen Wissen der Schulmedizin nicht erklärbar sind. Es sollte uns aber nachdenklich machen, daß auch diesen vermeintlichen »Wundern« von der Natur ein engbegrenzter Bereich im Arsenal des Wünschbaren zugewiesen worden ist.

Fest steht jedenfalls das eine: Wenn man die »Wissenschaftlichkeit« der Heilkunde kritisch betrachtet, dann »schneidet die Medizin nicht sehr gut ab«. Diese Diagnose stammt nicht aus der Feder eines Wahrsagers oder Quacksalbers, sondern aus einem Vortrag des bekannten Schulmediziners und Physiologieprofessors Hans Schaefer. Die Medizin, so stellt Schaefer fest, »hat nur von wenigen Krankheiten oder Krankheitssymptomen vollständige Modelle; ihre Handlungsanweisungen sind keineswegs sicher, und gerade unter ihren besten Experten herrscht oft erbitterter Streit über die richtigen Diagnosen und Therapien. Auch die Verläßlichkeit ist nicht sehr groß. Die Prognosen der Ärzte stimmen zwar oft, aber keineswegs immer, und vor Sozialgerichten wird über Zusammenhangsfragen erbittert gestritten … Über Annahmen herrscht oft sogar ein Streit unter Gelehrten. Entscheidungen sind oft nicht möglich. Insbesondere aber bilden sich Fronten kontroverser Meinungen, die derzeit oft so entschieden werden, daß sich Wissenschaftler auf ihren Rang und ihre Anerkennung im Raume der wissenschaftlichen Sozie-

tät berufen und mit dieser Autorität zwischen Wissenschaft und Pseudowissenschaft diktatorisch entscheiden ...«[27]
Soweit also die eher resignierte Selbsteinschätzung eines erfahrenen Wissenschaftlers, der weiß, wovon er spricht. Das wichtigste: Die genannten Probleme sind überwiegend nicht von der Art, daß sie durch besonderes Bemühen (quasi durch »scharfes Nachdenken«) behoben werden könnten, wenn man bloß wollte – sie haften dem Handlungsfeld der Medizin an, dem leidenden Menschen, und zwar *prinzipiell*. Man kann diese Eigenart auch an der Unterschiedlichkeit von Physik und Biologie verdeutlichen. Und wenn Leserin und Leser die oben zitierten Sätze von Neirynck als zu aphoristisch empfunden haben, so kann ich hier nur in aller Kürze auf die umfänglichen wissenschaftstheoretischen Arbeiten von Gerhard Vollmer verweisen, in denen derselbe Sachverhalt gründlich erläutert wird. »Etwas vereinfachend könnte man behaupten« – so Vollmer –, »Gegenstand des wissenschaftlichen Interesses seien für den Physiker die Naturgesetze, für den Biologen dagegen die individuellen Randbedingungen ... Es sind im wesentlichen drei Besonderheiten lebender Systeme, die dem Biologen die Arbeit so erschweren. Eine dieser Besonderheiten liegt in der ungeheuren Komplexität jedes Lebewesens, eine zweite in der unglaublichen organismischen Vielfalt, eine dritte in der konstitutiven Rolle des Zufalls.«[28] Es läßt sich wohl ohne weiteres einsehen, daß für den Mediziner noch weitere »Besonderheiten lebender Systeme« hinzutreten, etwa die kulturelle Prägung des Krankheitsgefühls, und seine Arbeit zusätzlich erschweren. Obendrein ist diese Arbeit – wie oben erläutert worden ist – nur in zweiter Linie von einem wissenschaftlichen Interesse bestimmt, denn dieses hat jederzeit hinter der sozialen Verpflichtung der Heilkunde zurückzustehen. Deshalb wäre es ein wesentlicher Schritt nach vorne,

würde sich die Medizin wieder auf ihr eigentliches Ziel, die Verpflichtung den leidenden Menschen gegenüber, besinnen und sich, was den Fetisch eigener »Wissenschaftlichkeit« anbetrifft, in größerer Bescheidenheit üben.

Ich möchte dies an einer wahren Begebenheit erläutern: Obschon ich mich mit medizinischen Ratschlägen im Freundes- und Bekanntenkreis äußerst zurückhalte, konnte ich vor fast fünfzehn Jahren nicht mehr mit ansehen, daß der dreijährige Sohn meiner Sekretärin an einer Gesichtsnervenlähmung (»Facialisparese«) litt, die der Kinderarzt offenbar glatt übersehen hatte (in jenes Heft, das den Verlauf der Vorsorgeuntersuchungen dokumentiert, war tatsächlich stets »neurologisch o.B.« eingetragen worden). Ich vereinbarte einen Termin beim Facharzt, und nach ausführlichen diagnostischen Bemühungen wurde ein Tumor festgestellt, der sich an einer Stelle des Gehirns entwickelt hatte (im sogenannten Kleinhirn-Brückenwinkel), die eine Operation praktisch unmöglich machte. Wenige Tage später fuhr ich mit dem völlig verstörten Vater und seinem Sohn in eine süddeutsche Universitätsklinik, die sich mit Hirnoperationen auch in »verzweifelten Fällen« einen guten Ruf erworben hatte. Auch dort erklärte man uns, daß eine Operation unmöglich, an eine Heilung mithin nicht zu denken sei. Indes riet man uns dringlich zu weiteren diagnostischen Maßnahmen, um Art und Wachstumsgeschwindigkeit des Tumors besser einschätzen zu können. (»Wenn es mein Kind wäre, ich wollte unbedingt restlos Bescheid wissen«, meinte der beratende Arzt. Die Eltern haben jedoch, sehr zu Recht, auf solche ihr Kind schreckenden und quälenden Eingriffe ohne therapeutische Konsequenz verzichtet.) Über die Zukunftsaussichten befragt, gab man deutlich zu verstehen, daß der kleine P. das nächste Jahr wohl schwerlich überstehen werde. Dies erwies sich als falsch, denn das Kind ist erst über zehn Jahre später verstorben – ob eine von den Eltern verständlicherweise initiierte alternative Krebsbehandlung dazu beigetragen haben mag, läßt sich nicht entscheiden. Sicher ist jedenfalls, daß die Schulmedizin in diesem traurigen Fall zwar eine engumschriebene Dienstleistung korrekt erbracht hat (die Stellung der Diagnose und die – negative – Einschätzung operativer Möglichkeiten); mit ihrer Prognose lag sie allerdings völlig daneben; zur weiteren Lebensberatung bzw. auch zur Sterbebegleitung des Patienten und seiner Familie konnte sie so gut wie nichts beitragen. Statt dessen wurde ein diagnostischer Aktivismus angeraten, der mit durchaus nicht risikofreien Eingriffen das Kind unnütz belastet hätte, ohne an seinem Schicksal irgend etwas ändern zu können. Ich erwähne diesen traurigen »Fall« nicht bloß deshalb, weil er mich auch persönlich betroffen hat, sondern weil er meine oben erläuterten Forderungen an die Schulmedizin exemplarisch belegt: mehr Bescheidenheit in der Einschätzung der eigenen Möglichkeiten; statt Interventionsdrang »koste es, was es wolle« mehr Begleitung der Patienten, auch wenn es nichts zu »heilen« gibt ...

Ein Fazit

Eine zählebige, weitverbreitete Legende will uns glauben machen, daß die moderne Medizin ihre Fortschritte der Koppelung an die Naturwissenschaften verdankt, daß diese Verwissenschaftlichung der Medizin den Lebensstandard und die Lebenserwartung der Menschen in hohem Grade verbessert hat und daß das Behandlungsmonopol eines naturwissenschaftlich-technisch ausgebildeten Ärztestandes der beste Weg ist, um nicht nur den erreichten Stand zu sichern, sondern auch neue Fortschritte zu ermöglichen.

Dem ist entgegenzuhalten:

■ *Die Medizin ist eine spezifische Form von sozialer Hilfestellung. Sie kann und soll sich wissenschaftlicher Methoden und Verfahren bedienen, die allerdings nicht bloß naturwissenschaftlich sind. Sie darf aber nicht auf diese Verfahren reduziert werden. Das ärztliche Behandlungsmonopol ist keine Frage wissenschaftlicher Erkenntnis, sondern das Ergebnis sozialer Machtkämpfe. Dieses Behandlungsmonopol und das naturwissenschaftliche Selbstmißverständnis der Medizin scheinen eine Umorientierung, wie sie angesichts der gegenwärtigen Umweltkrise dringend erforderlich wäre, eher zu behindern denn zu befördern.*

Ich werde diesen Gedankengang im letzten Teil des Buches noch einmal aufgreifen. Einstweilen mag es genügen, sich über die wissenschaftlichen Grundlagen der »Heilkunde« keinen falschen Illusionen hinzugeben. Es ist damit nicht gesagt, diese »Heilkunde« sei nichts wert. Es muß für mündige Bürger aber ein Hauptanliegen sein, sich nur dann einem Experten zu überantworten, wenn es wirklich unabdingbar notwendig ist. Und je mehr über die Grundlagen der Heilkunde öffentlich nachgedacht wird, desto deutlicher könnte werden, daß Gesundheit eine Qualität darstellt, für deren Erhalt andere Verfahren als »Heilung« nötig sind. Gesundheit ist anders, ist mehr als das Ergebnis erfolgreicher Krankheitsbekämpfung.

3

Die Mär vom überteuerten Gesundheitswesen

Eine Gesundheits- und Sozialpolitik, die diesen Namen noch ernsthaft verdienen würde, ist heute nicht einmal mehr in Ansätzen zu erkennen – was unter jenem Etikett gehandelt wird, ist in Wahrheit etwas völlig anderes, nämlich bloß noch ein hektisches Bemühen um Sparen an allen Ecken und Enden und um nahezu jeden Preis.

Unser Gesundheitswesen sei zu teuer geworden, wird uns da gesagt – es sei so teuer, daß wir uns seine Errungenschaften schlicht nicht mehr leisten könnten – jedenfalls nicht mehr für die Allgemeinheit (daß die Leistungen der High-Tech-Medizin den Spitzenverdienern, auch »Leistungsträgern« genannt, weiterhin uneingeschränkt zur Verfügung stehen sollen, ist selbstverständlich unumstritten!) …

»Wir kurieren uns zu Tode«, so lautet der eingängige Titel eines Bestsellers.[29] Doch schon dieser griffige Satz transportiert eine bloße Legende, ebenso wie die Schlagworte der Politiker vom vermeintlichen Sparzwang. Bevor der wirkliche Sachverhalt ge-

54

nauer überprüft werden soll, sollten wir uns zwei Punkte deutlich vor Augen halten. Damit ist dann nämlich von Anfang an der »Boden der Tatsachen« markiert.

Erstens: Der Anteil der Gesundheitsausgaben am Bruttosozialprodukt der Bundesrepublik Deutschland ist seit Jahren *konstant* – und er liegt immer noch *niedriger* als in Ländern wie etwa den USA oder der Schweiz. Deshalb müssen auch Sozialwissenschaftler durchaus einräumen, daß es »die ›Explosion‹ der Gesundheitsausgaben, von der so gern die Rede ist, bei genauerem Hinsehen nicht gibt, da die Ausgaben im deutschen Ge-

Abbildung 1: So viel kostet die Gesundheit

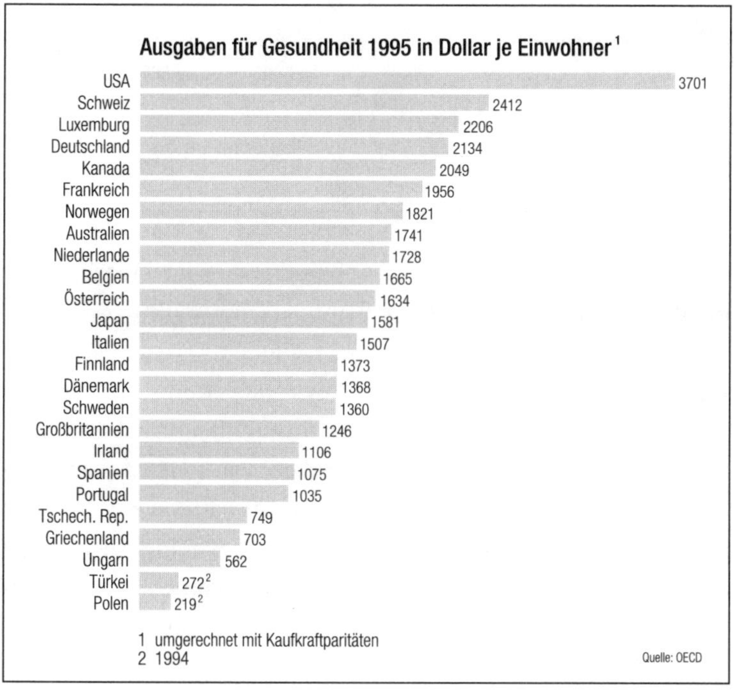

Ausgaben für Gesundheit 1995 in Dollar je Einwohner [1]

USA	3701
Schweiz	2412
Luxemburg	2206
Deutschland	2134
Kanada	2049
Frankreich	1956
Norwegen	1821
Australien	1741
Niederlande	1728
Belgien	1665
Österreich	1634
Japan	1581
Italien	1507
Finnland	1373
Dänemark	1368
Schweden	1360
Großbritannien	1246
Irland	1106
Spanien	1075
Portugal	1035
Tschech. Rep.	749
Griechenland	703
Ungarn	562
Türkei	272 [2]
Polen	219 [2]

1 umgerechnet mit Kaufkraftparitäten
2 1994

Quelle: OECD

55

Abbildung 2: Die Kosten der Gesundheit

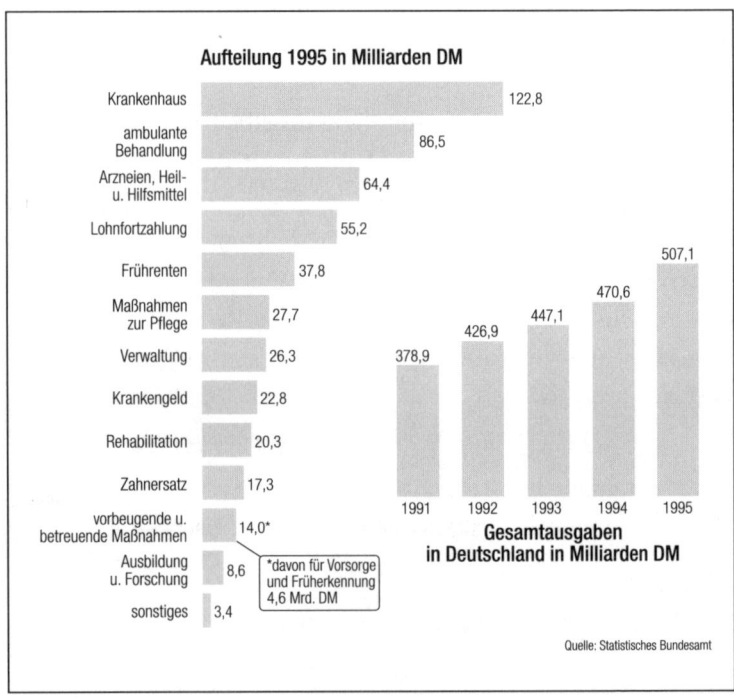

Aufteilung 1995 in Milliarden DM

Krankenhaus	122,8
ambulante Behandlung	86,5
Arzneien, Heil- u. Hilfsmittel	64,4
Lohnfortzahlung	55,2
Frührenten	37,8
Maßnahmen zur Pflege	27,7
Verwaltung	26,3
Krankengeld	22,8
Rehabilitation	20,3
Zahnersatz	17,3
vorbeugende u. betreuende Maßnahmen	14,0*
Ausbildung u. Forschung	8,6
sonstiges	3,4

*davon für Vorsorge und Früherkennung 4,6 Mrd. DM

1991 378,9 / 1992 426,9 / 1993 447,1 / 1994 470,6 / 1995 507,1
Gesamtausgaben in Deutschland in Milliarden DM

Quelle: Statistisches Bundesamt

sundheitswesen seit Mitte der siebziger Jahre im Durchschnitt nicht schneller wachsen als das Bruttosozialprodukt«.[30]

Zweitens: Die Summe, die für jeden (statistisch ermittelten) deutschen Durchschnittsbürger zur Gesundheitserhaltung bzw. zur Krankheitsbekämpfung ausgegeben wird – es waren dies 1995 6200 DM, also rund 516 DM pro Monat und Kopf –, liegt in der Größenordnung immer noch unter den reinen *Betriebsko-sten,* die monatlich für einen Mittelklassewagen wie etwa einen VW Golf aufgewendet werden müssen (für ihr Auto geben die Deutschen *im Durchschnitt* 9000 DM pro Jahr, also 750 DM

Abbildung 3: Was kostet die Gesetzliche Krankenversicherung (GKV)? Beitragssatzentwicklung und Anteil der Leistungsausgaben am Bruttosozialprodukt

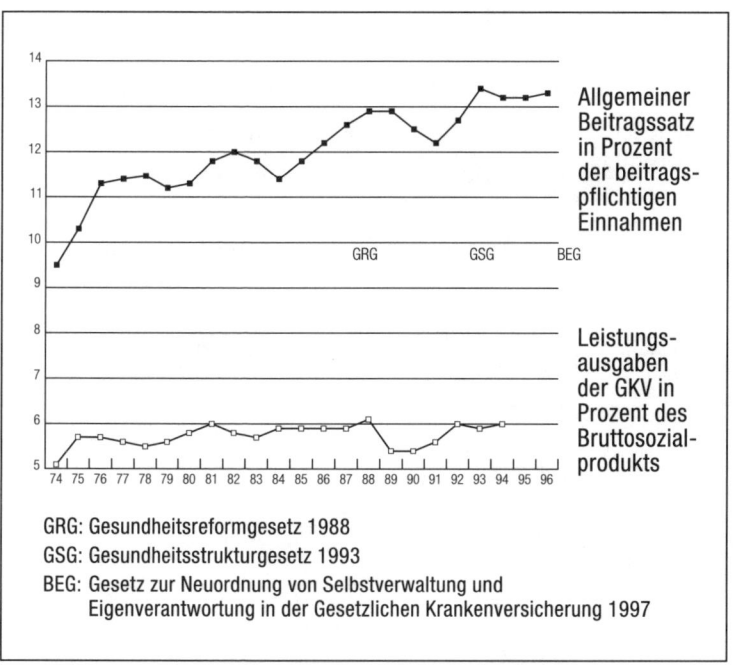

GRG: Gesundheitsreformgesetz 1988
GSG: Gesundheitsstrukturgesetz 1993
BEG: Gesetz zur Neuordnung von Selbstverwaltung und
Eigenverantwortung in der Gesetzlichen Krankenversicherung 1997

pro Monat, aus – bei einer gemittelten Nutzungszeit von 45 Minuten täglich ...[31]). Den rund 500 Milliarden DM, die die Deutschen im Jahr 1995 insgesamt für ihre Gesundheit ausgegeben haben, stehen über 100 Milliarden DM gegenüber, die sie jährlich allein für die *Anschaffung* neuer Privatwagen ausgegeben haben.[32]

Ob unter diesen Bedingungen, an denen es ja nichts zu deuteln gibt, wirklich von einer Kostensteigerung bis in immense, vom Sozialwesen nicht mehr verkraftbare Dimensionen hinein gesprochen werden kann (»wir kurieren uns zu Tode«), wage ich sehr zu bezweifeln.

Zudem ist noch das folgende zu beachten: Die Gesundheitsaus-gaben 1995 – neuere Zahlen sind derzeit (im Winter 1997/98) nicht verfügbar – beliefen sich, wie bereits erwähnt, auf ins-gesamt 507 Milliarden DM. Nur rund die Hälfte davon waren Ausgaben der gesetzlichen Krankenversicherung (siehe Abbil-dung 4).[33]

Abbildung 4: So verteilen sich die Gesundheitsausgaben

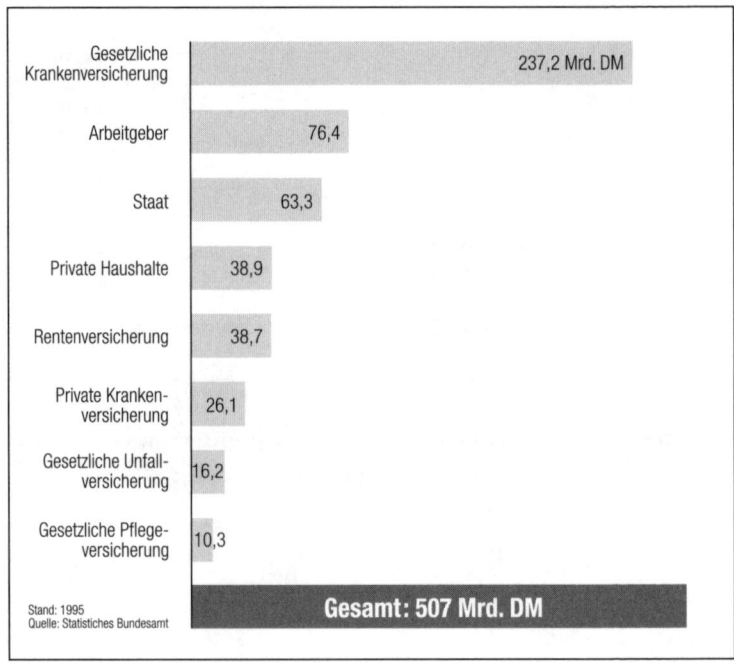

Von jenen 507 Milliarden DM entfielen 1995 allerdings nur 209,3 Milliarden, also nicht einmal die Hälfte bzw. rund 40 Pro-zent, auf die eigentliche Krankheitsfürsorge, also auf stationäre

58

und ambulante Krankenbehandlung (erstere, also die Versorgung im Krankenhaus, schlug dabei mit fast zwei Dritteln, exakt mit 122,8 Milliarden DM zu Buche). Der überwiegende Teil der gesamten »Gesundheitsausgaben« fließt mithin in andere Töpfe. Es handelt sich dabei häufig um Unteretats, die mit der eigentlichen »Heilkunst« nichts zu schaffen haben – etwa die Lohnfortzahlung (55,2 Milliarden), Rentenzahlungen (37,8 Milliarden), »Ausbildung und Forschung« (8,6 Milliarden) usw.

Ein grundsätzliches Problem unserer »Gesundheitskosten« liegt also darin, daß in einer etwas sonderbaren Form der Buchführung diesem als Sammeltopf behandelten Budget vieles zugerechnet wird, was zumindest teilweise sachfremd ist. Würden die Krankenkassen wenigstens von diesen Leistungen entlastet, so sähe die Sache schon ganz anders aus. Daß die Kassen überdies auch recht üppig für ihre eigene Bürokratie sorgen und großzügige Werbemaßnahmen teilweise seltsamster Art finanzieren, sei nur am Rande erwähnt – 26,3 Milliarden DM; das sind 5,2 Prozent aller Ausgaben, flossen 1995 in die Verwaltung der Krankenkassen. Wohlgemerkt: *aller* Ausgaben, das heißt, es sind auch jene Summen mitgerechnet, die die Bürger an den Krankenkassen vorbei »auf eigene Rechnung« für ihre Gesundheit »zuschießen«. Betrachtet man isoliert die Einnahmen der Gesetzlichen Krankenversicherungen, so wird man feststellen, daß von diesen Einnahmen ein beachtlicher Anteil, nämlich 8,9 Prozent, für Verwaltungskosten ausgegeben worden ist.[34]

Ebenfalls nur am Rande möchte ich darauf verweisen, daß die Arzneimittelkosten in Deutschland zu den höchsten in ganz Europa zählen (und somit zur Kostensteigerung kräftig beitragen) und daß der deutsche Staat am Kostenanstieg ordentlich mitverdient, weil er – anders als fast alle anderen Länder Europas, Irland und Dänemark ausgenommen – auf die ohnehin überteuerten Arzneimittel auch noch den vollen Mehrwertsteuersatz von 16 Prozent verlangt.[35] Es ist daher auch viel Heuchelei im Spiel bei allen derartigen Klagen über die vermeintlich explodierenden Gesundheitskosten.

Auch die reinen *Leistungsausgaben* der Gesetzlichen Krankenversicherung (GKV) – also ein Betrag, der näher bei den »echten« Gesundheitskosten liegt – sind, gemessen am Bruttosozialprodukt, seit Jahren konstant und liegen bei etwa 6 Prozent der so gemessenen deutschen »Wirtschaftsleistung«. Wieso aber, so wird mit Recht gefragt, steigen dann die von den Kassen geforderten Beiträge? Diese »Schere« – sie wird aus Abbildung 3 ja hinreichend deutlich – existiert in der Tat, bloß hat sie mit einer »Kostenexplosion« nichts zu tun. Ihre Ursache ist vielmehr in der Absenkung der gesamtwirtschaftlichen *Lohnquote* in den achtziger und neunziger Jahren zu suchen. Löhne und Gehälter der abhängig Beschäftigten, die das Gros der Mitglieder in der Gesetzlichen Krankenversicherung stellen, wuchsen wesentlich langsamer als das Bruttozialprodukt. Selbstverständlich hat auch die Massenarbeitslosigkeit ihren Anteil an dieser Entwicklung. Der Anstieg der Beitragssätze in der GKV ist also nicht die Folge einer außer Kontrolle geratenen Ausgabenentwicklung, sondern Ergebnis der im Vergleich zur »Gesamtwirtschaftsleistung« geringen Zunahme der Lohn- und Gehaltssumme der abhängig Beschäftigten, aus der die GKV sich finanziert. Mit den Worten eines Ökonomen: »Die Finanzierungsprobleme der GKV sind vorrangig einnahme-, keine ausgabenseitig bedingten Schwierigkeiten, und sie werden durch die Politik des ›Verschiebebahnhofes‹ noch verstärkt.«[36] Ja man könnte fast glauben, diese Probleme seien bewußt provoziert worden, um den überkommenen Sozialstaat als vermeintlich »unfinanzierbar« auszuhebeln. In Wahrheit sind solche Behauptungen freilich eine Propagan-

60

dalüge, deren Verbreitung von mächtigen Interessenverbänden gesteuert wird.

Als ich diesen Abschnitt korrigierte, fiel mir folgende Zeitungsmeldung in die Hände:»Ein grundlegend anderes Finanzierungssystem zur Überwindung der Finanzkrise im Gesundheitswesen hat der Berliner Ärztekammerpräsident Ellis Huber vorgeschlagen. Huber sprach sich für eine zehnprozentige ›Gesundheitssteuer‹ auf alle Einkommen aus. Gleichzeitig solle der Arbeitgeber- und Arbeitnehmeranteil an der Krankenversicherung gestrichen und der Spitzensteuersatz auf 30 Prozent gesenkt werden. ›Wir haben keine Kostenexplosion im Gesundheitswesen, wir haben ein Finanzierungsproblem‹, meinte Deutschlands einziger ›alternativer‹ Ärztekammerpräsident.«[37] Eben! Hubers Vorschlag weist in die richtige Richtung. Eine»Gesundheitssteuer«sollte allerdings progressiv gestaltet werden, also einen»Solidarbeitrag«von den Reichen einfordern, da diese ohnehin die besseren Möglichkeiten haben, sich gesund zu erhalten (immer noch korreliert die Lebenserwartung eindeutig mit dem Einkommen, und der Satz»Weil du arm bist, mußt du früher sterben«beschreibt nichts anderes als ein Stück soziale Realität!). Gegenwärtig ist die Lebenserwartung eines Universitätsprofessors immer noch rund neun Jahre höher als die eines ungelernten Arbeiters, was bezeugt, daß sich mit rein medizinischen Mitteln an diesem Damoklesschwert»Krankheit ist Schicksal«nichts ändern läßt. Solche Befunde sprechen freilich nicht im geringsten dafür, das Solidarprinzip auszuhebeln und auf den Müllhaufen der Geschichte zu werfen – und, wie dies manch einer wünscht, am besten den ganzen»Sozialstaat«gleich hinterher …[38] Vielmehr kommt es darauf an, daß dieses»Prinzip Solidarität«wieder auf seinen wirklichen Kern ausgerichtet und von»Ballast«aller Art befreit werden muß – und zwar so rasch wie möglich. Der Weg dorthin führt über die strikte Anwendung des Verursacherprinzips auf *nicht schicksalhafte* Risiken.

Nicht die Verursacher zahlen ...

Auch bei den eigentlichen medizinischen Behandlungsmaßnahmen, wie sie in Krankenhaus und Arztpraxis durchgeführt werden, ist ein großer Teil der Kosten eben nicht der *Krankheitsbekämpfung* im ursprünglichen Sinne geschuldet: In den deutschen Krankenhäusern, deren Leistungen, wie erwähnt, 1995 mit 122,8 Milliarden DM zu Buche schlugen, werden derzeit rund die Hälfte aller operativen Eingriffe zur Behandlung von Verkehrs- oder Sportunfällen durchgeführt. Damit wird allerdings das »Solidarprinzip« großzügig überdehnt. Dieses Prinzip besagt ja, dem Grunde nach, daß unverschuldete *Risiken des einzelnen* in ihren Kosten *gemeinsam* geschultert werden: Der Unglückliche, der zum Beispiel an einer lebensbedrohlichen, möglicherweise nur sehr aufwendig zu behandelnden bakteriellen Infektion erkrankt, soll nicht – wie noch zu Zeiten der mittelalterlichen Pestepidemien – dem bereits genannten Verdikt »Weil du arm bist, mußt du früher sterben!« zum Opfer fallen. Dieses zwar nie bis zur völligen Konsequenz verwirklichte, aber höchst unterstützenswerte Prinzip (alle zahlen, einkommensabhängig, in denselben Topf, und daraus werden die Kosten der notwendigen Behandlungsmaßnahmen erstattet) wird jedoch ad absurdum geführt, wenn aus demselben Topf dann auch Risiken abgesichert werden müssen wie zum Beispiel die Sportverletzungen durch Drachenfliegen oder andere Extremsportarten. Ein Unfall ist eben etwas anderes als eine Krankheit (auch wenn, selbstverständlich, nicht jeder Unfall selbst verschuldet ist und andererseits auch Krankheiten wiederum eine Unfallfolge darstellen können): Es liegt ihm eine andere Art von Risiko zugrunde, die, in denselben »Risikoausgleichstopf« eingestellt, zwangsläufig zu Verzerrungen führen muß. In einem Artikel der »Schwäbischen Zeitung« über Notfalleinsätze der Bergrettung hieß es wörtlich:

»Wer bezahlt den Einsatz, wenn das Malheur bei der Sonntagswanderung erst einmal passiert ist und der Bergsteiger mit gebrochenem Oberschenkel auf dem Schotterfeld liegt? Im Schnitt kostet eine Minute, die ein Hubschrauber für eine Bergrettung unterwegs ist, 60 bis 80 Mark. 5000 bis 10 000 Mark sind da schnell beieinander ... Die AOK richtet's auch hier und übernimmt, wie alle Krankenkassen, die Kosten für einen Rettungseinsatz in den Bergen – und ist der Leichtsinn noch so groß und die Sandalette entsprechend luftig ...«[39]

Unfälle sind Schädigungen, denen zumindest teilweise Leichtsinn und anderes persönliches Fehlverhalten zugrunde liegen. Dies gilt natürlich auch für den Straßenverkehr mit seinen rund 10 000 Todesopfern jährlich und seinen über 400 000 Unfällen mit Personenschäden. Über die persönlichen Verhaltensweisen hinaus liegt es gewiß auch im Interesse der Großindustrie, am Automobil zu verdienen, nicht aber die medizinischen und ökologischen Folgeschäden zu bezahlen, die durch den Automobilgebrauch zumindest mitverursacht werden.

Das Umwelt- und Prognoseinstitut Heidelberg (UPI) hat die Möglichkeit untersucht, durch Geschwindigkeitsbegrenzungen volkswirtschaftliche Kosten einzusparen. Es hat hierzu im Mai 1997 einen Bericht vorgelegt. Danach wäre der volkswirtschaftliche Gewinn durch Absenkung der (Verkehrs-)Unfallzahlen enorm; er wird vom UPI bei einem Rückgang der Verkehrstotenzahl infolge Tempolimits von 9485 Toten auf geschätzte

7488 Tote für das Jahr 1995 auf 1,04 Milliarden DM ersparte medizinische Behandlungskosten und auf 4,7 Milliarden DM sonstige volkswirtschaftliche Kosten beziffert, also auf insgesamt 5,74 Milliarden DM/Jahr![40] Die Umweltorganisation Greenpeace hat, ebenfalls in Zusammenarbeit mit dem UPI, im Sommer 1997 eine weitere Studie vorgelegt, wonach sich die zusätzlichen Gesundheitskosten durch verkehrsbedingte Luftverschmutzung auf 28 Milliarden DM belaufen.[41] Man mag Einzelheiten der genannten Studien durchaus kritisch gegenüberstehen und infolgedessen zu anderen Zahlenwerten kommen – an den immensen Kosten, die auf dem Gesundheitswesen lasten und deren Ursache letztlich nicht Viren oder Bakterien, sondern individuelle und kollektive *Verhaltensweisen* sind, die uns nicht von den Naturgesetzen aufgenötigt werden, kann dem Grundsatz nach kein Zweifel bestehen.

Seit Jahren – oder genauer gesagt: seit der Einleitung der ersten fragwürdigen Kostendämpfungsmaßnahmen durch das »Gesundheitsreformgesetz«, in Kraft getreten zum 1. Januar 1989 und seinerzeit noch verantwortet von Minister Norbert Blüm (CDU) – bemühe ich mich, in unzähligen Vorträgen und Artikeln gegen diese unselige, weil ungerechte (und obendrein, jedenfalls hinsichtlich der eigenen Zielvorgaben, völlig wirkungslose) »Rotstiftpolitik« anzukämpfen und einem strikten Verursacherprinzip auch im Bereich der Gesundheitsförderung das Wort zu reden. Dieses Prinzip dürfte natürlich nicht so gestaltet sein, daß die Gesundheitsrisiken und ihre Kosten individuell »besteuert« werden, zum Beispiel durch die bisweilen geforderten höheren Versicherungsbeiträge für Übergewichtige, Raucher usw. – denn eine solche Maßnahme wäre, von der persönlichen Unzumutbarkeit abgesehen, nur durch eine Bürokratie von Orwellschen Dimensionen abzusichern. Was aber spräche dagegen, den Kauf oder die Miete eines Gleitschirms, eines Motorrads oder anderer lebens- und gesundheitsgefährlicher Gebrauchsgegenstände mit einer Versicherung zu koppeln, die die Risiken beim Gebrauch solcher Geräte abdeckt? Eventuell könnte sogar schon ein angemessener Preisaufschlag (vergleichbar den Zahlungen an die GEMA oder an die VG Wort beim Kopieren oder beim Kauf von Musikkassetten), der anteilig an die Krankenkassen weitergeleitet wird, entsprechend wirkungsvoll sein. Alle in Deutschland gerauchten Zigaretten um zehn Pfennige pro Stück verteuert und diesen Preisaufschlag unverkürzt an die Krankenkassen weitergeleitet – allein der so erwirtschaftete Betrag hätte das von den Krankenkassen im Sommer 1997 beklagte Defizit von fünf bis acht Milliarden DM ausgleichen können. Auf jedes Gramm Alkohol zwei Pfennige Preisaufschlag (pro Flasche Bier wären das rund vierzig Pfennige), und dieses Geld gleichfalls an die Krankenkassen umverteilt (nach einem Schlüssel, der sich aus ihren jeweiligen Mitgliederzahlen ergibt) – die Krankenkassen könnten ihre durch Entgiftungsmaßnahmen, Entziehungsbehandlungen und ähnliche Folgekosten des Alkoholmißbrauchs überstrapazierten Budgets so stark entlasten, daß vermutlich sogar eine Beitragssenkung im Bereich des Möglichen läge ...

Es ist ein schlechtes Grundprinzip unseres Gesundheitswesens, daß die Krankenkassen als »Kostensammler« fungieren, denen immer häufiger Lasten aufgeladen werden, an deren Verursachung sich gutes Geld verdienen läßt – wobei sie diese Kosten dann qua Beitragssteigerung ihren Mitgliedern aufbürden (»Privatisierung der Gewinne, Sozialisierung der Kosten«). Aber wo steht eigentlich geschrieben, daß sich die Krankenkassen nur aus solchen Beiträgen finanzieren dürfen? Es wäre ohne weiteres möglich (und zudem auch höchst sinnvoll), beispielsweise die wegen »Umweltstrafbeständen« verhängten Bußgelder, deren Höhe ohnehin meist eher gering angesetzt wird, von Gerichts wegen den Krankenkassen zukommen zu lassen (die ja die Gesundheitsschäden zu bezahlen haben, die durch Schadstoffeinleitung ins Grundwasser, Luftverschmutzung usw. verursacht oder zumindest mitbedingt werden). Hier wäre kreative politische Phantasie gefordert, von der allerdings derzeit nicht viel zu bemerken ist. Ein solches verursacherorientiertes Umsteuern im Gesundheitswesen wäre – ganz im Sinne von Lenins Bonmot über den Sozialismus – »das Einfache, das schwer zu machen ist«. Schwer zu machen wohl vor allem deshalb, weil es schlicht *nicht gewollt* ist. Die Zuzahlung des Patienten pro Arzneimittelpackung zu erhöhen oder den Zuschuß zur Taxifahrt zu streichen ist eben allemal einfacher ... In der nüchternen Sprache der Sozialwissenschaftler: »Die Strategie der pauschalen Leistungseinschränkung im Gesundheitswesen ist als eine Verschiebung zu werten – als eine Verschiebung der sozialstaatlichen Verantwortung auf die Personen, die aufgrund ihrer gesellschaftlichen Stellung die höchsten Risiken tragen.«[42] Mit anderen Worten: Das Solidarprinzip wird stillschweigend abgeschafft. Aber was darf man auch erwarten von einem politischen Establishment, das zwar durchaus bereit ist, Abermillionen auf den Tisch zu blättern für »Krisenreaktionskräfte« der deutschen Bundeswehr, die irgendwo in Übersee zu intervenieren haben, wenn es »die Aufrechterhaltung des freien Welthandels und der ungehinderte Zugang zu den Rohstoffen in aller Welt« erfordern mögen[43] – aber andererseits in den entgleisten menschlichen »Stoffwechsel mit der Natur« nicht einmal mit dem einfachen Mittel des Verbots oder zumindest der drastischen Verteuerung von Einwegverpackungen (Getränkedosen usw.) eingreifen kann und will

und so tatenlos eine sich immer weiter verschärfende Umweltkrise in Kauf nimmt?

Fazit

*Eine »Kostenexplosion« auf dem Gesundheitssektor gibt es nicht, und es
ist auch nicht wahr, daß unser − einst vom »eisernen Kanzler« Otto
von Bismarck als »Zuckerbrot« zur Peitsche der Sozialistengesetze kon-
zipiertes*[44] *− System der Gesetzlichen Krankenversicherung »unbezahlbar« geworden sei. Diese Gesetzliche Krankenversicherung steht
vor Finanzierungsproblemen, die durch Überforderung mit sachfrem-
den Leistungen ebenso mitbedingt sind wie durch Massenarbeitslosigkeit und Stillstand, wenn nicht Senkung der Realeinkommen in
der »Ära Kohl«, wodurch ihr von den Mitgliedern aufgebrachtes Bei-
tragsaufkommen hinter der wirtschaftlichen Gesamtentwicklung
hinterherhinkt. Solange den Krankenkassen keine zusätzlichen Ein-
kommensquellen erschlossen werden, wird es dabei bleiben. Neue Ein-
kommensquellen stehen freilich in reichlichem Maße zur Verfügung,
insbesondere dann, wenn das »Verursacherprinzip« auch bei Problemen von Umwelt und Gesundheit konsequent angewendet würde.
Daß dies nicht erfolgt, liegt nicht daran, daß »Gesundheit für alle«
unbezahlbar geworden wäre, wie man uns glauben machen möchte,
sondern in erster Linie an der Reformunwilligkeit des politischen
Establisments, das tiefgreifenden Wandel (»wir müssen alle den Gürtel enger schnallen …!«) in erster Linie von anderen fordert, ohne selber dazu in der Lage zu sein. Das Thema ist freilich viel zu wichtig,
um es auf die Dauer den Gesundheitspolitikern aller Couleur zu überlassen.*

4

Die Legende von der Krankheit als »äußerem Feind«

»Sie glaubten alle, Krankheit sei ein haariges, wildes Monster, das in saubere medizinische Käfige aus Differentialdiagnose und Behandlung eingesperrt werden muß. Nur ein bißchen übermenschliche Anstrengung, und alles würde wieder gut werden ...«
Samuel Shem: *House of God*

Zumindest *ein* Sachverhalt sollte zwischen den Medizinern und Heilkundigen der verschiedensten Schulen unstrittig sein: Der menschliche Organismus stellt ein offenes System dar, das nur in einem sich beständig erneuernden Austauschverhältnis mit seiner Umwelt existieren kann. Dabei steht jeder lebende Organismus, also auch der des Menschen, vor einem Grundproblem: es ist das Spannungsverhältnis von Konstanz und Veränderung. Der Organismus muß gegenläufige Bestrebungen in sich vereinigen und in eine ausgeglichene, störungsarme Ordnung bringen. Ebendiese Ordnung nennen wir ein »System«, und ein solches System charakterisieren wir einerseits durch seine »Bausteine«, andererseits durch deren »Gefüge« und die Beziehungen zwischen ihnen.

Das Gesamtbild, das sich bei dieser Betrachtung ergibt, ist so kompliziert wie vielfältig: So muß der Körper ständig aufs neue den lebensnotwendigen Sauerstoff aus der Umwelt inhalieren (und CO_2 als »Abgas« in diese ausatmen), um diesen Sauerstoff dann zur Ernährung der körpereigenen Zellen in das Hämoglobin seiner roten Blutkörperchen »einzubauen« – die Wasserstoffionenkonzentration seines Blutes, der pH-Wert, darf dabei aber nur innerhalb sehr eng gezogener Grenzen verändert werden. Ähnliche Beispiele für diese Verflechtung von Wandlungsfähigkeit und Beharrungsvermögen lassen sich in Hülle und Fülle finden – ihre Mischung ist es, die das Lebewesen überleben läßt.

Der Austausch zwischen Organismus und Umwelt umfaßt Stoffe, Energie und Information. Das Lebewesen steht dabei vor dem existentiellen Dilemma, ein hochkomplexes und kompliziertes Ordnungsgefüge aufrechterhalten zu müssen – und das in einer Welt, in der das Gesamtmaß der Entropie, das Ausmaß der »Unordnung«, auf Dauer nur zunehmen kann.

Systeme von der Art des lebendigen Organismus sind permanent vom Zerfall bedroht, denn ihr Dauerzustand ist weit vom Gleichgewicht entfernt. Nehmen wir unsere Körpertemperatur: Mit 37 Grad Celsius liegt sie weit über der Durchschnittstemperatur unserer Umgebung – nach unserem Tod gleicht sie sich dieser wieder an, und wir »erkalten«. Wenn wir aber weiterleben wollen, muß sie aktiv aufrechterhalten werden, und dazu ist ein erheblicher Aufwand nötig.

Der italoamerikanische Chemiker und Nobelpreisträger Ilja Prigogine hat solche »gleichgewichtsfernen« Systeme (»far-from-equilibrium-systems«) ausführlich beschrieben und darauf hingewiesen, in welch hohem Maße diese auf »dissipative Strukturen« angewiesen sind, mit denen sie die in ihrem Inneren möglicherweise anwachsende Entropie – also den drohenden

Zerfall durch Annäherung an ein Gleichgewicht auf niedrigerem Niveau – ständig in die Umgebung »herauspumpen« (ein Beispiel für eine solche dissipative Struktur in einer *Stadt*, die ebenfalls ein »far-from-equilibrium-system« darstellt, wäre etwa die Müllabfuhr; im Körper spielen zum Beispiel die *Nieren* eine vergleichbare Rolle). Wo der Organismus darauf angewiesen ist, stabile Verhältnisse zu schaffen, muß er etwas dafür *leisten* – und zwar so lange, bis eines Tages der ganze Aufwand an sein Ende kommt – und damit, in den Worten Hamlets, auch die Mühsal und die Plagen, »die uns'res Fleisches Erbteil« sind …

Der Triumph des fortschreitenden Verfalls

Die Dauer, für die es dem Organismus gelingt, die eigene Struktur aufrechtzuerhalten, ist also von vornherein begrenzt – »der stabile Zustand eines lebenden Organismus ist es, tot zu sein«, schrieb Norbert Wiener. Es steht uns keine beliebige Spanne Leben zur Verfügung. Im Fließgleichgewicht des Austauschs mit der Umwelt sammeln sich die »Schlacken« molekularer Irrtümer an, und irgendwann bricht das komplexe Gefüge zusammen, erstickt sozusagen am eigenen Müll, den es inwendig im Laufe seines Lebens angesammelt hat – es ist nicht in der Lage, seine »dissipativen Leistungen« (also die »Abfuhr« von Unordnung nach draußen) auf Dauer aufrechtzuerhalten. In einem solchen Moment hat der Kraftakt der Existenz sein Ende gefunden, im Tode triumphiert die Entropie über das Individuum. Ein berühmter Biologe hat diese grundsätzliche Zwiespältigkeit in der Evolution des Lebens in poetische Worte gefaßt: »Mühevoll ringt sich das Leben zu immer höheren Stufen empor«, heißt es bei diesem Wissenschaftler, der auch als Begründer der »Systemtheorie« bekannt geworden ist, »für jeden Schritt zugleich zahlend. Es geht zu Stufen feinerer Differenzierung und Zentralisierung über und erkauft dies durch Verlust der ursprünglichen Regulationsfähigkeit. Es erfindet ein hochentwickeltes Nervensystem und damit zugleich den Schmerz. Es setzt den urtümlichen Teilen dieses Nervensystems ein Hirn mit Tagesbewußtsein auf, das durch seine Symbolwelt Voraussicht und Beherrschung der Zukunft gewährt, und muß dafür die dem Tier fehlende Angst vor dem Kommenden eintauschen, vielleicht diese Entwicklung mit Selbstvernichtung bezahlen.«[45]

Das Konstrukt »Krankheit«

Mit dieser Skizze zum Wechselverhältnis Umwelt/Organismus und zum Grundwiderspruch von Austausch und Bewahrung soll nicht gesagt sein, daß das Wesen des Menschen ausschließlich in diesen Systemeigenschaften besteht. Es ist aber *ohne* den Verweis auf sie nicht begreiflich.

Auch das, was wir »Krankheit« nennen, hat hier seinen Ursprung. Und damit kommen wir – es wurde oben bereits kurz angedeutet – einer weiteren, unter den heutigen Bedingungen höchst verhängnisvollen Legende auf die Spur. Denn Krankheiten als eigenständige Wesen *gibt es nicht*. Was wir unter diesem Begriff zusammenfassen, einer sprachlichen Gewohnheit folgend, die freilich der gegenwärtigen Lage nicht mehr angemessen ist, sind von der Wirklichkeit abgezogene *Namen* (Abstraktionen – von lat. »abstrahere« = »abziehen«) für das höchst individuelle Verhalten von Menschen. Der Mensch erkrankt oder kränkelt – er wird nicht von einem geheimnisvollen Fremdwesen überfallen, sondern er *tut* etwas. Das lateinische Verb »aegrotare« = »krank *werden*« ist bezeichnenderweise aktiv; diese Dimension ist in der deutschen Sprache verlorengegangen. Vielleicht sollten wir ein neues Tätigkeitswort ersinnen, das besser paßt, so wie einst Goethe als Ersatz für das passive Verb »altern«

das aktive »älteln« vorgeschlagen hatte, ohne sich freilich mit dieser Idee durchsetzen zu können ...

Wir werden hier auf ein weiteres Problem gestoßen, das häufig nur völlig ungenügend berücksichtigt wird, wenn es gilt, die medizinischen Gegenwartsprobleme zu erörtern: Aussagen über ein »Kollektiv«, das heißt über eine *Vielheit* von Menschen, werden um so genauer, um so verläßlicher, je größer diese Vielheit, also das betrachtete Kollektiv ist. Sie werden damit aber ungenau für das Individuum, und deshalb sagen sie zunächst *gar nichts* über das Einzelschicksal dieses Individuums aus. Betrachten wir zum Beispiel die Gesamtheit aller Männer und Frauen in Deutschland – jeweils eine Gruppe von rund 40 Millionen Menschen –, so werden wir feststellen, daß die Frauen »im Durchschnitt« länger leben – obwohl jeder von uns Männer kennt, die über hundert Jahre alt geworden sind, aber auch Mädchen, die schon im Kindesalter sterben.

Auf das Etikett »Krankheit« bezogen, ergibt sich: Was wir beobachten können, ist immer nur das Verhalten des Organismus. Mit dem Erreger V konfrontiert (es kann dies zum Beispiel ein Virus sein), verhält sich die Mehrheit eines Kollektivs (eines Dorfs, einer Stadt oder »aller Deutschen«) unter den Bedingungen X und Y in einer bestimmten, typischen Art und Weise. Wir fassen dieses typische Verhalten unter dem Codenamen Z zusammen. Die Merkmalsfülle, die im Falle des Verhaltens Z vorliegt, mag ganz Verschiedenes beinhalten, zum Beispiel erhöhte Körpertemperatur, Husten, Augenbrennen usw. Und weil wir wissen, daß die Mehrheit der Mitglieder des Kollektivs in dieser typischen Weise »Z« auf das Virus V reagiert, wundern wir uns nicht mehr, wenn nun auch die Person A hustet und über Fieber klagt: Vermutlich ist eben auch A mit dem Virus V in Kontakt gekommen. Wir sprechen dann in einem *Kunstgriff* von der

»Krankheit Z«, die das Individuum A »hat«, bzw. von der Potenz des Virus V, diese Krankheit auszulösen. Stellen wir uns ein anderes Kollektiv vor – die hundert Männer eines Dorfes. Wir ermitteln, daß zweiundachtzig von ihnen verheiratet sind. Der Begriff »Krankheit Z« entspricht wissenschaftstheoretisch dem Bruch von 0,82, mit dem wir darstellen können, daß von jenen hundert Männern im Dorf zweiundachtzig verheiratet sind. Auch dieser Kunstgriff ist erlaubt – aber wir dürfen in beiden Fällen nie vergessen, was eine solche Abstraktion bedeutet: »Untersuchen Sie jeden Mann so ausführlich, wie Sie wollen, von ›0,82‹ werden Sie nichts an ihm finden; und wenn er das Dorf verläßt, wird sich dieser Bruch ändern, ohne daß er sich in irgendeiner Weise verändert hat. Offensichtlich ist ›0,82‹ eine Eigenschaft des Dorfes, nicht des einzelnen.«[46]

Um es noch einmal zu verdeutlichen: Was wir Krankheit nennen, ist also eine Eigenschaft des Kollektivs, in dem zum Beispiel zweiundachtzig von hundert Menschen auf das bestimmte Virus »V« in einer charakteristischen Art und Weise »Z« reagieren. Es bleibt allerdings festzuhalten, daß achtzehn Menschen aus der Gruppe anders reagieren – wir sprechen dann von ihrer besseren Widerstandskraft usw. Genauso, wie wir bei zweiundachtzig Menschen die »Krankheit Z« *konstruiert* haben, könnten wir bei diesen achtzehn Menschen etwas anderes konstruieren, was wir »W« nennen. In aller Regel tun wir das aber *nicht*. Wir haben uns nun einmal daran gewöhnt, die von uns sprachlich geschaffenen »Krankheiten« wie real existierende Wesen zu behandeln. Dabei verhält es sich mit ihnen wie mit »Obst«: Es gibt keine Krankheit *abgelöst* von der Existenz des sich schlecht fühlenden und sich als »krank« bezeichnenden Einzelwesens – so wie auch niemand von uns je »Obst als solches« gegessen haben dürfte, ohne sich dabei eine Birne oder eine Pflaume einzuverleiben.

73

Konsequenzen des
herkömmlichen Krankheitsbegriffs

Der Kunstgriff, mit dem wir Krankheiten konstruieren, ist in der Theorie der Medizin durchaus bekannt: *»Die* Krankheit, die trotz mancherlei individueller Varianten als einheitlicher Störfaktor eine fast personifizierte Rolle in der Medizin spielt, gibt es natürlich nicht. Als Ärzte können wir nur körperliche und seelische Reaktionen des Kranken feststellen, die ihre Ursache in der Einwirkung eines oder mehrerer Störfaktoren haben. Da Krankheitsursachen zivilisationsabhängig sind, entstehen jeweils ähnliche Reaktionsmuster, die wir als *die* Krankheit bezeichnen und mit einem eigenen Namen belegen. Diagnosen sind nur Kurzbezeichnungen, welche die Verständigung unter dem medizinischen Personal (und mit den Patienten) erleichtern.«[47]

Was die Verständigung erleichtern soll, kann aber rasch zur Ursache neuer Mißverständnisse werden. Denn der Kunstgriff des ein selbständiges »Wesen« unterstellenden Krankheitsbegriffs, der in der Konsequenz so verwendet wird, als hocke »die Pestilenz«, also die personifizierte »Krankheit«, irgendwo draußen in der Welt und warte darauf, uns zu überfallen, erweist sich als erstaunlich zählebig und kommt wider besseres Wissen auch dort noch zur Anwendung, wo er nachweislich irreführend ist. Dieser Sprachgebrauch kommt ja sehr unserem »metaphysischen Grundbedürfnis« entgegen, von dem bereits im ersten Kapitel gesprochen worden ist – auf diese grob vereinfachende Art und Weise können wir einen »Übeltäter« dingfest machen, den wir uns quasi als ein von uns getrenntes, eigenständiges Wesen vorstellen: »Ein Schnupfen hockt auf der Terrasse / Auf daß er sich ein Opfer fasse«, heißt es bei Christian Morgenstern, »– und stürzt sich drauf mit großem Grimm / Auf einen Menschen na-

mens Schrimm / Paul Schrimm erwidert prompt ›Pitschü!‹ /
Und *hat* ihn drauf bis Montag früh« ...

Solche vereinfachenden Vorstellungswelten machen es unter anderem leichter, Schuld und Verantwortung abzuladen: Externalisierung ist ja oft ein Weg, mit dem Bösen fertig zu werden,
denn böse sind selbstredend immer nur die anderen ...

Zudem hatte dieser vereinfachende Krankheitsbegriff gewiß
auch einen heuristischen (das heißt bei der Festlegung des For-
schungsinteresses helfenden) und einen didaktischen (die Darstellung dieser Forschungsergebnisse erleichternden) Wert, als
es den Medizinern darum ging, bestimmte Aspekte der Auseinandersetzung des Organismus mit seiner Mitwelt zu erhellen:
zum Beispiel die möglichen Folgen der Einverleibung von Mikroorganismen wie Bakterien und Viren. Doch heute erweist
sich seine Ambivalenz – denn der einstmals wertvolle Kunstgriff
erweist sich angesichts jenes hochkomplexen ökologischen Geschehens, mit dem es die Heilkunde der Gegenwart zu schaffen
hat, als außerordentlich fragwürdig.

»Komplexkrankheiten«

Immer deutlicher zeigt sich nämlich, daß das, was wir heute –
in bedenkenloser Fortführung des überkommenen Sprachge-
brauchs – als »Zivilisationskrankheiten« bezeichnen, sozusagen
die »gemeinsame Endstrecke« einer Fülle komplizierter Wechselwirkungen bildet. Schließlich wird eine Störung immer erst
dann sichtbar, wenn irgendwo »ein letzter Tropfen das Faß zum
Überlaufen bringt«. Die Wirkungsweise solcher Mechanismen
zeigte sich nicht nur im Fall des sogenannten Robbensterbens in
der Nordsee 1988 – damals fand man in der Leber der sezierten
Tierkadaver erhebliche Schwermetallkonzentrationen, im Fettgewebe hingegen eine starke Anreicherung mit polychlorierten

Biphenylen (PCBs), und zudem war die Tierpopulation auch noch mit einem dem Hundestaupeerreger ähnlichen Virus durchseucht. Dieser Verstärkungseffekt, der am Ende zum Massentod der Robben führte, hätte offenkundig durch eine isolierte, nur auf einen Einzelstoff konzentrierte Betrachtungsweise gar nicht wirklich begriffen werden können! Ähnlich verhält es sich wohl auch beim »Waldsterben«, für das ja nach heutigem Kenntnisstand ebenfalls kein einzelner Schadstoff als Ursache angeschuldigt werden kann, weshalb denn auch der Münchner Forstbotaniker Professor Peter Schütt schon vor Jahren den Begriff »Komplexerkrankung« vorgeschlagen hatte, um den Gesamtvorgang besser zu kennzeichnen.[48] Solche »Komplexerkrankungen«, denen durch einzelstoffzentrierte Vorsorge offenbar nicht beizukommen (bzw. vorzubeugen) ist, werden bei allen Organismen auftauchen, die die Endstrecken von Anreicherungsprozessen besiedeln – was für Robben gilt, aber auch für Bäume und für uns Menschen.

Bei dem größten Kollektiv unter den Opfern der Tschernobyl-Katastrophe von 1986, bei den sogenannten »Liquidatoren«, also den zu Aufräumungsarbeiten abkommandierten Personen, beobachten wir heute eine drastisch erhöhte Todesrate – wobei sehr viele dieser Menschen vorzeitig an Krankheiten sterben, die »eigentlich« nicht tödlich sein »müßten«. Der Kiewer Arzt Juri M. Schtscherbak hatte in diesem Phänomen schon 1987 ein erworbenes Immunmangel-Syndrom vermutet und in Anlehnung an den heute vor allem zur Kennzeichnung der HIV-Infektionen verwendeten Begriff »Aids« (»Acquired Immunodeficiency Syndrome« = »Erworbenes Immunmangelsyndrom«), der aber eigentlich ganz unspezifisch ist, den Begriff »Tschernobyl-Aids« vorgeschlagen: Die auf die radioaktive Belastung zurückzuführende, mehr oder minder erhebliche Schwächung der körpereigenen Abwehr läßt alle möglichen, für einen gesunden Menschen überwindbaren Krankheiten zu einer tödlichen Gefahr werden ...[49]

Es ist nun einmal so, daß sich die Medizin von heute mit der »Polyätiologie« – der Auslösung von »Komplexkrankheiten« *durch vielfältige, sich kombinierende Wirkfaktoren,* die eigentlich nicht mehr als »Ursachen« im überkommenen Sinn bezeichnet werden können – und mit der »Multimorbidität« herumzuschlagen hat (mit der *Vielfacherkrankung* eines Einzelindividuums). Dahinter steckt, so der Mediziner Hans Schaefer, das nicht mehr zu verkennende Problem, »daß so gut wie alle pathogenen Einflüsse der Umwelt sog. ›schwache‹ Wirkungen sind. Das besagt, sie wirken in der Regel nur als Krankheitserreger, wenn sie gemeinsam mit anderen Einwirkungen auftreten (›multifaktoriell‹).«[50] Auf der Ebene der »Wirkfaktoren« entsprechen dem zwei andere Sachverhalte, die die Dinge noch weiter komplizieren – die »Synergie«, das heißt das bereits erwähnte, sich wechselseitig in der Schadwirkung verstärkende Zusammenwirken mehrerer Faktoren (zum Beispiel radioaktive Strahlenbelastung *plus* Virusepidemie), und die »Akkumulation«, also die Anreicherung der meist sehr langlebigen Schadstoffe zum Beispiel im Knochen oder im Fettgewebe.[51]

Diese Erkenntnisse sind keine akademische Wortklauberei; ihre enorme praktische Bedeutung ist leicht faßlich zu machen. Denn aus den genannten Gründen sind beispielsweise unsere arbeitsmedizinischen *Grenzwerte,* die in den entsprechenden Verordnungen als aktuelle Konzentrationen oder Wirkmengen (»Aktivitäten«) eines *Einzel*schadstoffs, bezogen auf einen begrenzten Zeitraum der Einwirkung, festgeschrieben worden sind, von vornherein und grundsätzlich höchst problematisch! Sie taugen daher nur wenig, um die (schleichende) Gesundheitsgefährdung

77

in der Industriegesellschaft zu beschreiben. Sie berücksichtigen in aller Regel nur die *akute* Giftwirkung, und von Kombinationseffekten wissen sie nichts. Oder anders gesagt: Nur im Hinblick auf Frühschäden durch Einzelschadstoffe geben sie eine Grenze an, unterhalb deren ein solcher Schadstoff eventuell als unbedenklich erachtet werden könnte. Ein sicherer Schutz vor möglichen *Spät*schäden ist damit aber keinesfalls gegeben. Dies insbesondere dann nicht, wenn einem solchen Spätschaden durch die Kombination mit anderen Schadfaktoren der Boden bereitet wird. So kann man ja den Tod der Robben in der Nordsee durchaus auch als »Spätfolge« einer übermäßigen Schwermetallanreicherung in der Leber ansehen, den Tod des Tschernobyl-Liquidators an einer Lungenentzündung im Jahre 1996 als »Spätfolge« seiner Strahlenbelastung zehn Jahre zuvor usw. usw.

Zumindest bei Schadstoffen, die sich im Körper anreichern, sollte also die zu erwartende Einwirkungsdauer (»Expositionszeit« – sie ist naheliegenderweise für Kinder lang, für ältere Erwachsene kurz – in die vorhandenen Grenzwerte eingebaut werden. Daß dies nicht geschieht, ist ein wissenschaftlicher Skandal – ebenso wie die Tatsache, daß solche Grenzwerte noch immer überwiegend auf den männlichen Erwachsenen von 70 Kilogramm Körpergewicht bezogen sind und die besondere Empfindlichkeit des kindlichen Organismus in keiner Weise berücksichtigen.

Aus diesen Überlegungen zu den Problemfeldern von »Synergie« und »Akkumulation«, die hier natürlich nur im Schnelldurchgang erörtert werden konnten, ergibt sich in aller Klarheit: Der alte Satz des Theophrastus Bombastus von Hohenheim, genannt Paracelsus, daß es von der jeweiligen Dosis abhänge, ob ein Stoff als Gift oder als Heilmittel zu betrachten sei (»Die Dosis macht das Gift« – was ja bedeuten würde, daß es einen »Umschlagspunkt«, eine »Schwelle« gibt und daß es mithin entschei-

78

dend sei, den richtigen »Grenzwert« zu erkennen) –, dieser zur Standardformel so vieler Mediziner geratene Satz müßte also umgeschrieben werden. Für immer mehr ökologisch relevante Fälle gilt: Nicht »die Dosis (eines Einzelstoffs) macht das Gift« – die Kombination von Dosis und Einwirkungsdauer, mithin die mögliche Anreicherung plus die Existenz zusätzlicher Wirkfaktoren und die von ihnen bewirkten Synergieeffekte bestimmen das Summationsphänomen der Giftwirkung und damit das Erscheinungsbild der »Komplexerkrankung«.

Informationsverarbeitung und »Psychosomatik«

Noch etwas ist bei einer solchen Erörterung verschiedener Grundfragen einer ökologisch orientierten Heilkunde zu berücksichtigen: Die individuelle Verhaltensweise, die wir vergröbernd als »Krankheit« klassifizieren, entsteht zumeist dadurch, daß der Austausch zwischen Organismus und Umwelt die später »kränkelnde« Person in irgendeiner Weise derart belastet, daß ihre Reaktionsweisen und Regulationsfähigkeiten, die der Anpassung an die Umwelt dienen, an Grenzen stoßen und überfordert werden. Eine Funktionsstörung ist die Folge, und wenn diese nicht rasch genug behoben wird, kann eine Schädigung der Struktur sich anschließen – etwa dann, wenn ein Giftstoff das Hämoglobin in den roten Blutkörperchen »blockiert« und diese infolgedessen nicht mehr ausreichend Sauerstoff transportieren – ein möglicherweise nicht mehr behebbarer Schaden im mangelhaft versorgten Gewebe, zum Beispiel im Gehirn, kann die mögliche Folge sein.

Das Verhalten des »Erkrankens« wäre also das Ergebnis versagender Reaktionsmechanismen, wobei die Koppelung zum Phänomen des Schmerzes nicht eindeutig ist (oft ist es nicht die primäre Reaktion des Organismus selber, die Schmerzen verur-

79

sacht, etwa die Ausfällung von Ablagerungen, von »Konkrementen«, in der Niere, sondern der Folgezustand, hier zum Beispiel der – eigentlich sinnvolle – Abtransport der »Nierensteine« durch den Harnleiter). Nicht jedes Erkranken schmerzt, und nicht jeder Schmerz ist krankhaft.

Diese These, daß Kranksein dann entsteht, wenn Regulationsmechanismen, die unser psychophysisches Gleichgewicht steuern sollen, von der Umwelt und dem von ihr beeinflußten »inneren Milieu« des Organismus überfordert werden – diese These ist, was den Stoff- und den Energieaustausch des offenen Systems Mensch mit seiner Umwelt anbetrifft, *dem Grunde nach* durchaus akzeptiert (ob aus ihr dann sinnvolle Konsequenzen gezogen werden, steht auf einem anderen Blatt). Daß die gewaltige Energie eines Blitzschlags, wenn sie den Menschen trifft, zum Tode führen kann, daß die Aufnahme eines Giftstoffs wie etwa Quecksilber oder eines gefährlichen Mikroorganismus wie etwa »Pasteurella pestis«, des Pesterregers, Wohlbefinden und Gesundheit schädigt – das gehört zum Standardwissen *aller* heilkundlichen Schulen. Die Akzente werden freilich höchst unterschiedlich gesetzt: Wo die Schulmedizin Gifte, Mikroben und Viren, neuerdings auch genetische Defekte als Wirkfaktoren ersten Ranges betrachtet, setzen »Alternativmediziner« auf die Beseitigung von Elektrosmog, Wasseradern oder gar von »Störfeldern« anderer Art, die mit den Mitteln der herkömmlichen Physik gar nicht zu beschreiben sind.

Weit weniger Augenmerk wird, so scheint mir, hüben wie drüben, also von *beiden* verfeindeten Geschwistern (die sich, das soll es ja geben, in bestimmten Eigenarten vielleicht ähnlicher sind, als sie es wissen und wahrhaben wollen), auf die möglicherweise schädigende Wirkung des *Informationsaustausches* Mensch/Umwelt gelegt. Anders gesagt: Eine in das alltägliche medizinische Handeln wirklich integrierte *Psychosomatik,* die über eine Zusammenstellung handlicher Phrasen (»Leib und Seele gehören eben zusammen«) ernsthaft hinausgeht, gibt es weder auf seiten der Schul- noch im Lager der Alternativmedizin – und das trotz vieler kluger und gelehrter Bücher über psychosomatische Zusammenhänge, die seit rund fünfzig Jahren veröffentlicht worden sind. Dabei handelt es sich bestenfalls um Spezialwissen, das von der heilkundlichen Realität abgetrennt bleibt – und vielleicht auch bleiben soll ...

Immerhin gibt es ja selbst im handfest-experimentellen Bereich übergenug Ergebnisse – von den Hundeversuchen des Iwan Petrowitsch Pawlow, der eine »experimentelle Neurose« zu erzeugen vermochte, bis hin zu den Mutterattrappenexperimenten bei Rhesusaffen, die Harry Harlow durchgeführt hat –, die das Schädigungspotential *existentiell verwirrender Information* (oder von »Konfusion« – so der Sprachgebrauch der berühmten Watzlawick-Arbeitsgruppe[52]) zweifelsfrei beweisen.

Ein Fazit

Was wir Krankheit nennen, ist ein mehrdimensionales Ereignis- und Wirkungsgefüge, in dessen Entstehung und Verlauf die Informationsverarbeitung immer mit eingebaut ist – viele Legenden der Medizin sitzen der Mißachtung dieser simplen Wahrheit auf. Diese Wahrheit gilt aber in vielerlei Hinsicht: zum Beispiel auch bei der Verarbeitung des Krankseins. Die sich im Anschluß an das Ereignis »Krankheit«, das ja immer auch ein Erlebnis ist, herausbildende neue Lage ist, selbst wenn wir von einer völligen Heilung sprechen, niemals deckungsgleich mit dem vorbestehenden Zustand. Und das nicht allein deshalb, weil Zeit verstrichen ist und währenddessen unentrinnbare Alterungsvor-

gänge abgelaufen sind – auch die Information, krank zu sein oder gewesen zu sein, muß vom Individuum verarbeitet und so oder so in sein künftiges Leben »eingebaut« werden. Und wir wissen, daß dies in der Tat in sehr *verschiedener Weise geschehen kann: Im einen Fall wird die Warnung, die vom Krankwerden hätte ausgehen können, überhört und verleugnet – bis es beim nächsten Mal, weil dem Körper weiterhin zuviel zugemutet wird, zum völligen, vielleicht sogar tödlichen Zusammenbruch kommt; im anderen Fall ist eine ängstliche Selbstbeobachtung die Folge, die den Spielraum, der noch zur Verfügung stände, weit über das notwendige Maß hinaus reduziert.*

Es ist angebracht, an einen berühmten Satz des allzu rasch wieder vergessenen Norbert Wiener, einst als »Vater der Kybernetik« gefeiert, zu erinnern: »Information ist Information, weder Materie noch Energie. Kein Materialismus, der dieses nicht berücksichtigt, kann den heutigen Tag überleben.«[53]

Und, so möchte ich ergänzen, auf Dauer auch keine Medizin. Denn unsere Medizin, ob traditionell oder »alternativ«, ist in ihrer Alltagspraxis noch viel zu oft »vulgärmaterialistisch«. Und das wider besseres Wissen. Denn »man hat den Eindruck, daß ein anti-psychosomatisches Paradigma in den Köpfen vieler Mediziner die Einsicht in die heute schon vorhandenen Argumente für die Wahrscheinlichkeit psychosomatischer Krankheiten verstellt«.[54] *Ohne Anerkenntnis der psychosomatischen Wechselwirkungen, allein im Beharren auf dem überkommenen »Vulgärmaterialismus« wird sich aber die Aufgabe nicht bewältigen lassen, die darin liegt, »daß die Erforschung der Pathophysiologie und insbesondere der Epidemiologie der ›schwachen Wirkungen‹ das wichtigste wissenschaftliche Programm der Medizin der Zukunft darstellt«.*[55] *Zudem bleibt die Frage nach dem außerwissenschaftlichen Rahmen eines solchen dringend erforderlichen »wissenschaftlichen Programms« noch offen. Darauf komme ich im dritten Teil zurück.*

5
Eine neue Medizin: gesundheits-
orientiert, nicht krankheitsfixiert

Dieses fünfte Kapitel soll den überwiegend theoretisierend ab-
gefaßten ersten Teil des Buches abschließen; es mag deshalb angebracht sein, einige Gedanken noch einmal aufzugreifen und in
einer vorläufigen Zusammenfassung zu verknüpfen.

Ein gravierendes Dilemma der gegenwärtigen Medizin ist, wie
wir gesehen haben, ihre Selbstbeschränkung auf eine naturwissenschaftlich fundierte »Ingenieurskunst«. Diese Medizin ist ein
Fachbetrieb zur Wiederherstellung gestörter Gesundheit geworden, also eine *Reparaturwerkstatt.* Die Regelkreise, in deren Ab-
läufen die Störung »Krankheit« vermutet wird, werden dabei
meist nur in extrem kleinen Ausschnitten betrachtet: ein Verfahren, das allgemein als »Reduktionismus« bezeichnet wird. Aber
es gibt nicht nur jenen Reduktionismus einer Zerlegung des
hochkomplexen, in seinen Wechselwirkungen unübersehbaren
Gesamtsystems in kleine, dem Experiment zugängliche Teilbe-
zirke, wofür von ebensolchen Wechselwirkungen abstrahiert
werden muß – es gibt auch den Reduktionismus der Beschrän-

kung auf immer kürzere Zeitabschnitte. Nur die *rasch erzielbare* Änderung zählt; ob sich das Los des Patienten *auf Dauer* zum Besseren wendet, ist dabei nicht von Interesse. Für die rasche Veränderung freilich wird hoher Aufwand betrieben, sozusagen ein Feuerwerk an medizinisch-technischen Leistungen entzündet, das mit seinen bunten Lichtern kurzfristig die Nacht erhellt. Aber schon bald herrscht wieder das Dunkel. Und dann? Eine Medizin, wie sie mir vorschwebt, würde solide konstruierte Taschenlampen verteilen, die die Menschen selber dauerhaft nutzen können, und auf manches Brillantfeuerwerk verzichten ... Außerhalb des Blickfelds bleiben unter herkömmlichen Gesichtspunkten die Umwelt mit ihren destabilisierenden und stabilisierenden Faktoren wie auch die soziale Verpflichtung der Medizin selbst. Das mag unter anderem daran liegen, daß zuviel Feuerwerk die Augen blendet.

Ist nicht die ganze Erde unsere Umwelt?

Zuallererst wäre wohl zu fragen: Auf welche »Umwelt« beziehen wir uns eigentlich, wenn wir von »Umweltgefahren« oder gar von »Umweltmedizin« (eine mittlerweile anerkannte Gebietsbezeichnung) sprechen? Betrachten wir die Fakten und Probleme unter globalen Aspekten – oder bevorzugen wir eine eurozentrierte Sicht, die ausschließlich die Gesundheitsprobleme eines hochindustrialisierten, reichen Landes in Erwägung zieht? Nehmen wir als Beispiel die *Asbestsanierung* so vieler Gebäude, die Millionen und Abermillionen von Mark verschlingt und die Krebsmortalität von derzeit 25 Prozent um einige Stellen weit hinter dem Komma absenkt – während zugleich in Schwarzafrika von zwei Kindern, die an einer Krebserkrankung leiden, nur eines die Chance hat, überhaupt je eine wirksame Therapie zu erhalten. Oder ein anderer Fall: Wir könnten die Zahl der

84

Krebserkrankungen in Deutschland (etwa 200 000 Fälle pro Jahr) um vielleicht 1000 Fälle jährlich senken, wenn wir die Chlorierung unseres Trinkwassers durch andere, allerdings erheblich teurere Desinfektionsmethoden ersetzen würden; währenddessen verfügen in einer Metropole wie Lagos/Nigeria, der größten Stadt Schwarzafrikas, von hundert Haushalten nur dreizehn über eine eigene Trinkwasserversorgung – die Qualität des verfügbaren Wassers dort wird vermutlich mit der unseres chlorierten Leitungswassers nicht vergleichbar sein ... Ist also die Minimierung potentiell gesundheitsschädlicher Umweltrisiken, wie wir sie in den Industrienationen der Nordhalbkugel mit großem Aufwand und hohen Kosten betreiben, im globalen Vergleich – und mithin zu Zeiten wie den gegenwärtigen, in denen weltweit immer noch fast 30 000 Kinder *pro Tag* verhungern – nicht letzten Endes ähnlich luxuriös wie vieles andere an unserer Lebensweise, etwa unsere Ernährungsgewohnheiten (mit 61 Kilogramm Fleischkonsum pro Kopf und Jahr in Deutschland 1995)? Es mag keine einfache Antwort auf diese Frage geben – sie zu stellen scheint mir dennoch legitim zu sein.

Umwelt als Herausforderung

Das oben genannte Grundproblem, wie nämlich Umweltrisiken zu messen und zu werten seien (in welcher Umwelt? und für wen?), halte ich für eine überaus dringliche ethische, soziale und politische Frage – getreu meiner bereits dargestellten Überzeugung, daß die Medizin eine soziale Verhaltensweise ist, die sich wissenschaftlicher Kenntnisse und Methoden bedient, also mehr ist als bloße Wissenschaft. In einem zweiten Schritt ist es freilich nötig, das Verhältnis verschiedener Wissenschaftsdisziplinen untereinander zu erörtern – zum Beispiel zwischen herkömmlicher Medizin und Humanökologie. Folgen wir der klassischen Auffassung von Ernst Haeckel, nach der Ökologie nichts anderes ist als die »gesamte Wissenschaft von den Beziehungen des Organismus zur umgebenden Außenwelt«,[56] dann wäre die Medizin zweifellos nichts anderes als ein Spezialfall der Ökologie, und ihr wissenschaftliches Fundament läge in der Untersuchung und systematischen Erfassung ebenjener speziellen Klasse von (Wechsel-) Beziehungen zwischen Organismus und Außenwelt, die im Organismus jene Zustandsänderung herbeiführen, die durch einen sozialen Etikettierungsprozeß als »Krankheit« bezeichnet wird. So einfach liegen die Dinge aber leider nicht. Mindestens die folgenden Komplikationen gälte es zu berücksichtigen:

■ Als »verspätete« Naturwissenschaft orientierte sich die Medizin am Weltbild der deterministischen Physik und mithin an einem Kausalitätsbegriff, der so heute nicht mehr haltbar ist. Dieser Begriff von strenger und eindeutiger Monokausalität war brauchbar beim Studium der klassischen Infektionskrankheiten, wenn bei der Krankheitsentstehung wirklich *ein* Agens klar dominiert; heute jedoch sehen wir uns, wie schon erwähnt, in immer größerem Maße mit den Problemen der *Multimorbidität* und der *Polyätiologie* konfrontiert. Komplexe, mehrdimensionale Beziehungsgefüge, wie sie bei der Betrachtung etwa einer Pockenepidemie keine Rolle spielen mögen, sind bei der Erhellung ökologisch zumindest mitbedingter »Komplexkrankheiten« unerläßlich: Hier gibt es eigentlich gar keine »Ursachen« mehr, sondern nur noch Wirkungen und Wechselwirkungen. Mit den Worten von Hans Schaefer: »Solange die Medizin eine Akut-Medizin war, bei der Infekte und Unfälle im Vordergrund standen, waren die Kausalitätsfragen relativ einfach zu lösen. Bei chronischen Einflüssen schwindet nicht nur die Möglichkeit direkter kausaler Anbindungen. Insbesondere sind sie nicht in ihrer Wirkung beobachtbar, weil die menschliche Beobachtungszeit zu kurz ist.«[57] Anders gesagt: Der raumzeitliche Reduktionismus versagt angesichts der Gegenwartsprobleme.

86

■ Insofern stößt auch der klassische Krankheitsbegriff an die Grenzen seiner Brauchbarkeit, ist er doch nichts anderes als eine an der Beobachtung von Kollektiven gewonnene Abstraktion, die in relativ grober Vereinfachung auf das Individuum rückübertragen wird (siehe S. 71 ff.).

■ Auch die Epidemiologie als vermeintlich neue Grundlagenwissenschaft ist, trotz aller Bemühungen um die Erfassung und statistische Bewertung von »Risikofaktoren«, nicht jener rettende »deus ex machina«, der eine Neufundierung der Medizin bewerkstelligen könnte – jedenfalls nicht, solange diese Epidemiologie einer individualisierenden Dosis-Wirkung-Betrachtung verhaftet bleibt, übergeordnete humanökologische Faktoren aber grob vernachlässigt (etwa weil sie der quantifizierenden Bewertung nicht zugänglich sind). Hierauf hat unlängst der amerikanische Wissenschaftler Steve Wing überzeugend hingewiesen.[58] In der Sprache des bereits weiter oben angeführten Beispiels (ein Dorf, in dem von hundert Menschen zweiundachtzig erkranken): Wie wir aus den Daten des Kollektivs für den einzelnen Dorfbewohner eine Wahrscheinlichkeit von 0,82 errechnen können, daß er erkranken wird, so errechnet die Epidemiologie das Risiko eines Menschen, unter bestimmten Bedingungen zu erkranken. Soweit dabei aber das »Einzelstoffmodell« und der »verdinglichte Krankheitsbegriff« der herkömmlichen Medizin weiter benutzt werden, ist auch deren Dilemma nicht zu bewältigen (und warum in dieser Weise berechnete »Grenzwerte« stets problematisch sind, haben wir oben bereits deutlich gemacht).[59]

Summa summarum: Bei den klassischen Infektionskrankheiten, in deren Bekämpfung sich unsere »Schulmedizin« heranbildete und erprobte, konnten viele »Randbedingungen« vernachlässigt werden, wenn sich das therapeutische Interesse auf einige wenige entscheidende Variablen konzentrierte (etwa auf den Erregernachweis und auf den Einsatz eines »passenden« Antibiotikums). Bei ökologisch bedingten oder mitbedingten Krankheitsbildern sind solche Vereinfachungen oft fatal: Denn weder kennen wir alle wirksamen Faktoren noch deren vermutlich sehr vielgestaltige Interaktionen – und vor allem haben wir kaum eine Ahnung, welche Variablen letztlich die entscheidenden sind. Wer zum Beispiel hätte vor zwanzig Jahren daran gedacht, daß Haarspray in großer atmosphärischer Höhe zur Verdünnung der Ozonkonzentration beiträgt? Wer hätte vorhersehen wollen, daß es zu einer länderübergreifenden Epidemie kommt, wenn man auf die treffliche Idee verfällt, zermahlene Schafe an Rinder zu verfüttern (selbstverständlich zu Bedingungen, bei denen vermeintlich »alles unter Kontrolle ist« und »jedes Risiko ausgeschlossen« werden kann ...)?

Was für die »Salutogenese« spricht

Es wäre ohnedies zu fragen, ob der Neuentwurf einer humanökologisch orientierten Medizin überhaupt denkbar ist ohne ein Gesundheitskonzept. Wenn ich ein solches Konzept erörtere, ist nicht Gesundheit als Wertnorm gemeint, sondern vielmehr der vermutlich aktive Vorgang des Sich-gesund-erhalten-Könnens auch unter widrigen Bedingungen. Wir werden dieses Problem im dritten Teil des Buches ausführlich erörtern; der Grundvorgang indes soll schon kurz angedeutet werden, denn er ist bekannt: »Wissen wir doch, daß beispielsweise während infektiöser Epidemien auf einen Kranken mit Kinderlähmung oder Ruhr 1000 bis 10000 nicht erkrankte Träger der entsprechenden Viren oder Bakterien kommen.«[60] Wie so oft in der Schulmedizin, wurden aus solchen theoretisch eigentlich unstrittigen Beobachtungen kaum praktische Konsequenzen gezogen. Ausnahmen gibt es: Der israelische Medizinsoziologe Aaron Antonovsky hat zu ebendiesen Problemen sein »Salutogenese-Konzept« entwickelt, mit dem er den Blick auf die »Gesundheitsentstehung« lenken will und das er bewußt der auf die »Pathogenese« (die Krankheitsentstehung) fixierten herkömmlichen Medizin ge-

genüberstellt.[61] Für einen wesentlichen Faktor des Sich-gesund-Erhaltens hält Antonovsky ein inneres »Kohärenzgefühl« des Individuums. Seine Arbeit wirkt zum Teil wie eine theoretisierende Fortführung der berühmten »Kauai-Studie« der Psychologin Emmy Werner, die an 698 im Jahre 1955 auf der Hawaii-Insel Kauai geborenen Kindern untersuchte, wieso manche dieser Kinder trotz extrem ungünstiger Sozialisationsbedingungen »eine gesunde Persönlichkeit entwickelten, zielgerichtet ihren beruflichen Weg machten und stabile zwischenmenschliche Beziehungen eingingen: Wir wollten herausbekommen, was die Widerstandskraft gerade dieser Kinder gestärkt hatte.«[62] Offenbar spielte die Fähigkeit, sich »Kompensationsmöglichkeiten« zu verschaffen, eine ausschlaggebende Rolle.

Der bereits mehrfach zitierte Internist Herbert Begemann, seinerzeit ein weltbekannter Forscher auf dem Gebiet der Bluterkrankungen, hat zu diesem Themenfeld eine interessante Erinnerung beigesteuert: »Im und nach dem letzten Krieg habe ich viele Jahre mit Tuberkulose-Kranken gearbeitet. Das war damals eine schwierige und gefährliche Aufgabe, weil es noch keine wirksamen Medikamente zur Bekämpfung dieser Seuche gab. Die meisten Tuberkulose-Kranken starben damals oft nach Jahren des Siechtums unter zum Teil grauenhaften Umständen. Infektionen unter dem Pflegepersonal und Ärzten waren an der Tagesordnung. Unter den Krankenschwestern galt die Regel, daß in erster Linie diejenigen Personen des Personals erkranken würden, die sich vor der Krankheit fürchteten oder einen ›Ekel‹ gegen sie empfanden. Diese Annahme bestätigte sich in vielen Fällen, womit die psychologischen Implikationen der Krankheitsgenese angesprochen waren.«[63] Und die seelischen Bedingungen der Widerstandskraft ebenfalls – möchte ich meinen leider verstorbenen Freund und Lehrer ergänzen ...

Wieviel an Forschung auf diesem Gebiet auch noch zu leisten sein mag – die Bedeutung der »Salutogenese« für eine humanökologisch fundierte, sich nicht als bloße praktische Nutzanwendung von Naturwissenschaft mißverstehende Medizin scheint mir kaum überschätzbar zu sein. In Abgrenzung zum traditionellen Ansatz wird der sozialaufklärerische Anspruch – ganz im Sinne Rudolf Virchows – des Salutogenese-Konzepts deutlich:

»Im pathogenetischen Modell hat die Medizin die Aufgabe, Krankheitsursachen zu eliminieren und damit Krankheiten zu besiegen. Der salutogenetische Ansatz betrachtet dagegen den Kampf in Richtung Gesundheit als permanent und nie ganz erfolgreich. Er fokussiert unsere Aufmerksamkeit auf jene gesunderhaltenden Faktoren, die Menschen dazu verhelfen, so erfolgreich wie möglich mit den Bedrohungen im Laufe ihres Lebens umzugehen ... Das Salutogenese-Konzept betrachtet konsequenter als das Pathogenese-Konzept Gesundheit als Teil der Gesellschaft. In wesentlich stärkerem Umfang als bisher wahrgenommen sind es gesellschaftliche Faktoren, die über Gesundheit und Krankheit entscheiden.«[64]

Freilich hat es schon immer Menschen gegeben, denen die »Salutogenese« wichtiger schien als die Krankheitsentstehung – so wurden im alten China die Ärzte für jene Zeit bezahlt, in der ihre Patienten als gesund galten. Die medizinische Gegenwart redet eine andere Sprache. Es bedeutet keineswegs, daß ich die Fortschritte der Schulmedizin in Bausch und Bogen verdammen wollte, wenn ich gegen sie kritisch einwenden möchte, daß sie die »Krankheitsfixiertheit« zum methodischen Prinzip erhoben hat – ihren besseren Möglichkeiten zum Trotz.

Gesundheit und Krankheit als Zivilisationsfolgen

Gesundheit und Krankheit – wie auch immer definiert – entfalten ihr Wechselspiel in jedem Fall vor einem Hintergrund, der gemeinhin als »Zivilisationsprozeß« beschrieben wird. Es ist wichtig, nicht zu übersehen, daß auch diese Entwicklung – wie die Evolution des Lebens – ein zwiespältiges Gesicht zeigt: Alle »Errungenschaften« haben ihren Preis. Denn diesem Prozeß sind – in unsystematischer und nicht abschließender Aufzählung – unter anderem die folgenden Momente eigen:

- Körperliche *Funktionen* werden *externalisiert* (das Fernrohr »verbessert« das Auge, der Bagger die Hand usw.).

- Soziale *Regulationen* werden *internalisiert* (als Entwicklung »vom Fremdzwang zum Eigenzwang« hat Norbert Elias diesen Prozeß bündig beschrieben[65]).

- Das *Individuum* wird immer mehr *isoliert* (durchschnittlich 36 Prozent Einpersonenhaushalte in Deutschland, in Ballungsgebieten wie München-Stadt bereits über 52 Prozent).

- *Alle technischen, ökonomischen und sozialen Abläufe* werden beständig weiter *beschleunigt.*[66] Hier hätte sich die traditionelle Medizin freilich nach ihrer eigenen Beteiligung daran zu fragen: Schlagworte wie »Frühmobilisierung« oder »Liegezeitverkürzung« haben ihre durchaus außermedizinisch motivierte Eigendynamik. Und welcher Kinderarzt kann es sich noch leisten, den Eltern eines erkrankten Kindes den althergebrachten Ratschlag »Drei Tage fieberfrei im Bett bleiben!« anzudienen …?

Wie man auch immer die Einzelfaktoren bewerten mag – offenkundig ist, daß der zivilisatorische, ökonomische und psychosoziale Druck auf das einerseits an Überstimulation, andererseits an Intensitätsverlust (als zwei Seiten einer Medaille) leidende Individuum – das nach Verlust aller einst fraglos gewissen Sinnstiftungsreservoirs auch noch die Definition des »Lebenssinns« selbst zu übernehmen hat – ins Unermeßliche wächst. Daß hierdurch die seelische »Bewältigungskraft« mit ihrem Repertoire an »Lebensbalancen« – so ein treffender Begriff von Karl Menninger, mit dem sich sein Urheber aber leider nicht hat durchsetzen können[67] – nicht minder nachhaltig überfordert wird als unser Immunsystem infolge der Schadstoffüberfrachtung unserer Umwelt, ist wohl nicht nur als Analogie schlüssig. Leider wird die seelische Bedeutung des Wissens um Umweltbedrohung meist nur in dem denunziatorischen Bemühen untersucht, die Wirkung äußerer Umweltnoxen herabzumindern und Umweltangst, ja »Umwelthysterie« als eigentliche Ursache eines »rein psychischen« Leidens an einer »eigentlich« gar nicht so schlimm gefährdeten Umwelt abzutun.[68] Hier wird das Problem bloß sanduhrartig herumgedreht (»Alles nur psychisch!«), statt seiner Vielfalt und Komplexität gerecht werden zu wollen.

An diesem Beispiel zeigt sich freilich abermals die schier unentwirrbare Verknüpfung von Natur und Kultur, der die überkommenen medizinischen Konzepte derzeit keinesfalls gerecht werden: Sie sind deshalb zu *Legenden* von Gesundheit und Krankheit geworden …

Der Mensch ist ja nicht nur eine besonders komplizierte Amöbe, die dann erkrankt, wenn sie mit ihrer Biochemie in Unordnung gerät; als ein »Freigelassener der Schöpfung« (so der Philosoph Johann Gottfried Herder), das heißt als zum reflektierenden Selbstbewußtsein, zum symbolorientierten »Probehandeln«, zum »Hantieren im Vorstellungsraum«, also zum *abstrakten Denken* befähigtes Wesen, wird ihm auch die Gefährdung seines Daseins deutlich. Er weiß, daß er sterben muß, und er kann daher zeitlebens von Todesfurcht geplagt werden; er erfährt seinen Körper als von Schmerzen gequält, er erlebt das Krankwerden an sich und seinen Mitmenschen – und er fragt sich, was der Sinn des Ganzen ist. In unserem 20. Jahrhundert wird vielen Menschen auch die völlig neuartige Qualität der globalen Umweltzerstörung schmerzhaft und quälend deutlich (wenn auch aus dieser psychosozialen Konfrontation noch längst nicht immer die adäquate Verhaltensänderung resultiert – siehe S. 95 ff.).

Wenn jeder lebende Organismus, wie bereits dargelegt, als ein offenes System betrachtet werden muß, das in beständigem Austausch über die als Regulationszonen zu verstehenden Systemgrenzen hinweg Stoffe, Energie und eben auch Information von Innen nach Außen und von Außen nach Innen transportiert, dann entzieht die Überdimensionierung menschlicher Informationsverarbeitung, die weit über das hinausgeht, was im Tierreich existiert und beobachtet werden kann, nicht nur jedem »Maschinenmodell« den Boden, sie setzt auch dem Tiervergleich Grenzen. Die Vermaschung des menschlichen Immunsystems und mithin auch unserer »Abwehrkräfte« mit der im »Seelenleben« sich vollziehenden Informationsverarbeitung, -bewertung und -speicherung ist ein noch recht neues Forschungsgebiet,[69] das noch nicht in das medizinische Selbstverständnis integriert ist – ebensowenig wie die in seiner Nachbarschaft angesiedelte Psychosomatik. Welche Art der »Immunantwort« begleitet den für die menschliche Informationsverarbeitung so überaus charakteristischen »Abwehrmechanismus« der »Verdrängung« (also der Speicherung von als unangenehm empfundenen Informationen in Bereichen, die der bewußten Selbstwahrnehmung entzogen sind, im »Unbewußten« oder im »System UBW«, wie es Sigmund Freud genannt hat)? Eine »Immuntiefenpsychologie«, die sich solchen Fragen systematisch widmet, ist bisher nicht einmal in Ansätzen erkennbar. Eine salutogenetisch-humanökologisch orientierte Medizin wäre immer eine Erkundung von Einzelereignissen, nämlich von individuellen Reaktions- und Verhaltensweisen unter bestimmten Lebensbedingungen zu einem bestimmten Zeitpunkt. Man mag einige dieser Reaktionsweisen weiterhin unter dem Begriff »Krankheit« zusammenfassen oder auch nicht – das ist reichlich nebensächlich. Wichtiger scheint mir der Verweis, daß eine solche Heilkunde etwas Ähnliches wäre wie die Findungs- und Deutungskunst des Detektivs: eine Spurensuche, aus der eine Theorie abgeleitet wird, die – unter Umständen – zu einem praktischen Handeln überleiten kann, das wir dann Therapie nennen. Zum Glück benötigen jedoch – dieser Punkt wird häufig übersehen – etwa 99 Prozent aller »Krankheiten«, die wir in unserem Leben durchstehen, keine spezifische *Therapie,* und in vielen anderen Fällen, in denen uns angeraten wird, daß wir etwas tun können oder gar sollen, genügt es durchaus, etwas zu *unterlassen.*

Mit dieser Einschätzung wird allerdings der Status der medizinischen Hilfswissenschaften diskussionsbedürftig (denn um solche handelt es sich: sie sollen der Heilkunde bei ihrem Ziel, der sozialen Intervention, behilflich sein, nicht mehr und nicht weniger). Ist aber von einmaligen Ereignissen, also zum Beispiel von der historisch *einzigartigen* Reaktion der Patientin X zum Zeitpunkt T, überhaupt eine *Wissenschaft* möglich? – Allerdings! Es kann durchaus auch von einmaligen Ereignissen eine Wissenschaft geben – dies ist von Gerhard Vollmer überzeugend theoretisch begründet worden.[70] Freilich hat es eine solche Wissenschaft »schwerer«, weil ihr Gegenstand gleichsam nicht »gutmütig« ist – sondern komplex, kompliziert und variabel, wie es der menschliche Organismus nun einmal ist.

Diese Perspektive hat den großen Vorteil, daß dann endlich auch die Diskrepanzen zwischen »klinischer Intuition« und »wissenschaftlicher Theorie« vermindert werden könnten.

Die Umweltkrise als mehrfache Kränkung

Die bereits erwähnte globale Umweltkrise bedeutet für den Menschen und für seine menschlichen Fähigkeiten, auf die er sich so viel zugute hält, eine mehrfache *Entwertung:*

■ Eine Entwertung unserer *Sinnesorgane,* die der Bedrohung hilflos gegenüberstehen – Radioaktivität können wir nicht sehen oder fühlen, den steigenden CO_2-Gehalt der Erdatmosphäre in keiner Weise erkennen, der See »lädt zum Bade«, auch wenn er infolge Übersäuerung bar allen organischen Lebens ist.

■ Eine Entwertung unserer *»mesokosmischen« stammesgeschichtlichen Anpassungsleistungen*[71], die auf überschaubare Räume, langsames Tempo, kleine Gruppen und intuitive Kausalität »geeicht« sind, während die globale Krise all diese Dimensionen übersteigt: Wir sind es einfach nicht gewohnt, mit Lichtgeschwindigkeiten, Megatonnen und Mikrogramm zu »hantieren«.

■ Eine Entwertung überkommener, traditionell hoch bewerteter *Tugenden* wie etwa der »Tapferkeit«, mit der weder der Ozonverdünnung noch der Klimaerwärmung angemessen beizukommen ist.

Resultat dieser kognitiven und emotionalen Austreibung aus dem »Lebensraum« (griechisch = »oikos«, wörtlich »Haus«), an den die Evolution uns in Jahrzigtausenden angepaßt hat, ist nicht nur das oben bereits angedeutete psychophysische Dilemma der »Unbehaustheit« und Entwurzelung – sondern auch die berüchtigte »kognitive Dissonanz«, die wir – im Anschluß an den amerikanischen Psychologen Lionel Festinger[72] – gerade im Hinblick auf die ökologische Krise feststellen können: Wir wissen alle, daß es so nicht weitergehen kann – bloß tun wir nichts dagegen ...
Ärzte kennen dieses Problem – und klagen darüber. Noch nie war die Zahl der ärztlichen Verordnungen so groß wie heute – und noch nie war die Bereitschaft, diesen Verordnungen konsequent

Folge zu leisten, derart gering. Eine Schere öffnet sich. Die Medizinsoziologen haben sich daran gewöhnt, dieses Problem mit dem Schlagwort »Non-Compliance« zu etikettieren und erstrangig den Patienten anzulasten. Ist das korrekt? Nicht nur die Lebensführung der Ärzteschaft – bekanntlich steht es mit der Gesundheit der Ärzte nicht zum besten: ihre Lebenserwartung ist unterdurchschnittlich, die Häufigkeit von Alkohol- und Drogenmißbrauch hoch – sollte uns hier zurückhaltend werden lassen, sondern vor allem die Einsicht in ein anthropologisches Dilemma, das *alle* betrifft: Wo es gilt, die Welt zu verändern, neigen viele von uns dazu, soziale Regeln zu formulieren (»Es darf nicht mehr so schnell gefahren / soviel Müll produziert / soviel atomare Sprengkraft angehäuft werden« etc. etc.), von denen sie sich selbst dann gleich wieder durch eine Art Ausnahmegenehmigung befreien lassen – Vorschriften sind ja stets für die anderen da! Offensichtlich ist hier das Problem der Stimmigkeit (Kongruenz), aber auch die Frage des *Maßes* aufgeworfen. In beiden Fällen trifft dieses Problem auch die Medizin selber. Ihr hat der bärbeißige, aber hellsichtige Arthur Schopenhauer einst den Leitsatz »Fiant pilulae et pereat mundus!« (»Man fabriziere Pillen, und wenn die Welt untergeht!«) zuordnen wollen … Im sechsten Kapitel gehe ich näher auf diese »Pillendreherei« ein.

Eine besondere Ethik für die Umweltmedizin?

Kommen wir zurück zum Problem: Was ist Medizin? Und was wäre »Umweltmedizin« – eine die Umwelteinflüsse, die ökologischen Vernetzungen angemessen berücksichtigende Medizin, also eine neue, eine ökologisch orientierte Heilkunde?

Ich will zum Abschluß dieses theoretischen Teils noch zwei Fragen erörtern, die bereits kurz gestreift worden sind – nämlich erstens die nach den ethischen Fundamenten der Heilkunde und zweitens die nach der möglichen Notwendigkeit einer ärztlichen Spezialisierung, um den Problemen von Umwelt und Gesundheit besser gerecht werden zu können.

Kehren wir zurück zum Ausgangspunkt: zur Verwissenschaftlichung der Medizin und zur Entwicklung des ärztlichen Behandlungsmonopols. Im 19. Jahrhundert fand diese doppelte Entwicklung ihren vorläufigen Abschluß.

»Die wieder auflebende Naturwissenschaft hat für die Medizin eine Fackel angezündet, welche selbst über die finsteren Stellen dieser Scienz einiges Licht verbreitet« – so schrieb der Philosoph Lorenz Oken 1821 in seiner Zeitschrift »Isis«; ein Jahr später wurde in Leipzig die erste (von Oken mitbegründete) »Versammlung deutscher Naturforscher und Ärzte« durchgeführt. Berühmte Mediziner äußerten sich zuhauf in ähnlichem Sinne – etwa die Internisten Karl August Wunderlich (»Die Medizin muß in der Natur studiert werden, sie ist wesentlich Naturforschung«) oder Bernhard Naunyn (»Die Heilkunde wird Wissenschaft sein, oder sie wird nichts sein«). Seither ist die medizinische Ausbildung strikt naturwissenschaftlich ausgerichtet.

Die ursprüngliche Aufgabe der Medizin geriet dabei in den Hintergrund: die soziale Verpflichtung. Heilkunde, ob wissenschaftlich oder nicht, konstituiert sich in einer sozialen Beziehung, und diese Beziehung besteht darin, daß ein leidender, mehr oder minder hilfloser Mensch einen anderen aufsucht, von dem er sich eine bessernde Intervention verspricht und an den er dafür ein Stück Eigenschicksal und auch Eigenverantwortung delegiert. Der Arzt soll freilich nicht nur Krankheiten heilen oder wenigstens lindern, er soll auch die Gesundheit erhalten – darin manifestiert sich seine soziale Verantwortung nicht nur gegenüber dem Einzelmenschen, den er behandelt, sondern auch gegenüber der Gemeinschaft, in der er tätig wird (und die ihm in der Regel einige Privilegien zuerkennt). Wird diese Verantwortung ernst genommen, dann muß die Medizin – wie es Rudolf Virchow ausgedrückt hat –»in das große politische und soziale Leben eingreifen. Sie muß die Hemmnisse angehen, welche der normalen Erfüllung der Lebensvorgänge im Wege stehen, und ihre Beseitigung bewirken.«[73]

Eine Medizin, die sich ihrer sozialen Verpflichtung bewußt ist, kann deshalb – allen anderslautenden Legenden zum Trotz – niemals »wertfreie Wissenschaft« sein, sondern muß sich an klaren *Wertvorstellungen* orientieren. Die derzeit allgegenwärtige Ethikdebatte verfehlt in ihrer Geschäftigkeit häufig die Grundtatsache, daß auch ein Wissenschaftler gar keine qualitativ andere Verantwortung hat als andere Menschen: Er hat die Folgen seines Tuns zu bedenken, hat zu unterlassen, was anderen schaden könnte, in die Rechte Dritter eingreift etc. »Besonders« wird die Verantwortung des Wissenschaftlers nur durch die besonderen Möglichkeiten, die er besitzt, und durch die darob mitunter besonders fatalen Folgen seines Tuns. Dies ist ein quantitativer, aber kein prinzipieller Unterschied zur Situation anderer Menschen – unmoralisch handelt der Wissenschaftler als Mensch, nicht als Mitglied einer besonderen Zunft (ausführlich begründet ist dies in den Schriften des leider sehr früh verstorbenen Philosophen Reinhard Löw[74]). Gleiches gilt selbstredend auch für Ärztinnen und Ärzte. Sie müssen besonders sensibel für ethische Probleme sein, da sie mit besonderer Machtfülle ausgestattet sind und es oft mit hilflosen, ohnmächtigen Menschen zu schaffen haben – eine Situation, die nicht selten das Verantwortungsgefühl untergräbt. Die vielbeschriebene »hippokratische Ethik« ist deshalb keine exklusive Sondermoral, sondern schlicht die Anwendung allgemein üblicher und allgemein verpflichtender sittlicher Grundsätze auf die besondere Situation des

Arztberufs, die nach verschärften Kodifikationen zum Schutz der Schwachen vor dem Starken verlangt. Das Problem ist offensichtlich alt – »So hat Hippokrates gelebt: Er nahm keine Rücksicht auf die Mächtigen«, hebt schon der römische Arzt Galen, mit einer deutlichen Spitze gegen die Ärztekollegen seiner Zeit, lobend hervor![75] –, bloß scheint es uns Gegenwärtigen allzusehr aus dem Blickfeld geraten zu sein. Eine sozial verpflichtete Heilkunde darf nicht zum Komplizen solcher Verdrängungsleistungen werden, im Gegenteil, sie wird die »soziale Frage« aktiv aufgreifen, die ja mit dem Zusammenbruch des östlichen Planwirtschafts-Sozialismus keineswegs erledigt ist.

Ein neues Spezialfach?

Seit einigen Jahren können Ärztinnen und Ärzte in Deutschland den Titel »Umweltmediziner« erwerben. Nach geltendem ärztlichen Berufsrecht handelt es sich dabei um eine »Zusatzbezeichnung« (die bis Herbst 1997 rund 1500mal verliehen worden ist, grob gerechnet an einen unter 200 Medizinern). Es ist dabei unter anderem der Besuch etlicher Kurse vorgeschrieben, die in einer festgelegten Zahl von Pflichtstunden die nötigen theoretischen Kenntnisse vermitteln sollen (ich habe oft bei solchen Veranstaltungen referiert und weiß daher, daß ihre Qualität recht unterschiedlich ist – und ebenso unterschiedlich wohl auch die Motivation derjenigen, die daran teilnehmen). Am Ende kann die Kollegin XY bei der Landesärztekammer den begehrten Titel beantragen und auf ihr Praxisschild schreiben: »Doktor XY. Hautärztin. Umweltmedizin« – oder so ähnlich …

Umweltmedizin ist somit ein Spezialfach geworden. Und ebendeshalb spreche ich in diesem Buch so selten von »Umweltmedizin«. Ich stehe der hier skizzierten Entwicklung nämlich sehr skeptisch gegenüber. Und als Menetekel steht mir die Entwicklung eines anderen ärztlichen Spezialfachs vor Augen, das Schicksal der »Psychosomatik«. Was elementarer Bestandteil *jeder* ärztlichen Tätigkeit sein sollte, ist in Deutschland ein Spezialthema für Fachärzte geworden.

Nun hat jede Spezialisierung zweifellos auch ihre Berechtigung und ihre Vorteile – etwa, daß von den Spezialisten für ein Gebiet häufig eine hervorragende Arbeit geleistet wird, zu der Nichtspezialisten gar nicht in der Lage sind. Ich bin weit entfernt davon, dies zu leugnen (außerdem bin ich mit einer Fachärztin für psychotherapeutische Medizin verheiratet). Die Gefahr sehe ich darin, daß solche Spezialisierung entlastet – die anderen, die nichtspezialisierten Menschen nämlich. Um beim letzten Beispiel zu verharren: Ist nicht jede »Krankheit« psycho-somatisch, das heißt aus einer Vernetzung leiblicher und seelischer Entwicklungsvorgänge entstanden? Die Akzentuierung mag verschieden sein, und die Behandlung extremer Sonderverläufe mag gewiß in die Hände besonders ausgebildeter Heilkundler gehören (ob es notwendig Ärzte sein müssen, ist allerdings sehr die Frage). Aber ein ärztliches Tun, das nicht »psychosomatisch« orientiert ist, ist »eigentlich« ein Unding. *Eigentlich.* Faktisch schützt die Spezialisierung aber die Mehrheit der Ärzte vor dieser »Eigentlichkeit«: Sie müssen sich gar nicht erst um ein Umdenken bemühen, sondern können dem herkömmlichen medizinischen Vulgärmaterialismus verhaftet bleiben – im Zweifelsfall genügt es ja, den Patienten an einen spezialisierten Kollegen zu überweisen (daß diese Form der »Psychophobie« auch bei »Alternativmedizinern« weit verbreitet ist, habe ich bereits erwähnt; im zweiten Teil werde ich noch ausführlich darauf zurückkommen).

Was im Falle der »Psychosomatik« offensichtlich problematisch ist, wäre auf dem Gebiet der Ökologie fatal – eine Spezialisierung, die die Mehrheit der Medizinmänner (Damen inklusive) wirksam davor schützt, ökologisches Denken in das eigene »Weltbild« zu integrieren. Deshalb ist es mit der Schaffung eines neuen »Fachgebiets« eben nicht getan – die *gesamte Heilkunde* muß sich ökologisieren. Übrigens auch die Patienten! Nicht zuletzt deshalb ist dieses Buch geschrieben worden: weil es Schrittmacherdienste leisten will für ein neues (Selbst-)Verständnis der Krankenrolle und für andere Erwartungen, die aus dieser Rolle heraus an medizinische Experten formuliert werden. Sherwin Nuland, der die Dramatik des menschlichen Todes diskutiert hat, kommt zu einem ähnlichen Ergebnis. Gerade in extremen Situationen, so meint er, »brauchen wir nicht das Fachwissen eines Fremden, sondern das Verständnis eines bewährten ärztlichen Freundes. Wie auch immer unser System der Gesundheitsfürsorge reformiert werden wird, diese einfache Wahrheit sollte dabei beherzigt werden.«[76] Die »einfache Wahrheit« läßt sich freilich auch anders in Worte fassen: Nicht Heilserwartungen soll die Medizin verkünden, auch nicht die – wirkliche oder vermeintliche – Heilung »mit allen Mitteln und um jeden Preis« soll ihr Ziel sein, denn viele Krankheiten sind überhaupt nicht heilbar, und letzten Endes gewinnt immer der Tod. Die Aufgabe des Arztes ist schlicht Begleitung – mit Rat und Tat, wo nötig, oft aber auch durch gemeinsame Ohnmacht und durch Unwissen, das es zu teilen gilt.

(K)ein Fazit?

Ökologisch orientierte Heilkunde – das hieße also letztlich: die Grundfragen der Salutogenese unter den ökologischen Bedingungen der Gegenwart zu studieren und, wo immer möglich, Gesundheit zu fördern

und zu erhalten oder doch zumindest Krankheit zu lindern. Ge-
sundheit wird dabei verstanden als die Fähigkeit, Störungen, Ein-
schränkungen und Beschädigungen in ein als weiterhin lebenswert
empfundenes Dasein zu integrieren. Krankheit ist immer Verlust von
Flexibilität und Freiheitsgraden.

Kennzeichnend für eine solche ökologisch orientierte Heilkunde, die
ihre soziale Verantwortung reflektiert und als Chance, nicht als Last
begreift, wäre in erster Linie das Prinzip des vorbeugenden Vermei-
dens. *Und Vermeiden, ja Verhindern ist ein Ziel, dem wir oft durch*
Unterlassen *sehr viel näher kommen als durch eine weitere Steigerung*
unserer Aktivitäten, die häufig schon hektisch genug sind – wie genau-
so mancher Patient rasch genesen könnte, wollte er nur auf bestimmte
selbstschädigende Verhaltensweisen verzichten, so können auch in unse-
rer technokratischen Überflußgesellschaft der Nordhalbkugel bestimm-
te Ziele wie Erhalt der Biosphäre und Gewährleistung von sozialer Ge-
rechtigkeit nur erreicht werden durch Verzicht, zum Beispiel durch
Verzicht auf Wachstum als Wert an sich.[77] *Dies läßt sich freilich nicht*
aus pragmatischer, sondern nur aus ethischer Perspektive begründen –
durch eine neue Ethik des Maßes, *in deren Mittelpunkt das Prinzip*
Verantwortung, die Unbedingtheit des »Nil nocere« (»Auf keinen Fall
schaden« – der oberste Grundsatz der sogenannten hippokratischen
Ethik) auch im Interesse der künftigen Generationen steht.
Eine solche Medizin hätte vielleicht vor allem anderen eines zu lernen,
was ihr derzeit nicht unbedingt zu eigen ist: Bescheidenheit. Und ge-
rade für einen solchen Lernprozeß scheint eine »Umkehrung des Blick-
winkels« die notwendige Voraussetzung zu sein. Erst eine Medizin, die
nicht mehr die Bekämpfung der Krankheit – »koste es, was es wolle!« –,
sondern die Erhaltung der Gesundheit ins Zentrum ihrer theoretischen
und praktischen Interessen rückt, wird sich selber »gesundschrumpfen«
können. Und ebendies scheint unabdingbar – »Arzt, heile dich selbst«,
wie es in der Bibel heißt.

102

ZWEITER TEIL:

FRAGWÜRDIGE THERAPIEN – NEUE HEILUNGSWEGE

6
Leib und Seele

Der Philosoph Arthur Schopenhauer hat das Leib-Seele-Problem einst als einen »Weltknoten« bezeichnet, und in der Tat haben schon viele Denker versucht, diesen verschlungenen Knoten zu entwirren – in der Hauptsache vergeblich. Und deshalb bleibt das Problem heute meistens in der philosophischen Rumpelkammer liegen; man befaßt sich lieber mit anderen, vermeintlich praxisnäheren Dingen, deren Relevanz an ihrem Widerhall im Internet gemessen wird. In der Technologie hat die »Seele« ja ohnedies kein Bleiberecht, und was das »Bewußtsein« betrifft, so entspricht es offenbar dem Zeitgeist, vor allem darüber zu schwadronieren, ob ein Supercomputer solches Bewußtsein besitzt – zumal, wenn dieser sogar schon einen Schachgroßmeister in die Knie zwingen kann, der dem programmierten Gegner daraufhin schier menschlich-übermenschliche Züge andichtet. All dies ist offenbar kurzweiliger und auch umsatzträchtiger, als ernsthaft darüber nachzudenken, wie die menschliche Bewußtseinslage unser Gesund-Bleiben oder unser Krank-Werden beeinflussen könnte.

Viele Menschen halten ihren eigenen Körper für eine Art komplizierte Maschine, über die sie von Kindesbeinen an verfügen zu können wähnen und die sie – wie ihr Auto, ihre Stereoanlage oder ihren PC – beim Auftreten von Störungen zum Kundendienst bringen. Und die moderne Medizin bietet sich ja auch bereitwillig dafür an, ebendiese Wartungsdienste zu leisten und, falls nötig, sogar Bauteile der Menschenmaschine auszutauschen – wenn auch nicht gerade billig, so doch in hohem Maße effizient.

Da wir aber keineswegs einen Körper »haben«, sondern immer – und, jedenfalls bis zum Tod, untrennbar – zugleich Leib und Seele *sind*, ist jede Art von »Reparaturideologie« sinnlos, ja schädlich (die Gründe hierfür habe ich an anderer Stelle ausführlich dargelegt[1]). »Reparare« ist ein lateinisches Wort und bedeutet soviel wie »wiederherstellen«, das heißt in einen vorherigen Zustand zurückversetzen. Diese »Wiederherstellung« ist bei jenen menschlichen Verhaltensweisen und Gefühlserlebnissen, die wir – siehe den ersten Teil dieses Buches – mehr schlecht als recht als »Krankheiten« zusammenfassen, prinzipiell freilich gar nicht möglich: Ein Mensch, dem ein Fremdherz eingepflanzt wird, das besser arbeitet, als es sein altes Herz je tat, und dessen bedrohtes Leben durch diesen Eingriff gerettet werden kann, ist nach der Operation ja nicht wieder »der alte«, sondern ein neuer Mensch – nicht nur mit einem anderen Herzen ausgestattet, sondern dazu noch um die (in der Regel sehr einschneidende) Erfahrung der Herztransplantation reicher. »Wiederhergestellt« ist die Option auf eine bestimmte Lebensdauer, also eine (virtuelle) Lebens*perspektive,* und keinesfalls das Leben so, wie es vorher war (»status quo ante«). Einen einfachen »Weg zurück« gibt es im menschlichen Leben nirgends und niemals, auch nicht durch Krisen und »Krankheiten« hindurch – diese sind immer Stadien der Wandlung. Reparieren lassen sich nur Maschinen.

Menschen hingegen verhalten sich, mit bestimmten Außenreizen konfrontiert, in einer Art und Weise, die mitunter charakteristische »Bilder« bietet oder »Muster« und »Symptome« zeigt.

Und wie jedes Verhalten, jede Angstreaktion, jede Verliebtheit werden auch diese Muster und Symptome, wird auch das »Kränkeln« und erst recht das bedrohliche »Erkranken« im Gedächtnis gespeichert – und es sind immer, unauflösbar, jene beiden Qualitäten unseres In-der-Welt-Seins beteiligt, die wir in unscharfer, aber einprägsamer Weise traditionell als »Leib« und »Seele« zu bezeichnen gewohnt sind. Es ist nichts Schlimmes daran, diese Begriffe weiter zu verwenden, wenn wir uns nur im klaren darüber sind, daß sie nicht zwei unterschiedliche »Dinge«, sondern vor allem zwei Erscheinungsweisen menschlichen Verhaltens bezeichnen, die durch das unsichtbare Band des Lebens miteinander verbunden sind.

Es gibt nur psychosomatische »Krankheiten«

Was also geschieht, wenn der prinzipiell »reparaturunfähige« Mensch erkrankt? Jede Erkrankung ist immer eine *Auseinandersetzung,* und zwar eine doppelte – einerseits eine äußerliche, also etwa mit einem Agens der »Außenwelt« (zum Beispiel mit Bakterien, die wir möglicherweise mit dem Trinkwasser in unseren Körper aufgenommen haben), zugleich und darüber hinaus jedoch auch – und das macht die *qualitativ neue* Dimension menschlichen Krank-Seins aus! – eine Auseinandersetzung mit uns selber (etwa deshalb, weil wir zornig und ungeduldig werden, da diese »Sommergrippe« uns eine Urlaubsreise zu verderben droht).

Man beachte, daß die Trennung zwischen »Innen« und »Außen« gewiß Vorteile hat, wenn es gilt, sich die Vorgänge anschaulich zu machen, daß sie aber andererseits auch in die Irre führen kann: Die

»Welt« ist ja kein »Riesenspielplatz«, auf dem sich der Mensch aufhalten, sich hin und her bewegen oder den er gar verlassen könnte. Unser Leben ist immer ein »In-der-Welt-Sein« – »weltlose« Menschen gibt es nicht. Diese Welthaftigkeit des Menschen ist stets auch eine gefühlshafte Gestimmtheit oder Befindlichkeit: Wir werden ihrer in einer bestimmten, veränderlichen Tönung gewahr. Unsere »Stimmung«, unser »Gefühlsleben« ist der typische Ausdruck dessen, wie diese Welt uns begegnet, sich uns erschließt, und wie wir selber dieser Welt gegenübertreten – bekanntlich einmal »himmelhoch jauchzend«, kurz darauf aber schon wieder »zu Tode betrübt« …

Kranksein ist nichts anderes als eine besondere, eine beeinträchtigte Art dieses Weltbezuges, und zwar eine, der es an Gesundheit mangelt. Ein derartiger Satz mag banal erscheinen, aber er ist es nicht: Er soll andeuten, daß Gesundheit das primäre Ziel ist, von dem aus sich die Krankheit erst bestimmen läßt – und nicht umgekehrt. Es ist natürlich sehr viel richtiger, gemäß den oben dargelegten Überlegungen zum Thema »krank sein« statt von »Krankheit haben« auch vom »gesund sein« zu sprechen – und nicht von einem Ding »Gesundheit«, das man vermeintlich erwerben und verlieren kann wie ein Geldstück oder eine Ware. Dieses Gesundsein steht für einen Weltbezug, der sich durch Flexibilität und Spannkraft auszeichnet; auch durch die Fähigkeit, Lasten zu schultern und Leid zu ertragen – dies gegebenenfalls bis zum Tode (denn Sterben-Können ist vermutlich ein integraler Bestandteil des Gesundseins – ein Gedankengang, auf den wir im dritten Teil des Buches zurückkommen werden).

Krank werden und sein, was stets – auch wenn wir es verdrängen – einen Mahnruf des Todes mit einschließt, erscheint uns Menschen, auf dem Hintergrund eines bedrohten, eventuell gar schon verlorenen »Gesundheitsgefühls«, als eine »Herabgestimmtheit«, als Einschränkung und Flexibilitätsverlust, als Unfähigkeit, als »Nicht-mehr-Können«. Erst auf dem Hintergrund solcher Befindlichkeitsstörungen wird die Heilkunde aktiv (heute überwiegend als ärztliche Kunst), erst auf diesem Hintergrund entfaltet sie ihr diagnostisches und therapeutisches Tun und schafft sich zum Beispiel »Krankheitsbegriffe«, die – siehe den ersten Teil dieses Buches – durchaus ihren praktischen Sinn besitzen mögen, aber immer auch eine Einschränkung unseres Weltbezuges, unseres Weltverständnisses, beinhalten. Jedes umfassende Gesundheits- und Krankheitsverständnis wird dadurch eingeengt.

Bestehen wir aber, gegen den medizinischen Zeitgeist und seine Ingenieurskunst, auf einem solchen umfassenden Verständnis, so wird uns rasch klar: Es gibt nicht zwei etwa verschiedenartige, voneinander abgegrenzte Gebiete, auf denen strikt voneinander zu trennende seelische und körperliche Erkrankungen angesiedelt wären. Was es gibt, sind »nur« verschiedene Akzentsetzungen, die sich aus dem jeweiligen existentiellen Interesse ergeben. Der Weltbezug des erkrankenden Menschen ist und bleibt ein leibseelisches Ganzes, die Erkrankung – auch wenn sie stofflich verursacht sein mag wie zum Beispiel eine Schwermetallvergiftung – ändert daran nichts, *jede Krankheit ist »psychosomatisch«*. Aus praktischen Gründen mag es Fälle geben, in denen die körperliche Befindensstörung massiv im Vordergrund steht – etwa dann, wenn ein Beinbruch geschient, möglicherweise auch operativ versorgt werden muß. Es sind vor allem Vergiftungen, Unfälle und Infektionskrankheiten, bei denen eine derartige einfache, »lineare« Kausalität im Vordergrund zu stehen scheint (siehe auch S. 85 ff.) und entsprechende Behandlungsmaßnahmen fordert – bei einem Vergifteten werden wir nicht die familiären Konflikte recherchieren, *jedenfalls zunächst nicht*.

Aber auch in solchen Fällen kommt es darauf an, wie weit wir die Regelkreise ziehen. Wenn ein Bergsteiger nahe dem Gipfel von einem Blitz getroffen und schwer verletzt wird, handelt es sich bei dem ihn schädigenden Prozeß um einen plötzlichen Ausgleich elektrischer Potentialdifferenzen, ein physikalisch gut beschreibbarer Vorgang, dem gegenüber das »Seelenleben« des Alpinisten nicht ins Gewicht zu fallen scheint – wer würde also in einem solchen Extremfall von einer psychosomatischen Krankheit reden wollen? Für die möglicherweise lebensrettenden Sofortmaßnahmen kommt es auf das »Seelenleben« nicht weiter an – aber es wäre schon recht sonderbar, ja geradezu waghalsig, daraus folgern zu wollen, dieses sei grundsätzlich ohne Bedeutung. Ohnehin stellt sich, betrachtet man die Ereignisse aus einer anderen Perspektive, die Frage, warum der Bergsteiger sich zum Zeitpunkt X nahe dem Gipfel Z aufgehalten hat – vielleicht sogar trotz einer Warnung vor dem drohenden Gewitter. In einem solchen erweiterten Sinn läßt sich dann über die bloße Metapher hinaus durchaus sagen, daß das sein Verhalten steuernde »Seelenleben« dieses Menschen den Blitz womöglich geradezu »angezogen« hat. Nicht unbedingt den Unfall selber, den Blitzschlag als solchen (und, im Überlebensfall, von ihm verursachte Erkrankungen und Folgeschäden) werden wir mithin »psychosomatisch« nennen, sehr wohl aber die Lebens- und Verhaltensweise, die ihn ja erst ermöglicht und somit zumindest mitbedingt hat.

Es ist wichtig, sich vor Augen zu halten, daß aus dieser Perspektive das Wirkungsgefüge, welches am Ende in das Problem »Krankheit« mündet, sehr viel umfassender betrachtet wird als im Rahmen einer auf »lineare Kausalität« fixierten Körpermedizin.

Vorherrschend: Das anti-psychosomatische Denken

Warum wird all dies so selten beherzigt? Ich erinnere noch einmal an den bereits zitierten Satz des Physiologen Hans Schaefer, er habe leider den Eindruck,»daß ein anti-psychosomatisches Paradigma in den Köpfen vieler Mediziner die Einsicht in die heute schon vorhandenen Argumente für die Wahrscheinlichkeit psychosomatischer Krankheiten verstellt«.[2] Diese allseits behindernde Psychophobie, die Schul- und»Alternativ«mediziner gleichermaßen umtreibt, wird kaum je verständlich werden können, wenn wir uns nicht nach ihrem Bezug zu der Motivation fragen, überhaupt ärztlich tätig zu werden. Wie tief sie sitzt, wurde mir schlagartig deutlich, als das»Deutsche Ärzteblatt« Anfang 1998 einen Kommentar zur Verabschiedung des Psychotherapeutengesetzes druckte. Überschrift:»Die Psychotherapeuten kommen« – als stünde da eine Invasion aus dem Weltall bevor, bei der gefährliche Fremdlinge aller Art frevelhaft in die eigenen, angestammten Jagdreviere einzudringen drohten …[3]

Die Berufswahl, auch die der Ärzte, als ein *Symptom* zu betrachten, also ihre Gründe zu hinterfragen, ist durchaus legitim. Narzißmus (ganz ursprünglich/umgangssprachlich verstanden: als der Wunsch, sich selber zu gefallen) und Freude an der Macht dürften wohl sehr häufig Triebfedern für die Wahl des Arztberufs sein; die Konturen eines sich damit vermischenden»Helfer-Syndroms« hat der Psychoanalytiker Wolfgang Schmidbauer prägnant umschrieben.[4] Vergröbernd, aber nicht unzutreffend in eine Kurzformel gebracht: Das Dasein anderer zu untersuchen und auch zu manipulieren kann wirksam über Frustrationen im eigenen Leben hinweghelfen; auch die Angst vor dem eigenen Tod läßt sich trefflich bannen, indem man mit dem Tod anderer hantiert. Berge von medizinsoziologischer Literatur verbürgen, was hier sehr kursorisch in Worte gefaßt worden ist: daß Ärztinnen und Ärzte sich durch eine, verglichen mit dem Bevölkerungsdurchschnitt, höhere Todesfurcht auszeichnen.

Daß sie Patienten bevorzugen, bei denen »noch etwas zu machen ist«, während sie dazu neigen, unrettbar verlorene, sterbende Menschen – »wir sind mit unserem Latein am Ende« – nur noch wenig zu beachten etc. etc.

Diese »Selbsthilfe durch Hilfe für andere« ist nun allerdings eine Domäne der Schulmedizin, die sich als Machtsystem dominanter Experten und Techniker organisiert hat. Für den Psychosomatiker jedoch stellt sich vieles anders dar: Er – oder sie – verfügt über nur sehr wenig Macht, und er muß oft sagen: »Das weiß ich auch nicht.« Er hat es gelernt, mit offenen Fragen leben zu können und zu ertragen, daß die Leidensgeschichte seines Patienten sich immer wieder anders darstellt; vorschnelle Urteile und vorgefaßte Meinungen sind ein Behandlungshindernis und müssen selbstkritisch überprüft werden – auf beiden Seiten. Denn es ist ja leider so, daß auch bei vielen Patienten anti-psychosomatische Vorurteile sehr hoch im Kurs stehen. Ärztinnen und Ärzte, die eine psychosomatische Medizin praktizieren, müssen sich mit einem eher geringen Sozialprestige bescheiden – ihre technisch versierten Fachkollegen nehmen sie meist nicht ernst oder begegnen ihnen gar mit kaum bemäntelter Aggression; in die »öffentliche« und veröffentlichte Meinung mischt sich manches Vorurteil (»die spinnen ja selber«), insbesondere seit es üblich geworden ist, die Tiefenpsychologie in der Nachfolge Sigmund Freuds als »wissenschaftliches Märchen« usw. zu diskreditieren (»Kostet viel und nützt nichts« – eine Formel, die von Eysenck bis Watzlawick und Grawe[5] immer wieder variiert worden ist).[6]

Wer mit all dem umzugehen gelernt hat, hat wohl keine schlechten Voraussetzungen dafür, sich auf eine wirklich partnerschaftliche Beziehung mit seinen Patienten einzulassen. Diese stiftet mit Sicherheit keine Heilsgewißheit. Aber sie verbessert zweifelsohne die Heilungschancen. Die Nagelprobe darauf ist das Gespräch – seine geringe Bedeutung in der Gegenwartsmedizin (an der sich seit Jahren nichts ändert, obschon das Problem gewiß nicht selten angesprochen wird) darf als ein Krisensymptom eigener Art angesehen werden: als Symptom für die »Krankheit der Medizin«. Es sind ohne Zweifel umfassende, tiefgreifende Diskussionen über die Zukunft der Medizin erforderlich – und es kann gar nicht anders sein, als daß sich diese auch im Gespräch zwischen Ärzten und Patienten widerspiegeln.

Das Gespräch

Die Basis einer jeden psychosomatischen Medizin, die diesen Namen wirklich verdient, bildet das *Gespräch*. »Das Gespräch ist Heilfaktor, weil es die Existenz des Menschen miteinbezieht«, schreibt der Psychoanalytiker Gion Condrau. »Der Arzt kann wohl Organe behandeln; niemals kann er sich mit einem Organ besprechen. Die Sprache richtet sich immer an den Menschen in seiner Ganzheit.«[7] Ein Gespräch, das heilsam ist und somit den Namen »talking cure« beanspruchen kann (der Begriff stammt von Freuds berühmter Patientin »Anna O.«, die in Wahrheit Bertha Pappenheim hieß), ist aber immer ein offener Dialog. Wer in einer Unterredung, sei sie auch noch so lang, vor allem darauf erpicht ist, den Patienten davon zu überzeugen, daß zum Beispiel eine Amalgamvergiftung die Wurzel all seiner Beschwerden sein *müsse*, hat von einer wirklichen Psychosomatik nichts verstanden, auch wenn er sich als umweltkundiger Alternativmediziner darstellen möchte (was keineswegs heißen soll, daß es nicht wirkliche Amalgamvergiftungen gibt). Wer mit Fachwissen prunkt, Lehrbücher und lateinische Begriffe in Fülle zitiert, aber seinem Gegenüber nicht zuhören kann, entlarvt sich damit als Ingenieur, der möglicherweise großartige technische Fertigkeiten besitzt, aber nur über wenig emotionale und soziale Intelligenz verfügt. Für mündige Patientinnen und Patienten ist es außerordentlich wichtig, auf die Gesprächsführung zu achten, und sie sollten sich durchaus darin üben – allerdings auch mit dem nötigen Schuß Selbstkritik.

Es gilt an dieser Stelle noch einmal zu betonen, daß eine auf Vorbeugung ausgerichtete psychosomatische Medizin die Regelkreise, die unser Verhalten und auch unser Erkranken und Genesen beeinflussen, weiter absteckt, als es in der herkömmlichen Medizin üblich ist – sie bezieht familiäre, soziale, ja sogar politische Faktoren mit ein, die bei der organmedizinischen Fixierung auf – beispielsweise – »die kranke Leber« notgedrungen »außen vor« bleiben. Deshalb wird ein psychosomatisch interessierter Arzt oft weniger darüber reden, »was getan werden kann«, um ein Problem zu beseitigen (worauf dann nicht selten anderswo neue Probleme ähnlicher Art auftreten) – er wird, weil er nicht nur *mehr*, sondern vor allem auch *andere* »Einflußgrößen« im Blick hat, auch darauf verweisen, *was es zu unterlassen gilt*, damit die Dinge wieder in Ordnung kommen (sprich: damit die Selbstheilungskräfte des Organismus wirksam werden können). In den folgenden Abschnitten werde ich immer wieder Beispiele für diese Betrachtungsweise schildern.

Praktische Nutzanwendung

Ausführungen, wie ich sie hier knapp und damit notwendig vergröbernd skizziert habe, setzen sich üblicherweise derbem Spott aus. Ob man denn eine Trümmerfraktur des Beines mit Gesprächstherapie heilen wolle – solche und ähnliche Kalauer gehörten zu Zeiten meines Medizinstudiums zu den allseits beliebten Scherzen. Freilich fallen solche »Witze« auf den Spaßmacher selber zurück. Abgesehen davon, daß ja schon längst erwiesen ist, wie sehr die Wundheilung, auch die Erholung nach einer Operation von seelischen Faktoren abhängt, offenbart diese Form von medizinischem Stammtisch-Flachsinn vor allem das eigene Gefühl der Bedrohtheit.

Nein, ich habe nichts gegen diagnostische Instrumente wie Herzkatheter und Endoskop, gegen Therapieverfahren wie Osteosynthese oder Nierentransplantation einzuwenden, *wenn und wo sie wirklich angebracht sind*. Wie oft aber erfolgen solche Eingriffe entweder aus unmittelbar materiellen Erwägungen heraus (das teure neue Gerät muß sich schließlich »rentieren«, das heißt, es muß auch möglichst häufig angewendet werden)? Wie oft – und dies ist vermutlich sogar der häufigere Fall – liegt ihnen eine »stillschweigende Übereinkunft« zwischen Arzt und Patient zugrunde, daß irgend etwas geschehen müsse, daß man etwas »in der Hand haben« solle, um Unsicherheit und Ungewißheit nicht länger ertragen zu müssen? Aktivitäten aller Art, der Einsatz technischer Mittel inbegriffen, sind oft genug *sinnstiftende* Tätigkeiten – sie lenken ab, halten auf Trab und unterbinden lästige Fragen.

Wie ist Abhilfe möglich? Woran sollen sich Patient und Patientin halten, wenn sie all das *nicht* wollen? Mit irgendwelchen unklaren Beschwerden suchen sie eine Arztpraxis auf und wissen selber nicht, was sie von diesen Symptomen halten sollen. Wie können sie beurteilen, ob der Arzt und die Ärztin, mit denen sie zu schaffen haben, der leiblich-seelischen Dimension ihres Leiden gerecht werden (daß es sich nicht um eine Bagatelle handelt, einmal vorausgesetzt)?

Ich glaube, daß gerade die Art der Gesprächsführung ein ausgezeichneter Hinweis ist, um zu beurteilen, ob zum Beispiel die Ärztin XY wirklich psychosomatisch denken gelernt hat (was sich nicht in irgendwelchen Titeln widerzuspiegeln braucht). Benimmt sie sich hektisch und aufbrausend, so ist das nicht der Fall. Läßt sie das Gegenüber ihre Macht spüren, versucht sie mit Wissen zu beeindrucken, hat sie es nicht gelernt. Sie wird keineswegs zu verheimlichen suchen, daß sie über vieles besser Bescheid weiß als ihr Patient (deshalb wird sie ja aufgesucht) – Kumpanei zwischen Ärzten und Patienten ist alles andere als hilfreich. Sie wird aber auch aus der Begrenztheit dieses Wissens kein Hehl machen, und sie wird deutlich werden lassen, daß bei vielen wirklich dringlichen Problemen das Nicht-Wissen größer ist als das Wissen. Sie wird – das jedoch mit großer Geduld – Möglichkeiten anbieten, wie die Beschwernisse des Patienten erklärt oder gedeutet werden könnten, aber sie wird auch darauf verweisen, daß solche Deutungen und Erklärungen in aller Regel vorläufig sind und sorgfältiger Überprüfung bedürfen. Sie wird auf keinen Fall eine schnelle »Lösung« aufschwatzen wollen. Hat der Patient das Gefühl, er werde nicht als Person wahrgenommen, sondern als Teil zur Komplettierung eines starren Theoriegebäudes, sollte er das Weite suchen (solche dogmatischen »Lehrmeinungen« gibt es, zum Schaden der Patienten, bei Schul- *und* Alternativmedizinern gleichermaßen). Kann der Patient sich mit ihren diagnostischen und/oder therapeutischen Vorschlägen nicht anfreunden, wird die psychosomatisch geschulte Ärztin das gelassen ertragen: sie will nicht missionieren. Es sind ja *seine* Beschwerden, und niemand kennt sie besser als der Patient selber, was freilich keineswegs bedeuten muß, daß die Meinung, die er sich über die Ursache des Problems zurechtgelegt haben mag, unbedingt richtig wäre (sehr oft führt sie auch in die Irre). Darauf wird sie hinweisen – aber ohne Rechthaberei und ohne Ironie, denn der Unterschied zwischen Befinden und Befund (siehe S. 118 ff.) ist ihr wohlvertraut. Das letzte Wort hat der Patient, dem sie ihre Dienstleistungen anbietet. Wenn er diese nicht wahrnimmt – es ist sein gutes Recht. Möglicherweise wird er alles nur noch einmal überdenken wollen. Wird darauf mit Nachdruck oder Ärger reagiert (»Sie werden schon sehen, wie weit Sie kommen, wenn Sie nicht auf mich hören!«), ist das ein sehr schlechtes Zeichen.

Dies alles sind nur Fingerzeige, gewiß. Auch zwischen Ärzten und Patienten gibt es jene Paarbildungen, wie wir sie aus dem Alltagsleben kennen – Menschen, die gut miteinander auskommen, und solche, bei denen das nicht der Fall ist. Derlei zuzulassen und anzuerkennen ist keine Peinlichkeit, sondern vielmehr Grundlage einer tragfähigen Beziehung, wie sie auch für erfolgreiche medizinische Dienstleistungen notwendig ist. Zu einer solchen Beziehung gehört der gegenseitige Respekt ebenso wie die wechselseitige Kritik. Der Unterschied zum Machtbewußtsein des traditionellen Arztes (»Gott ist der Herr, der Arzt bin ich« – so der Wandspruch einer Landarztpraxis) liegt nicht im Opportunismus des beflissenen »Jedem-gerecht-werden-Wollen«.

Es dürfte geradezu zu den Qualitätsmerkmalen erfahrener Mediziner gehören, wenn sie offen zugeben, wo sie, jedenfalls mit traditionellen medizinischen Interventionen, *nicht* helfen können (und es ertragen, damit den Heilserwartungen des Patienten nicht gerecht zu werden). Tatenlosigkeit muß nicht die Folge sein; Voraussetzung ist freilich, daß Arzt und Patient sich, auf einer neuen Ebene, partnerschaftlich begegnen. Auch mit einem Menschen, dessen Krebsgeschwulst sich nicht mehr beeinflussen läßt und dessen Tod unmittelbar bevorsteht, lassen sich Gespräche führen, die beide Partner in diesem Dialog kaum unberührt lassen werden und die mithin doppelt hilfreich sind (auch wenn die beiden ins Gespräch vertieften Menschen dieser Hilfe in unterschiedlichem Maße bedürftig zu sein scheinen).

7
Befinden und Befund

Wenn ein Mensch die Hilfe von heilkundigen Mitmenschen sucht, so liegt der Grund dafür – jedenfalls in aller Regel – erstens in jener Art und Weise, wie er sich selber erlebt, nämlich als »nicht mehr gesund«; und zweitens darin, daß er glaubt, mit dieser negativen Veränderung seines Selbstgefühls nicht allein fertig zu werden: »Ich fühle mich nicht gesund, ich bin krank, und ich brauche Hilfe!« Der Arzt, der nun aufgesucht wird, teilt dieses aktuelle Erleben selbst dann nicht, wenn er mit eigenen Krankheiten seine Erfahrungen hat. Er erlebt etwas anderes: die Begegnung mit einem Menschen, der ihm lästig oder sympathisch ist, den er für wehleidig hält oder von dem er sich überfordert fühlt, usw. usw. Hieraus ergeben sich viele Probleme, denn die Interaktion »Patient sucht den Arzt auf« bedeutet für die beiden Personen, die sie zusammenführt, etwas Grundverschiedenes. Nehmen wir an, der Patient habe Kopfschmerzen. Er weiß vielleicht nur wenig darüber, woher solche Schmerzen kommen können und wie sie zu behandeln sind; kurzum, er besitzt nur in Ansätzen eine theoretische Vorstellung von ihnen. Aber er erlebt diese Schmerzen »hautnah«, sie sind ihm direkt, unmittelbar und leidvoll präsent. Für den Arzt wiederum stellt sich die Sache anders dar. Er hat gewiß auch schon unter Kopfschmerzen gelitten, er weiß, wie quälend sie sein können – aber das ist trotzdem etwas anderes. Er mag versuchen, sich »einzufühlen«, doch diesem Versuch sind Grenzen gesetzt. Zudem wird der Arzt versuchen, sich eine Theorie dieser konkreten Kopfschmerzen des Patienten X zum Zeitpunkt Y zurechtzulegen, indem er sie mit dem vergleicht, was er über Kopfschmerzen gelernt hat. Er hat also keine Schmerzen, sondern eine *Theorie der Kopfschmerzen* im Kopf und versucht, auf dem Hintergrund dieser Theorie, mehr über die Schmerzen des Patienten herauszufinden – indem er den Blutdruck mißt, Reflexe prüft, den Augenhintergrund untersucht usw. usw.

Diese beiden Wirklichkeitsausschnitte decken sich *nicht*. Das Problem des Patienten liegt in seinem *Befinden,* dessen er sich unmittelbar gewahr ist, auch wenn er gar nichts theoretisch darüber weiß – der Arzt hingegen versucht, *Befunde* zu erheben (erhöhter Blutdruck, vergrößerte Leber usw.) und diese systematisch zu ordnen: Er will das Geschehen »objektiv erfassen«, also ihm mittelbar durch Daten, Fakten und Indikatoren verschiedenster Art »zu Leibe rücken«. Im besten Fall wird er eine klare Diagnose stellen können (wie problematisch dies im Einzelfall ist, wird im übernächsten Kapitel beleuchtet, siehe S. 140 ff.) und Therapievorschläge formulieren, um die Probleme des Patienten zu meistern oder zumindest zu lindern. Aber auch wenn dies gelingt (und es gelingt keineswegs immer), bleibt die Tatsache bestehen, daß der Patient quasi die »Innenseite« eines Prozesses erlebt, während der Arzt seiner »Außenseite« auf verschiedene Weise nähertritt, um sie theoretisch erfassen und eben damit praktischem Handeln zugänglich zu ma-

119

chen. Bertrand Russell hat die verschiedenen Zugangswege zur Realität, die hier gegeben sind, unter den Stichworten »Bekanntschaft« und »Beschreibung« zusammengefaßt und hervorgehoben, daß der Wert der (theoretisierenden) Beschreibung darin liegt, »daß sie uns in die Lage versetzt, die Grenzen unserer persönlichen Erfahrung zu überschreiten«.[8] Diese Grenzüberschreitung, diese Abstraktion durch Vergleichen, ist die Grundlage der Wissenschaft. Deren Erfolge sollten wir nicht geringschätzen – denn wenn wir wegen rasender Kopfschmerzen einen Arzt aufsuchen, sind wir weniger daran interessiert, daß er uns sagt: »Ja, ich weiß, das ist furchtbar. Mir geht es selber so!« – wir erwarten vielmehr, daß er etwas *tut*, um unsere Schmerzen zu lindern. Aber ebendiese Erwartung kann uns, wenn wir sie als Modell der Heilkunde schlechthin wählen, oft in die Irre führen.

Theorie gibt Macht

Der Versuch, aus dem subjektiven Befinden des Patienten durch die verschiedensten Untersuchungsmethoden einen – objektivierbaren – Befund herauszudestillieren, ist, es sei noch einmal betont, keineswegs kritikwürdig, wenn man sich der Grenzen des Verfahrens bewußt bleibt; im Gegenteil, die Medizin verdankt der systematischen Ausweitung dieser Fähigkeit sicher einen großen Teil ihrer Erfolge. Es sollte den Ärzten auch nicht übelgenommen werden, daß ihr Einfühlungsvermögen begrenzt ist, denn die Gründe dafür liegen nicht in persönlicher Unzulänglichkeit (die es allerdings ebenfalls gibt), sondern in der Grundstruktur der Beziehung zwischen Patient und Heilkundigem, an der auch der erfahrenste, einfühlsamste Mediziner nichts ändern kann. Gewiß, wir alle kennen Ärzte, die sich um Einfühlung gar nicht erst besonders bemühen, oder wieder andere, die die Grenzen ihres Einfühlungsvermögens mutwillig verleugnen (was einen Mann motivieren kann, Gynäkologe zu werden, darüber grübele ich bis heute nach, ohne eine klare Antwort gefunden zu haben ...). Davon unabhängig jedoch gibt es *systembedingte* Grenzen, die auch beim besten Willen nicht überwunden werden können.

Probleme können vor allem dann auftreten, wenn die Reihenfolge umgekehrt wird: wenn dem Arzt die Abstraktionen der von ihm gesammelten Befunde als das »Eigentliche«, als das »Wesen der Sache« gelten und wenn er das Befinden des Patienten zu einem bisweilen eher lästigen Sekundärphänomen erklärt, das bei der Aufdeckung der Wahrheit mehr hinderlich als nützlich ist. Warum tun Ärzte das? Die Gründe dürften jenen ähnlich sein (wenn nicht mit ihnen identisch), die wir oben bei der Diskussion des »anti-psychosomatischen Paradigmas« erörtert haben: Der *Befund* ist eben jener Schlüssel, der ihnen den Weg zu ihren Positionen öffnet! Er verleiht ihnen Macht und Sicherheit, bringt Ordnung in ihre Welt und systematisiert diese zu einem »Weltbild«, in dem alles Platz und Namen hat. Sich auf das Befinden des Patienten einzulassen ist nicht immer nötig und in jedem Fall nur bedingt möglich, könnte aber bei vielen Problemen und Beschwerdebildern einen neuen Zugangsweg eröffnen, der eventuell erfolgversprechender wäre als die nicht nur aus ökonomischen Interessen, sondern auch aus Hilflosigkeit immer wieder aufs neue erhobenen Röntgen- und Labor»befunde«. Sich in dieser Weise einzulassen heißt freilich unsicheres Terrain betreten, dem es an Klarheit und Eindeutigkeit mangelt und wo die Grenzen und Konturen verschwimmen ...

Was das bedeutet, kann vielleicht an einem Streit über die Behandlung von Patienten verdeutlicht werden, die an schizophrenen Psychosen leiden. Der deutsche Psychiater Kurt Schneider hatte 1954 über die Versuche, sich solchen Seelenproblemen mit psychotherapeutischer Einfühlung heilsam anzunähern,* ironisch-abwertend geschrieben:»Ich halte den Versuch, versäumte Mutterliebe ›nachzuholen‹ (an sich schon eine groteske Idee), für eine Kinderei und die Meinung, mit solchen Arrangements eine Psychose kausal geheilt zu haben, für einen Selbstbetrug ... Bei dieser Therapie braucht fast jeder Kranke seinen eigenen Leibarzt. Jedenfalls könnte ein Therapeut mit der erforderlichen Hingabe sich jeweils nur einer ganz kleinen Zahl von Kranken widmen.«[9] Diesen sarkastischen Sätzen hielt der nicht minder bekannte psychiatrische Fachkollege und Psychoanalytiker Alexander Mitscherlich später entgegen:»Die Bemühungen, über symbolisches Mithandeln einen Zugang zum Schizophrenen zu gewinnen, ihm ein neues Vertrauen in die mitmenschliche Verläßlichkeit einzuflößen, ihm einen Weg zu weisen, das wahnhaft Eingebildete als Spiegelung eigener zerstörerischer Antriebe einzusehen und dadurch die innere Verfremdung zu überwinden, diese Bemühungen haben den intensivsten Widerstand jener Forscher erweckt, denen ihr Arztmantel ein Leben lang Schutzpanzer war, hinter dem sie sich vor der schizophrenen Wirklichkeit verschanzten.«[10]

Im Grunde genommen ist es bis heute bei dieser Kontroverse geblieben, in der sich freilich die Vielschichtigkeit des Grundproblems widerspiegelt. Ohne uns allzusehr in die Einzelheiten vertiefen zu wollen, können wir doch immerhin festhalten: Mag die Medizin getrost weiterhin»Befunde erheben«, das heißt Da-

---

* Was dies in der Realität bedeuten kann, ist ein wenig romanhaft, aber prägnant von Hannah Green beschrieben worden (H. Green: *Ich habe Dir nie einen Rosengarten versprochen. Bericht einer Heilung*, Stuttgart 1975). Bei der in diesem Buch geschilderten einfühlsamen, letztlich rettenden Ärztin »Dr. Fried« handelt es sich um die Psychoanalytikerin Frieda Fromm-Reichmann, die auf diesem Problemfeld Pionierarbeit geleistet hat. Vgl. F. Fromm-Reichmann: *Psychoanalyse und Psychotherapie. Eine Auswahl aus ihren Schriften*, Stuttgart 1978.

ten sammeln, zueinander in Beziehung setzen und systematisieren – sie verrennt sich in eine Sackgasse, wenn sie diesen theoretisierenden Erkenntnisweg als einzigen Zugang zur Wirklichkeit gelten läßt. Und es ist bloße Legende, wenn diese Sackgasse dann zum wissenschaftlich abgesicherten Königsweg deklariert wird. Wie die Schulmedizin auf diesem Irrweg verlernt hat, die »Sprache des Herzens« zu verstehen, habe ich an anderer Stelle ausführlich erläutert;[11] freilich gilt das dort Gesagte auch ganz allgemein für den von der Ingenieursmedizin verschütteten Zugang zur leib-seelischen Gesamtrealität.

Kommunikationsknoten

Manchmal (in »banalen Fällen«, so heißt es dann im Medizinerlatein) ist die Verrechnung zwischen Befinden und Befund umkompliziert. Der Patient fühlt sich schlapp und unwohl, dem Arzt fällt eine gelbe Tönung der Haut auf (man nennt sie »Ikterus«, nach dem Pirol, jenem gelben Vogel, der auf altgriechisch »ikteros« hieß) – dieser »Befund«, der sich mit einer Sofortbildkamera »objektivieren« läßt, deutet auf eine Leberentzündung hin, bei der Farbstoffe freigesetzt und ins Blut geschwemmt werden, das sie wiederum in die Haut befördert; eine Laboruntersuchung sichert dann die Diagnose »Gelbsucht« oder korrekter »Hepatitis« – (altgriechisch »hepar« = »Leber«). Derart eindeutige »Fälle« sind aber eher untypisch, es gibt sie eigentlich »nur« bei Unfallverletzungen und bei den klassischen Infektionskrankheiten; in der Regel ist die Verrechnung von Befund und Befinden sehr viel komplizierter, und oft genug fällt sie dem Scheitern anheim. Schwierigkeiten ergeben sich bei allen »Komplexkrankheiten« und insbesondere dann, wenn der Anteil des Seelenlebens im Bündel der zur Erkrankung führenden Wirkfaktoren eine kritische Größe überschreitet (vorhanden ist dieser

Anteil *immer,* siehe S. 107 ff.). Dies ist nicht nur bei hochdramatischen Lebensproblemen der Fall, wie etwa bei einer schizophrenen Psychose, sondern durchaus auch bei Alltagsbeschwerden, vom »Spannungskopfschmerz« bis zum »Weichteilrheumatismus«.

Die Tatsache, daß Befund und Befinden nicht deckungsgleich sind, führt zu manchem »Kommunikationsknoten«[12] in der Arzt-Patienten-Begegnung. Da ist zum Beispiel die Verwechslung von Ich-Botschaften und Du-Botschaften, ein Malheur, das häufig Unfrieden zwischen den Menschen stiftet: »*Du* bist aber ein böses Kind!« sagt die Mutter zu ihrer »unartigen« Tochter, wo es doch sehr viel besser – und völlig legitim – wäre, zu sagen: »*Ich* halte es nicht mehr aus, wenn du so mit mir umgehst.«[13] Ganz ähnlich verhält es sich auf dem Feld der Medizin: »*Sie* haben nichts«, sagt der – schlechte – Arzt, wenn er meint: »*Ich* kann nichts finden« (oder noch korrekter: »Ich kann keinen Hinweis finden, um aus Ihrem Befinden einen objektivierbaren Befund abzuleiten«). Oft wird auch, um Streitigkeiten zu vermeiden, eine neutralere Formulierung bevorzugt, etwa »Da ist nichts«. Gemeint ist: »Da ist nichts *auf dem Röntgenschirm zu sehen*«, »da ist nichts *unter den Laborwerten zu finden, was vom Normwert abweicht*« – eine Antwort, die den Patienten kaum befriedigen kann, weil er ja weiß und fühlt, daß da sehr wohl etwas ist, nämlich sein Mißbefinden, das ihm so gut bekannt ist, wie ihm je irgend etwas bekannt sein kann, und das sich nicht etwa deshalb in Luft auflöst, weil der Arzt keine Befunde ermitteln kann, mit denen es sich in sein überkommenes theoretisches Wissen einordnen läßt. Es gibt nun, und das ist der Gesamtkomplexität des »Systems Mensch« geschuldet, dessen Selbstregulation ja zu wesentlichen Anteilen unbewußt verläuft, offenbar einen »Befundgradienten« von den somatisch akzentuierten, also überwiegend somatopsychischen Mißbefindlichkeiten hin zu jenen, die überwiegend oder fast ausschließlich im psychosozialen Bereich wurzeln: Hier tritt die Befindensstörung derart massiv in den Vordergrund, daß der Mediziner – von einer sicherlich notwendigen, manchmal aber weit überzogenen »Ausschlußdiagnostik« abgesehen (mit der zum Beispiel sichergestellt werden muß, daß nicht etwa ein Hirntumor den Kopfschmerzen zugrunde liegt) – die »Befunderhebung« weit in den Hintergrund schieben kann. Die interaktionelle, meist familiär verursachte Konflikthaftigkeit des Weltbezugs wird vielmehr im aktuellen »Miteinander«, also in der *Beziehung*, bearbeitet und möglicherweise gebessert.

Praktische Nutzanwendung

Niemand möge sich aufschwatzen lassen, sein Befinden sei unwichtig. Niemand erwarte aber auch, daß sich das eigene Befinden sozusagen ohne weiteres in eine wohldefinierte Krankheit »verlängern« läßt.

»Die Lösung ist, es gibt keine Lösung«, hat der amerikanische Psychotherapeut Sheldon B. Kopp in seinem wunderschönen Buch »Triffst Du Buddha unterwegs ...« für eine Fülle unserer Lebensprobleme festgestellt.[14] So weit brauchen wir nun nicht zu gehen, aber es muß immerhin festgehalten werden: Die »Lösung« der aus der Struktur der Arzt-Patienten-Beziehung entspringenden Probleme, die aus ihrem Machtgefälle resultieren, aus ihrer systembedingten Asymmetrie, aus der Diskrepanz von Befinden und Befunden, aus der einerseits auf die Innen-, andererseits auf die Außenseite eines Störprozesses ausgerichteten Betrachtungsweise – die »Lösung« all dieser Probleme besteht darin, daß es eine »einfache Lösung« für diese Probleme *nicht gibt*. Einfach zu handhaben sind allenfalls einige Extremfälle der medizinischen Praxis – Beispiele wurden schon erwähnt: Vergiftungen, Unfälle, einige (keineswegs alle) Infektionskrankheiten –, die aber nicht zum Modell für die heute vorwaltenden »Zivilisationskrankheiten« taugen, und ebensowenig zum Paradigma für die Überfülle der hauptsächlich seelisch bedingten Befindlichkeits- und Beziehungsprobleme.

Um »Lösungen«, wenn es sie denn gibt, muß im Miteinander von Arzt und Patient gerungen werden. Dieses Ringen kann partnerschaftlich sein, was Meinungsverschiedenheiten ebensowenig ausschließt wie Interessenkonflikte – oder es kann dem traditionellen Expertenmodell folgen und sich mithin in allmählichem Leerlauf erschöpfen, der durch Besserwissertum des Arztes und Nörgelei des Patienten gekennzeichnet ist, bis schließlich der Kranke einen anderen Heilkundigen aufsucht (wo er freilich in Gefahr ist, ebenso Schiffbruch zu erleiden, falls er sich der unangenehmen Aufgabe verweigert, über sich selber nachzudenken, anstatt alles Heil der Welt von anderen zu erwarten). Erlösungshoffnungen mögen ebenso Teil seines Befindens sein wie Schmerzen. Worauf es ankommt, ist ein offener, unbefangener Dialog, der in eine neue Übereinkunft mündet, welcher – im besten Falle – veränderte Erwartungen und bescheidene Angebote zugrunde liegen. Die Kluft zwischen Befinden und Befund läßt sich nur dann erträglich machen, wenn wir sie erst einmal offenlegen und wenn beide Partner die Existenz dieser Kluft akzeptieren können, ohne sie – von jeweils verschiedenen Standpunkten aus – verleugnen zu müssen oder wegwünschen zu wollen.

8
Körpergefühl und »Streß«

ch habe im letzten Kapitel das »Mißempfinden« des Patienten erwähnt, das ja meist den Anlaß zum Besuch beim Arzt oder bei einem anderen Heilkundigen gibt. Dieses Mißempfinden kann umgrenzt und lokalisiert sein: ein Fremdkörper im Auge, ein geschwollenes Knie, ein hartnäckiger Husten, ein Knoten in der weiblichen Brust. Oder es kann sich als generelles »Herabgestimmtsein« darstellen – als Schlappheit, allgemeine Erschöpfung, Reizbarkeit usw. Oft wird von Patienten auch »Streß« mit angeführt. Deshalb sind zu diesem Thema einige grundsätzliche Anmerkungen angebracht, aus denen sich dann auch Schlußfolgerungen für den Alltag ableiten lassen.

Die Allgegenwart von Streß
Es ist allgemein üblich geworden, bei einer Fülle von im Grunde recht unterschiedlichen medizinischen Problemen den heute schier allgegenwärtigen Wirkfaktor Streß als Zauberformel und als handliches Erklärungsmodell heranzuziehen. Dies hatte der aus Österreich-Ungarn stammende, 1982 gestor-

127

bene kanadische Wissenschaftler Hans Selye allerdings ganz und gar nicht beabsichtigt, als er im Jahre 1936 diesen Begriff prägte.[15] Und zweiundsechzig Jahre später ist immer noch festzuhalten:»Streß an sich ist insofern normal und notwendig, als er hilft, bedrohliche und belastende Situationen mittels Veränderungen des physiologischen Zustandes (insbesondere erhöhter Aktivität von Komponenten des vegetativen Nervensystems, vermehrter Ausschüttung von Hormonen wie Adrenalin und Steigerung des Blutdrucks) sowie des Verhaltens zu überstehen. Beispielsweise werden wir beim Erkennen einer Gefahr sogleich sehr wachsam, bekommen Angst und suchen uns mit allen Kräften zu wehren oder uns der bedrohlichen Situation zu entziehen; derweil ist an alles momentan Unwichtige und Hinderliche wie Essen, Schlaf oder Sex gar nicht zu denken – die Motivationen dafür werden zeitweilig gehemmt. Doch muß die Streß-Reaktion maßvoll geregelt sein. Ist sie suboptimal oder zu exzessiv, können die Regelmechanismen entgleisen.«[16]

Die heutige Klage über allgegenwärtigen Streß zielt im Grunde auf diese Entgleisung.

Doch zunächst zurück zu Hans Selye und zum Jahr 1936. Was dieser Wissenschaftler damals beschrieben hatte, war eine unspezifische, in drei typischen Phasen verlaufende Anpassungsreaktion des Organismus, die zunächst in keiner Weise gesundheitsschädlich, sondern überlebenswichtig ist. Zudem verknüpft sich diese Reaktion immer und untrennbar – gerade das hat Hans Selye oft genug betont – mit spezifischen, individuell geprägten Reaktionsweisen des Lebewesens, und beim Menschen in ganz spezieller, besonders typischer Weise.

Was heute umgangssprachlich unter »Streß« verstanden wird, also die »entgleiste« Anpassung an Bedrohung und Gefahr, nannte Selye treffender »Distress« – eine sich am Ende als schädlich erweisende (Dauer-)Anspannung, mit der der Körper nicht (mehr) in adäquater Weise umgehen kann. Warum ist das so? »Kurzdauernde Streßeinwirkungen« – so schreiben zwei Wissenschaftler, von denen der eine in Selyes berühmtem Laboratorium gearbeitet hatte* –»können, wenn sie keine nachhaltigen psychischen Folgen hinterlassen, in der Regel von dem Anpassungs- und Abwehrsystem des Individuums bewältigt werden. Es tritt eine vorübergehende Auslenkung funktioneller Regulationsmechanismen ein, die sich nach kurzer Zeit wieder auf das physiologische Ausgangsniveau einpendeln. Allerdings hängt die Intensität der Streßreaktion von der Persönlichkeitsstruktur des betreffenden Menschen ab! Entscheidend ist weniger die äußerlich beobachtbare (evtl. meßbare) Intensität und Form der Einwirkung als vielmehr ihre innere Verarbeitung durch die betreffende Persönlichkeit.«[17]

Wie also kann »Streß« zu solchem »Distress« werden? Neben der Struktur und der inneren Dynamik der diese Reize verarbeitenden Persönlichkeit sind gewiß auch einige Eigentümlichkeiten der auf das Individuum einströmenden Reize selbst zu beachten. Erstens kommt es auf die Zeitdauer des Einwirkens an – eine lang anhaltende, fortdauernde Bedrohungs- und Belastungssituation, gegen die keine Abhilfe möglich ist, wird das Individuum und seinen Organismus auf Dauer überfordern. Zu dieser Variation in der Zeitcharakteristik der Streßreize tritt aber

---

* Diether Gotthold Findeisen schreibt über diese Begegnung:»Und es war H. Selye, der seinen Gast – den Verfasser dieser Zeilen, Mitte der 60er Jahre – aus Montreal mit den Worten verabschiedete: Dieser habe sicherlich während seines Aufenthaltes im Forschungsinstitut festgestellt, daß man an Streß durchaus nicht leiden müsse, sondern lernen könne, ›den Streß eines erfolgreichen Lebens zu genießen‹. Und er fuhr sogleich fort, daß jene naiv seien, die glaubten, daß dies ›ohne geistige und körperliche Anstrengung‹ möglich sei. Diese Worte hinterließen großen Eindruck ...« D.G.R. Findeisen: *Sport, Psyche und Immunsystem. Über die Zusammenhänge zwischen physischem und psychischem Wohlbefinden*, Berlin 1994, S. 235.

noch ein anderer Umstand hinzu: Er beruht auf der simplen, aber häufig mißachteten Tatsache, daß der menschliche Organismus seine (auf vorgegebenen Mechanismen basierende) spezifisch menschliche Art und Weise, mit Außenreizen umzugehen, während einer Zeit »gelernt« hat, in der die Lebensbedingungen ganz andere gewesen sind als heute. Stellen wir uns die Geschichte der Menschheit als eine Abfolge von hundert Generationen vor, so haben neunundneunzig davon in der Steinzeit gelebt – nicht einmal ein Prozent der Menschheitsgeschichte verkörpert sich in jener Epoche nach der Seßhaftwerdung, der »Erfindung« von Ackerbau und Viehzucht, der Entstehung von ersten Städten und Hochkulturen …

Der Wandel unserer Lebenswelt bis hinein in die Gegenwart ist dramatisch und offensichtlich – und er ist in seinen extremen Spielarten ein Ergebnis der allerjüngsten Vergangenheit. An die Stelle der Auseinandersetzung mit Wind und Wetter, an die Stelle des mühsamen Nahrungserwerbs sind völlig andere Reize, auch andere Bedrohungen und Gefahren getreten, denen wir meist nicht mehr durch Körperkraft und gewandte Bewegungen begegnen können. Häufig sind sie dem Bereich der »virtuellen«, vom Menschen selber geschaffenen Realität zuzuordnen (der Anästhesiologe W. Abdulla und seine Mitarbeiter haben 1985 nachgewiesen, daß zum Beispiel schon die Teilnahme an einem Videospiel den menschlichen Stoffwechsel kräftig beeinflussen kann![18]).

Die – ohne Zweifel »streßhafte« – Begegnung des Steinzeitmenschen mit einem gefährlichen Tier, auf die er mit Flucht oder Kampf reagieren konnte, ist, so könnte der Kulturwandel bildhaft beschrieben werden, dem fortdauernden, aber unausweichlichen Ärger zum Beispiel über den Vorgesetzten im Großraumbüro gewichen. Dieser »Streß« hat nicht nur eine andere Zeitcharakteristik; er kann vor allem nicht mehr adäquat »abgearbeitet« werden. Auch so wird der allgegenwärtige »Streß« zum »Distress«. Und unser gegenwärtiges Verständnis von Gesundheit und Krankheit, das so vielfältig von Legenden umrankt wird, trägt manches zur Entstehung von schädlichem Distress bei. Es verschärft nämlich den beständigen Wunsch nach Kontrolle. Und jede Form von Kontrolle vergrößert die Angst – die Angst, daß die Kontrolle versagen könnte ... Die Flucht ins »Gesündeln« ist dann eine naheliegende Konsequenz.

Distress durch Selbstbeobachtung

Wie bereits erwähnt, neigen wir dazu, unseren Körper nicht als Teil unseres *Seins* zu begreifen, weil wir eben körperlich leben, sondern als etwas, was wir *haben,* als eine Art von Besitztum, die für uns bisweilen Lust, des öfteren auch eine Last bedeutet. Diese Körpermaschine wird von uns gepflegt und gewartet, aber auch genau beobachtet, da wir von ihr nicht nur ein bestimmtes »Outfit«, sondern auch permanente Leistungsbereitschaft verlangen. Die andauernde Beobachtung des eigenen Körpers kann stark zwanghafte Züge annehmen und dadurch ihrerseits zur Daueranspannung, zum »Distress« entarten. Auf diese Gefahr hat schon der Philosoph Immanuel Kant aufmerksam gemacht: »Sich belauschen zu wollen«, so schrieb der Königsberger vor rund zweihundert Jahren, »ist entweder schon eine Krankheit des Gemüts (Grillenfängerei), oder führt zu derselben und zum Irrhause.«[19]

Die hier erwähnte Art der Selbstbeobachtung, die mit einem flexiblen, anpassungsfähigen Gefühl des »Im-Körper-zu-Hause-Sein« (und dort nötigenfalls auch Schmerzen erdulden zu müssen) nicht das geringste zu schaffen hat, ist aus der *Angst* geboren. Sie entspringt nicht zuletzt aus der Ablösung der für frühere Gesellschaften charakteristischen »Wertegemeinschaft« (so fragwürdig diese auch gewesen sein mag) durch die augenblicksorientierte »Erlebnisgesellschaft« von heute. Da ist von »Erlebnisgastronomie« ebenso die Rede wie vom »Erlebnistiergarten« – vielleicht wird demnächst jemand auch noch das »Erlebniskrankenhaus« entwerfen. Stille und Selbstbesinnung haben da kaum noch ein Bleiberecht, und von »Einkehr« sprechen wir ja ohnehin nur noch dann, wenn wir in eine Wirtschaft gehen. Diesen durchaus süchtigen Trend zum »Immer mehr!« des Erlebens hat ein Soziologe, Gerhard Schulze, ausführlich beschrieben:

»Erlebnisorientierung ist die unmittelbarste Form der Suche nach Glück. Als Handlungstypus entgegengesetzt ist das Handlungsmuster der aufgeschobenen Befriedigung, kennzeichnend etwa für das Sparen, das langfristige Liebeswerben, den zähen politischen Kampf, für vorbeugendes Verhalten aller Art, für hartes Training, für ein arbeitsreiches Leben, für Entsagung und Askese. Bei Handlungen dieses Typs wird die Glückshoffnung in eine ferne Zukunft projiziert, beim erlebnisorientierten Handeln richtet sich der Anspruch ohne Zeitverzögerung auf die aktuelle Handlungssituation. Man investiert Geld, Zeit, Aktivität und erwartet fast im selben Moment den Gegenwert. Mit dem Projekt, etwas zu erleben, stellt sich der Mensch allerdings eine Aufgabe, an der er leicht scheitern kann, und dies um so mehr, je intensiver er sich diesem Projekt widmet und je mehr er damit den Sinn seines Lebens überhaupt verbindet.«[20]

Aus diesem »Projekt Erlebnishunger« ergibt sich dann die – verführerische und gefährliche – Ideologie vom »Leben als letzte Gelegenheit« (so der schöne Titel eines packenden Buches der Erziehungswissenschaftlerin Marianne Gronemeyer[21]). Die beständige Beschleunigung, die wir allenthalben erleben, erweist sich so auch als ein Versuch, möglichst viel Zukunft in die Gegenwart hereinzuzerren, um immer mehr Möglichkeiten noch zu Zeiten des eigenen Lebens realisieren zu können – damit das, »was in den Gedankenexperimenten einer Epoche am Horizont heraufzieht, noch zu Lebzeiten der ihr Angehörenden Wirklichkeit wird. Mit wachsender Geschwindigkeit wird alles Erdenkliche realisiert. Wenn jeder Überhang an zukünftiger Möglichkeit durch Verwirklichung getilgt wäre, dann fände die Versäumnisangst, die mißtrauisch und mißgünstig in die Zukunft späht, keine Nahrung. Daraus ergibt sich die für unser Zeitalter so charakteristische Besessenheit, das technisch Mögliche auf keinen Fall ungetan zu lassen, koste es, was es wolle ...«[22]

Auf der medizinisch-pseudomedizinischen Ebene entspricht diesem »Erlebnishunger« die ängstliche Besorgnis, unsere Körpermaschinerie könne »aus dem Lot geraten« und uns durch Fehlfunktionen und Störungen Leid und Schmerz bereiten; entsprechend gründlich wird deshalb ihre Funktionsweise kontrolliert, oft mit größter Pedanterie und bis ins kleinste Detail hinein. Es gibt viele Patienten, die ihre Beschwerdebilder in Form von Diagrammen, Schaubildern oder anderen graphischen Darstellungen festzuhalten versuchen; diese Versuche, das eigene Befinden in einen vermeintlich objektiven »Befund« umzumünzen, offenbaren aber vor allem einen empfindlich gestörten Bezug zum eigenen Körper-Sein und münden, als Ausdruck einer bisweilen geradezu krampfhaften Dauerspannung, am Ende nicht selten in Beschwerdebilder sekundärer Art (wie beispielsweise Rückenschmerzen durch dauerhafte Muskelverspannungen usw.). Auffällig an diesem Distress durch peinliche Selbstkontrolle ist vor allem das Fehlen jeglicher Gelassenheit im »Umgang mit sich selbst«, was dafür spricht, daß es auch am

Vertrauen in die Flexibilität und Anpassungsfähigkeit des eigenen Organismus und seiner Leiblichkeit mangelt, ebenso an der nötigen Duldsamkeit gegenüber dem Schmerz als unabschaffbarem Teil des Lebens. Der Psychoanalytiker Horst-Eberhard Richter hat in diesem Zusammenhang von der »Krankheit, nicht leiden zu können« gesprochen.[23] Das Leid und der Schmerz sind ja auch Ausprägungen der Unkontrollierbarkeit des Lebens – deshalb müssen sie durch medizinische und andere Interventionen möglichst effektiv fortgezaubert, bisweilen auch »weggespritzt« werden. Das militaristische Vokabular ist verräterisch: »Tübinger Bombe« hieß eine vor Zeiten überaus populäre Injektion zur Schmerzbekämpfung, bei der vor allem Vitamin B zur Anwendung kam.

In jedem Fall ist ein solcher Kontrollwunsch, auch wenn er sich auf unsere Leiblichkeit richtet, das Gegenteil einer lebendigen, echten Beziehung – er ist ein Beleg dafür, daß es an ebendieser *mangelt*. Ein ausgezeichnetes Beispiel für die zugespitzteste Ausprägung dieser Tendenz »Kontrolle statt Sensibilität« liefert Ann Kathrin Scheerer in ihrem lesenswerten Buch »Sieben Chinesinnen«:

»Daß so eine Politik der allseitigen Kontrolle überhaupt durchsetzbar ist, hat mit der chinesischen Haltung zum eigenen Körper zu tun. Häufig, wenn ich Fragenden gegenüber erwähnte, daß ich während der Unterhaltungen mit Chinesinnen auf großes Leiden an Körper und Seele getroffen sei, kam auch Verwunderung auf. Die Chinesen seien doch geradezu berühmt für den bewußten und perfekten Umgang mit ihrem Körper: Weltbeste Akrobaten, körperbewußteste Schwertkämpfer und eleganteste Schattenboxer, meditative Atemtechniken bis zu Trancezuständen, Akupunktur und Heilmassagen – so entfremdet können doch chinesische Menschen von ihrem Körper eigentlich gar nicht sein. Genauer betrachtet fällt auf, daß mit dem Bewußtwerden sogleich der Wunsch nach Beherrschung und Kontrolle einhergeht. Die Kunst der Körperbeherrschung bringt eine kontrollierte und künstliche ›Natürlichkeit‹ hervor, so etwas wie chinesische Olympiasiegerinnen im Kunstturnen, die ihren Körper über seine freiwillige Biegsamkeit hinwegzwingen. Es geht dabei um die Beherrschung *und auch Leugnung* des Fühlbaren.«[24]

Distress vermeiden, Streß genießen

Die bereits erwähnten und zitierten Wissenschaftler Diether Findeisen und Lothar Pickenhain haben eine »Dreiklangstrategie für das Genießen von Streß« vorgeschlagen, die auch das Entstehen von schädigendem Distress verhindern soll. Fundamental ist dabei ein anderer Umgang mit der eigenen Zeitlichkeit. Die Autoren verstehen unter dem von ihnen propagierten »Dreiklang« erstens »das Gewinnen von mehr ›innerer‹ (physiologischer) Zeit auf Kosten der (linearen) Uhrzeit«[25] – also eine (Rück-)Besinnung auf eine Kultur der Pausen, eine bewußt gestaltete Interpunktion des Lebens. Zweitens eine gesteigerte Wahrnehmung des Körpergefühls, aber auch der Genußfähigkeit mit einer damit einhergehenden Minderung der Lebensangst bei gleichzeitiger Stimulation des Immunsystems. Drittens (eigentlich eine Ergänzung und Konkretisierung der beiden vorgenannten Punkte) eine tägliche Hinwendung zu einem Entspannungs- oder Meditationsverfahren.

Diesen sicher beherzigenswerten Ratschlägen, die beim individuellen Verhalten ansetzen, lassen sich noch Hinweise auf die Notwendigkeit der Einbindung des Individuums in die Gruppe anfügen. »Da das soziale Umfeld unsere Grundgestimmtheit wesentlich mitbestimmt, wundert es nicht, daß psychische Stressoren wie zwischenmenschliche Probleme und Spannungen schließlich auch die Immunabwehr beeinträchtigen können ... Umgekehrt dämpft ein Netzwerk sichernder, stützender und harmonischer Beziehungen die Empfänglichkeit für Streß und festigt die Abwehr. Auch eine Gruppentherapie kann dazu beitragen. Ein verläßliches Umfeld stützt auf diese Weise selbst Schwerkranke.«[26]

Körperfixiertheit ist oft auch Ausdruck von Einsamkeit – ein Mensch geht auf in der Selbstbeobachtung, behandelt sich selber wie ein überfürsorglich verhätscheltes Kind, weil es ihm am offenen Weltbezug, am Dialog mit Partnern mangelt – ersatzweise hält er akribisch fest, zu welchem Zeitpunkt X welche Schmerzattacke Y aufgetreten ist, oder er zeichnet die eigenen Stuhlgewohnheiten in einem Diagramm auf ... Selbstverliebtheit ist die Kehrseite dessen, daß wir andere verfehlen. Sie ist indes, wie oben angedeutet, nicht eben gesundheitsförderlich. Wir werden auf diese Zusammenhänge zurückkommen, wenn wir im dritten Teil dieses Buches das Thema »Salutogenese« noch einmal aufgreifen (Kapitel 19).

Praktische Nutzanwendung

5,2 Millionen Deutsche nehmen – mehr oder minder regelmäßig – Medikamente »gegen Streß«: von Mitteln wie Baldrian und Johanniskraut bis hin zu rezeptpflichtigen Tranquilizern.[27] Was die letztgenannte Gruppe von Arzneimitteln betrifft, so wird die Zahl der von ihnen abhängigen Personen auf über eine Million Menschen geschätzt. Deutlicher läßt sich die Entgleisung der gegenwärtigen »Gesundheitsfürsorge« nicht kennzeichnen. Die vermeintliche »rosarote Brille für die Seele« (so vor Jahren der Werbeslogan für das Psychopharmakon Librium) gehört zu den verhängnisvollsten medizinischen Legenden.

Andererseits werden für Millionen Mark Medikamente zur »Stärkung des Immunsystems« verkauft, mit deren Hilfe unter anderem Streß besser bewältigt werden soll – etwa der von jenem mutigen Marburger Apotheker als »Scheiß des Monats« bezeichnete Haifischknorpel-Extrakt. Gekräftigt wird hier nicht das Immunsystem, sondern das Einkommen des Herstellers. Wer zu solchen Mitteln greift, befindet sich vermutlich bereits in einer recht verzweifelten Lage – es wäre an der Zeit, nach anderen Wegen zu suchen, um ihr wirksam begegnen zu können.

Streßreize sollten als Ingredienz des Daseins, als »Würze des Lebens« begriffen werden – nicht die Alarmreaktion, zu der sie unseren Körper veranlassen, ist das Problem, sondern daß wir in unserer heutigen Lebensweise kaum je wissen, wohin mit der damit verbundenen Erregung. So entsteht Distress; Streß hingegen kann genossen werden. Dies setzt aber voraus, daß wir die Zeitstruktur unseres Lebens so bewußt wie möglich gestalten. Dazu gehört vor allem eine »Kultur der Pause«: das gezielte Einschalten von Ruhe- und Entspannungsphasen in den Lebensrhythmus. Aller Erfahrung nach kann die Entscheidung, *dies wirklich zu tun*, hier wegweisend sein: sich jeden Tag zehn Minuten zu gönnen, die niemand anderem gehören (und in denen auch das Telefon abgestellt wird). Auch hier »beginnt die Reise mit dem ersten Schritt«, und so manches Lamento dient vor allem dem Ziel, sich um eine solche Entscheidung drücken zu wollen.

Die Interpunktionen, die wir in unserem Zeitablauf setzen, um die Entstehung von Distress zu vermeiden, sind auch ein Signal für das Erleben und Gestalten der eigenen Leiblichkeit. Auch hier scheint es so zu sein, *daß wir das erleiden müssen, was wir nicht gestalten wollen.*

Es kommt nicht darauf an, unseren Körper zu beobachten und

seine Leistungsfähigkeit zu kontrollieren – sondern darauf, nach Möglichkeit mit ihm eins, das heißt in ihm zu Hause zu sein. Dieser »Einhausungsprozeß« im eigenen Leib, von dem uns die Technik entfremdet hat, bedeutet auch und vor allem, die Unzulänglichkeiten dieses Leibes zu akzeptieren, nicht zuletzt das leise Zerstörungswerk des Alters und die mit der Zeit nachlassenden Kräfte, die uns – zu Recht! – an die Unentrinnbarkeit des Todes mahnen. Zu unserem Körper als Rohstoff, als Ressource, als Maschine werden wir nie eine echte Beziehung, kein wirkliches Gefühl entwickeln können, weil es diesen Körper gar nicht gibt – es ist nur ein Trugbild, das wir uns von ihm fertigen. Was wir aber entwickeln können und, wollen wir uns nach Kräften gesund erhalten, auch entwickeln sollten, ist ein gelassenes, heiter-bescheidenes Verhältnis zu den körperlichen Dimensionen unseres Weltbezugs. Hierfür ist es nötig, von Idealbildern einerseits, von Kontrollwünschen andererseits Abstand zu nehmen. Ist die Mehrzahl von uns nicht völlig mittelmäßig – durchschnittlich schön, durchschnittlich kräftig etc. –, und ist dies nicht *gerade richtig* so? »Mens sana in corpore sana *sit*«, dieser von Dutzenden von Turnlehrern insbesondere in Deutschland zu Tode zitierte Satz war, wie das fast immer unterschlagene letzte Wörtchen deutlich belegt, seit jeher ein *Wunsch* gewesen (lateinisch »sit« = »es möge sein«). Dieser Wunsch könnte am besten wohl so interpretiert werden, daß seinem Autor, dem römischen Satiriker Decimus Iunius Iuvenalis, angesichts muskelprotzender, geölter Gladiatorenleiber der Stoßseufzer entfuhr, es möge in diesen kraftvollen Körpern doch endlich einmal ein gesunder Verstand zu finden sein …

Wie auch immer, die Gelassenheit im Umgang mit sich selbst sollte sich auch darin zeigen, wie wir uns körperlich fordern (charakteristisch für die Gegenwart ist die Abwechslung von

Über- und Unterforderung, ähnlich wie beim »Sonnenbaden« –
siehe S. 214 f.), was wir uns zumuten und was wir uns ersparen
und, vor allem, wie wir über uns selber lachen können.

Sich in die Selbstbeobachtung zu flüchten und sich an ein schäd-
liches, weil zwanghaft leistungsorientiertes Körperbild zu klam-
mern ist allemal ein Irrweg.

9
Diagnose und Therapie

Vor die Therapie haben die Götter die Diagnose gesetzt«, heißt ein beliebter Medizinerspruch – die Ärzte, selber oft als »Halbgötter in Weiß« bezeichnet, führen das höchste Wesen ja seit jeher recht gerne im Munde (»Hinter uns steht nur der Herrgott«, so der Titel der Lebenserinnerungen eines zu seiner Zeit berühmten Chirurgen). Richtig ist daran immerhin, daß selbstverständlich nicht blindlings drauflosbehandelt werden darf, schon deshalb nicht, weil die meisten wirklich wirksamen Arzneimittel auch erhebliche Nebenwirkungen verursachen können. Dennoch kann der erwähnte Satz, wie alle Halbwahrheiten, in die Irre führen: »Mit diesem harmonischen, funktionalen Bild der Diagnose als unschuldiger Dienerin der Therapie ist das Phänomen der Diagnose jedoch nur unvollständig und allzu naiv beschrieben« – meint ein erfahrener Arzt und Intensivmediziner.[28] Und er fügt die folgende Beobachtung an:

> »Nanni M. war ohne wesentliche Krankheit bis in ihr 70. Lebensjahr gekommen. In den letzten Monaten vor ihrem plötzlichen Tod hörte man sie öfters husten, und ihre Familie war in Sorge

über den offensichtlichen Gewichtsverlust und Kräfteverfall. Nanni M. indessen fühlte sich nicht wirklich krank, nicht krank in dem Sinn, daß sie das Gefühl hatte, einen Arzt aufsuchen zu müssen. Ihr Tagesablauf war bis zuletzt nicht beeinträchtigt, ihre zutiefst fromme Heiterkeit ungebrochen. Eines Morgens fand man sie, sorgfältig angezogen, tot in ihrem Sessel sitzend. Die Verfügungen für den Fall ihres Todes waren bis in alle Details festgelegt. Die Obduktion ergab ein Bronchialkarzinom mit multipler Metastasierung ...«

Daraus ergibt sich die Frage:»War Nanni M. krank? Die unsichere Antwort: Objektiv ja, subjektiv nein. Direkter gefragt: Hat die Abwesenheit des Arztes Krankheit verhindert?«[29] Oder anders gefragt: Wäre Krankheit erst durch die Diagnose erzeugt worden? Es wäre ja möglich, daß die Diagnose bestimmte Vorgänge erst zu Krankheiten»macht«, indem sie sie entsprechend etikettiert. Der Arzt, der den»Fall Nanni« mitgeteilt hat, verweist auf die Last, die die moderne Diagnostik für den Arzt bedeutet, und stellt resignierend fest:»Die Hast der Entwicklung verschärft die lang bekannten Probleme, vergrößert die Diskrepanz zwischen den diagnostisch-therapeutischen Möglichkeiten und seiner [des Arztes] menschlichen Qualifikation.«[30]

Die Problematik der Diagnose

Die Diagnose versucht, die verschiedenen»Befunde«, die der Arzt erhebt, zu ordnen und zu gewichten und aus ihrer Zusammenschau auf eine bestimmte Krankheit zu schließen. Aus bestimmten Symptomen – etwa aus häufigem Harndrang und großer Trinkmenge – sollte bei einem guten Arzt ein Verdacht entstehen, der durch einen Labor»befund« gesichert werden kann: Die Bauchspeicheldrüse (Pankreas) des Patienten ist nicht in der Lage, die nötige Menge eines bestimmten Hormons zu produzieren, das man »Insulin« nennt – es wird nämlich in Zellen dieser Drüse produziert, die nach ihrem Entdecker »Langerhans'sche Inseln« heißen. Wird zuwenig oder gar kein Insulin abgesondert, nennen wir das Ergebnis »Diabetes« (weil Zucker in den Urin übertritt; altgriechisch »diabadein« = »hinübertreten«). Durst und Harndrang sind Symptome des »Diabetes mellitus«, der »Zuckerkrankheit«. Ein Tumor dieser Pankreas-Zellen, der umgekehrt möglicherweise zuviel Insulin ausschwemmt, wäre ein »Insulinom«.

Die Neigung der Ärzte vor allem im letzten Jahrhundert, an jede Eigentümlichkeit einen Eigennamen anzuheften – wie im Fall der »Langerhans'schen Inseln« –, hat man treffend als »Weihrauchmedizin« bezeichnet. Noch heute wird der Medizinstudent damit traktiert, sich Krankheitsnamen merken zu müssen wie etwa den »Morbus Gougerot Hailey-Hailey« oder die »Dermatitis exfoliativa Ritter von Rittershain« …

Zurück zur Praxis: Nehmen wir an, die Ärztin habe bei einem Patienten, der über Kopfschmerz und Schwindel klagt, einen erhöhten Blutdruck gemessen. Gemessen wird dieser Blutdruck in Millimetern Quecksilbersäule, in »Torr« nach dem Namen des italienischen Wissenschaftlers Torricelli. Demzufolge spricht man von einem Blutdruck beispielsweise von »120 zu 80« – was normal wäre. (Entgegen einem landläufigen Vorurteil ist übrigens der untere, »diastolische« Wert der wichtigere, der obere Wert, der bei der Muskelkontraktion des Herzens = »Systole« gemessen wird, darf in größerem Maße variieren. Jener untere Wert sollte möglichst nie über 90 Millimeter Hg = Hydrargium = Quecksilber[säule] = »Torr«[icelli] liegen.)

Die Ärztin, die einen erhöhten Blutdruck festgestellt hat, wird in einem solchen Fall zum Beispiel die Nierenfunktion untersuchen, also weitere »Befunde« erheben. Wird dabei etwa eine Nieren-beckenentzündung (Pyelonephritis) ermittelt, spricht man von einem durch die Niere verursachten (nephrogenen) Hochdruck (korrekt müßte es Bluthochdruck heißen, aber viele Ärzte neigen zu einer flapsigen Ausdrucksweise). In vielen Fällen ohne eine klare Ursache wird die Ärztin jedoch die Diagnose »essentielle Hypertonie« notieren. Hypertonie heißt Hochdruck, und »essentiell« laut Duden »wesensmäßig«. Was für eine »Krankheit« liegt nun eigentlich vor? Es handelt sich offensichtlich um eine Regulationsstörung (des Blutdrucks nämlich), für die wir keine Ursache finden können. Durch die genannte »Diagnose« wird etwas »übertüncht«, was der Sache nach ein Eingeständnis des Scheiterns zu sein hätte. Es müßte nämlich (eigentlich) gesagt werden: Wir haben an Herz, Nieren, Gefäßen usw. keinen »Befund« erheben können, der den – zweifelsfrei gemessenen – zu hohen Blutdruck erklärt. *Seine Ursache ist mithin unbekannt.* Es wirft ein bezeichnendes Licht auf das aktivistische, technokratische Weltbild vieler Ärzte, daß sie, anstatt offen zu sagen: »Hier messen wir erhöhte Blutdruckwerte, *aber wir haben keine Ahnung, warum!*«, lieber zu einer (Pseudo-)Diagnose flüchten wie »essentielle Hypertonie«, die *Wissen vortäuscht, wo keines ist.*

Es gibt, schlimm genug, viele ähnliche Leerformeln im medizinischen Alltagsbetrieb. Da ist etwa die Rede von der »endogenen Psychose«, zum Beispiel bei Schizophrenie. »Endogen« soll heißen »von innen« verursacht. Wie, das weiß die Psychiatrie trotz über hundertjähriger Forschung allerdings nicht zu sagen. Mit »endogen« meint man: nicht durch »äußere« (»exogene«) Faktoren bedingt. Eine Psychose zum Beispiel nach einem Sturz vom Gerüst mit anschließender Schädel-Hirn-Verletzung gilt als »exogen«. Das scheinbar imponierende Wort »endogen« bedeutet also, bei Lichte betrachtet, nichts anderes als »die Ursache ist unbekannt«. Oder, wie es zwei amerikanische Psychiater in einem berühmten Lehrbuch als Resümee der »Schizophrenieforschung« schreiben: »Mit einem Wort: Wir tappen noch im dunkeln ...«[31] Sonderbar mutet freilich an, daß man dieses »Tappen im dunkeln« nur so selten offen zugeben mag. Dies hat, jedenfalls meiner Vermutung nach, mit dem Werdegang der Medizin zu schaffen, die – siehe oben – erst sehr spät in den trauten Kreis der Wissenschaften eindrang und sich, zwecks Hebung der eigenen Reputation, daraufhin sogleich als »super-naturwissenschaftlich« darstellen mußte. Wer die Realität im Auge behält, ist abermals versucht, an das Märchen »Des Kaisers neue Kleider« zu denken ...

Ist die Diagnose wichtig?

Auch wenn es überraschend klingen mag, die Antwort auf diese Frage ist ein klares NEIN. Zumindest ist die Diagnose nicht *überlebens*wichtig.

Zum ersten ist festzuhalten, daß eine große Anzahl von Studien, mit denen Schulmediziner ihr eigenes Tun untersuchen – das gibt es ja, zum Glück! –, zweifelsfrei nachweist, daß in der Mehrzahl aller Erkrankungen und Befindlichkeitsstörungen eine exakte Diagnose gar nicht möglich ist. Wir brauchen uns hier nicht um Zahlen zu streiten – ob es wirklich nur jeder fünfte Patient ist, dessen Leidensgeschichte in befriedigender Weise diagnostisch eingeordnet werden kann (die Zahlenangabe entstammt einen renommierten Lehrbuch[32]), oder ob der Anteil ein wenig höher liegen mag, bleibt letztlich unwichtig. Alle Autoren sind sich jedenfalls insoweit einig, daß die Zahl der »nicht diagnostisch sicher klassifizierbaren Gesundheitsprobleme« weit über die Hälfte der den Arzt aufsuchenden Patienten umfaßt. Dieser Umstand spricht, strenggenommen, zunächst nur für die

Schwierigkeit, nicht für die Unwichtigkeit der Diagnose. Er weist allerdings auch darauf hin, daß es fatal und schädlich sein kann, eine Diagnose »mit allen Mitteln« (und auch – sowohl metaphorisch wie ökonomisch gemeint – »koste es, was es wolle«) erzwingen zu wollen, zum Beispiel durch Untersuchungsmethoden, die möglicherweise gefährlich sind und mehr Schaden anrichten können, als eine Diagnose Nutzen stiftet. In einem anderen, ebenfalls sehr renommierten Lehrbuch wird das so ausgedrückt: »Kranksein hat mehrere Dimensionen, und die Beachtung nur einer führt zu Fehlern ... Wenn ein Krankheitsbild nicht bedrohlich ist, kann – falls dies notwendig erscheint – die Diagnosefindung auf einer Ebene auch verzögert werden, um diagnostisches Fortkommen auf anderen Ebenen zu ermöglichen.«[33] Stellt sich die Frage, ob der Begriff der Diagnose unter solchen Umständen überhaupt noch sinnvoll zu verwenden ist – oder ob er fälschlicherweise eine Einheitlichkeit vortäuscht, die so gar nicht besteht (etwa deshalb, weil »diagnostisches Vorgehen« auf der einen Ebene mit ganz anderen Methoden angestrebt werden muß als auf der anderen). Wie dem auch sein mag, ein »diagnostischer Imperialismus« jedweder Art führt sich jedenfalls selber ad absurdum.

Wenn ich sage, die Diagnose sei unwichtig, meine ich das natürlich relativ, das heißt in bezug zu anderen Gesichtspunkten – allemal wichtiger als die »Diagnostik« ist die auch ohne exakte Diagnose mögliche Verständigung zwischen Arzt und Patient darüber, was an Maßnahmen zur Genesung erforderlich ist und mit welchem Maß an Unsicherheit der Patient beruhigt auf Erholung hoffen darf. Der »Zwang zur Diagnose« mit all seinen technokratischen Konsequenzen verhindert aber nur allzuoft die ruhige Suche nach einer solchen Übereinkunft, die allein im Dialog gefunden werden kann.

Der Arzt Udo Kastner hat in seinem Buch über »Medizin auf

dem Prüfstand« hierzu ein vielsagendes Gespräch protokolliert, das ich hier ungekürzt wiedergeben will:

»Meine Nachbarin, eine Physiotherapeutin, sprach mich eines Morgens besorgt wegen ihrer 4jährigen Tochter an und fragte mich nach meiner Meinung. Der Vater, auch Arzt, hatte das Kind schon untersucht und nichts Beunruhigendes finden können. Also stellte ich ihr einige Fragen: ›Wie hoch ist das Fieber?‹ – ›Na ja, etwa 38,8 Grad.‹ ›Ist das Fieber steigend?‹ – ›Nein.‹ Worauf ich meinte, daß das keine hohe Temperatur und kein Grund zur Sorge sei.

›Spricht das Kind zusammenhängend, erkennt es die Personen der Umgebung?‹ – ›Ja, sicher.‹ ›Spielt das Mädchen, oder liegt es nur teilnahmslos da?‹ – ›Keine Rede von teilnahmslos, das Kind redet die ganze Zeit und spielt.‹

Meine Frage zielte auf den Zustand des Nervensystems ab. Die Antwort zeigte, daß sicher keine Bewußtseinstrübung vorlag. ›Atmet sie regelmäßig und unbehindert?‹ – ›Ja.‹ ›Hustet sie?‹ – ›Nein.‹ ›Hat sie normale Haut- und Lippenfarbe, oder ist sie bläulich?‹ – ›Normale Farbe.‹

Meine Frage zielte auf den Zustand der Lunge, der Sauerstoffaufnahme und des Kreislaufsystems ab, und die Antworten beschrieben den normalen Zustand.

›Erbricht sie, oder hat sie Durchfall?‹ – ›Nein.‹ ›Muß sie besonders häufig urinieren, oder hat sie länger gar nicht urinieren müssen?‹ – ›Nein, sie geht ganz normal zur Toilette.‹ ›Hat sie Appetit und nimmt sie normal Flüssigkeit zu sich?‹ – ‹Ja, ganz normal.‹

Diese Fragen zielten auf den Verdauungstrakt ab bzw. auf die Nierenfunktion, und wiederum beschrieben die Antworten einen normalen Zustand.

Es handelt sich um einen ganz banalen Virusinfekt, der auch rasch ausheilte. Schon mit einigen Fragen nach wichtigen Symptomen (Kardinalsymptomen) bzw. den wichtigsten Lebensfunktionen (Vitalparametern) konnte man die Unbedenklichkeit der Situation mit großer Wahrscheinlichkeit erkennen: Die mäßige Temperaturerhöhung sprach zwar für eine generelle Infektion, machte aber einen gefährlichen Verlauf eher unwahrscheinlich. Die normale Bewußtseinslage sprach gegen eine Hirnhautreizung. Normale Nahrungsaufnahme ohne Durchfall sprach gegen eine Magen- oder Darminfektion. Normale Atmung ohne Husten und die normale Hautfarbe sprachen gegen eine Lungenentzündung oder Bronchitis. Rosige Hautfarbe sprach gegen lungenbedingten Sauerstoffmangel und gegen eine herzbedingte Pumpstörung. Normale Flüssigkeitsaufnahme und normale Harnausscheidung machten eine Nierenbeteiligung oder Harnwegsinfektion unwahrscheinlich.«[34]

Nun ist natürlich nicht jeder Fall so unkompliziert wie der von Kastners Nachbarkind; auch muß angemerkt werden, daß Kastners Diagnose »banaler Virusinfekt« natürlich eine Verdachtsdiagnose bleibt. Außerdem steht noch die Frage im Raum, was die junge Mutter eigentlich so beunruhigt hatte, daß sie neben dem Vater des Kindes noch einen zweiten Arzt befragen mußte. Aber dieses Problem wäre (wie beim Beispiel des vom Blitz getroffenen Bergsteigers – siehe S. 110) in einem »erweiterten« Regelkreis zu suchen, wie er üblicherweise außerhalb des schulmedizinischen Interesses liegt.

Immerhin macht Kastners plastische Schilderung deutlich, daß eine Risikoabschätzung etwas anderes ist als eine diagnostische Klärung, ja daß sie bisweilen sogar weitgehend auf diese verzichten kann – oder jedenfalls auf jenen übertriebenen technischen und apparativen Aufwand, mit dem die diagnostische Klärung allzuoft »erzwungen« werden soll. Freilich wird dabei gefordert, mit einem Maß an »Restunsicherheit« leben zu können. Diagnostische Parforceritte, insbesondere, wenn sie Mittel einsetzen, die ihrerseits gesundheitsgefährdend sind – und das ist im Prinzip jede Röntgenaufnahme –, beseitigen eine solche Unsicherheit meist nur scheinbar und richten oft mehr Schaden als Nutzen an. Kastner selbst verweist zu Recht darauf, daß die diagnostische Risikoabschätzung nicht unbedingt *ärztliche* Kunstfertigkeit voraussetzt: »Dieses Beispiel soll aufzeigen, daß es möglich wäre, in den Schulen zu vermitteln, welche häufigen Krankheitssymptome es gibt, wie sie einzuschätzen sind und welche mögliche Gefahr sie darstellen.«[35] Und nicht nur in den Schulen, möchte ich ergänzen ...

Wird die medizinische Diagnostik immer besser?

Man sollte vermuten, daß durch das derzeit verfügbare Arsenal an technischen Möglichkeiten Fehldiagnosen immer seltener werden – und die Mediziner stricken auch geschickt genug an einem derartigen Weltbild. In Wirklichkeit jedoch ist genau dies *nicht* der Fall. Den Beweis dafür liefert eine Langzeitstudie an der Universität Kiel, bei der 1959, 1969, 1979 und zuletzt 1989 die Körper von hundert als repräsentativ ausgewählten, verstorbenen Patienten seziert worden sind. Die Ergebnisse dieser Obduktionen hat man dann den klinischen Untersuchungen beziehungsweise den noch zu Lebzeiten der Patienten angefertigten Diagnosen gegenübergestellt. Das Fazit dieser außerordentlich verdienstvollen medizinischen Selbstkontrolle ist in Abbildung 5 dargestellt.[36] Die Übersicht zeigt klar, daß dreißig Jahre medizinisch-technischer Fortschritt keine Minderung des Anteils eindeutig falscher Diagnosen zur Folge hatten – dieser Anteil lag in

Abbildung 5: Die Bedeutung der diagnostischen Fortschritte
für die Entdeckung von Krankheiten

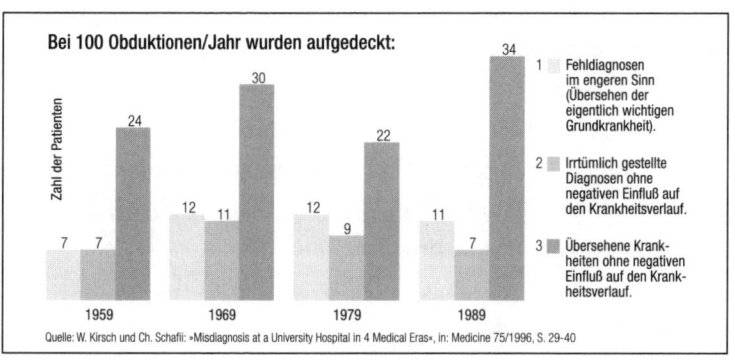

Bei 100 Obduktionen/Jahr wurden aufgedeckt:

Zahl der Patienten

1 Fehldiagnosen im engeren Sinn (Übersehen der eigentlich wichtigen Grundkrankheit).

2 Irrtümlich gestellte Diagnosen ohne negativen Einfluß auf den Krankheitsverlauf.

3 Übersehene Krankheiten ohne negativen Einfluß auf den Krankheitsverlauf.

1959   1969   1979   1989

Quelle: W. Kirsch und Ch. Schafii: »Misdiagnosis at a University Hospital in 4 Medical Eras«, in: Medicine 75/1996, S. 29-40

den drei Jahrzehnten von 1959 bis 1989 recht gleichmäßig bei
7 bis 12 Prozent, betrug also damals wie heute rund ein Zehntel
aller Diagnosen. Wohlgemerkt handelte es sich bei diesem Zehntel um »Fehldiagnosen im engeren Sinn«, also um das Verkennen der eigentlichen Grundkrankheit. Andere diagnostische
Unklarheiten oder Flüchtigkeitsfehler kommen noch hinzu,
ohne allerdings dem Patienten zu schaden – in 10 Prozent der
Fälle aber kann der Irrtum der Mediziner auch tödliche Folgen
zeitigen. Selbstverständlich ist eine fehlerfreie Medizin nicht
denkbar – es ist aber doch auffällig, daß die Fehlerhaftigkeit
nicht durch technische Innovationen vermindert worden ist.
Diese ernüchternde Bilanz mag deutlich werden lassen, daß
auch eine hochtechnisierte Medizin vor Fehldiagnosen keineswegs geschützt ist. Es liegt also durchaus im Eigeninteresse der
Patienten, in der Diagnose nicht das entscheidende »letzte
Wort« zu sehen, das über ihr Wohl und Wehe ein für allemal
entscheidet.

Praktische Nutzanwendung

Natürlich habe ich diesen Abschnitt mit Absicht auf jenen über Distress durch Selbstbeobachtung folgen lassen. Ein angemessenes, realitätsgerechtes Körpergefühl zielt nämlich vor allem auf *Risikoabschätzung* – in bestimmten Momenten gibt es ein Warnsignal: Jetzt wird es ernst! Dieser Streßreiz kann dann freilich auch in angemessene Aktionen münden, zunächst einmal in die Einschätzung:»Damit werde ich nicht allein fertig, ich muß kompetente Hilfe in Anspruch nehmen.«

Dieses Gefühl für das eigene Selbst und seine Leiblichkeit läßt sich durchaus lernen und üben, es ist aber dem heute vorwaltenden Körperkult mit seiner Neigung zur Hypochondrie einerseits, zum Gesundheitswahn andererseits (und zum»Gesündeln« – siehe S. 35–39) direkt entgegengesetzt. Es besteht auch in der Entwicklung eines Gefühls dafür, wieviel an Schmerz und anderen Funktionsstörungen normal und hinnehmbar ist. Ich selber bin immer wieder verblüfft, wenn ein Zahnarzt schon dann, wenn er den Bohrer nur zur Hand nimmt, routinemäßig fragt»Wollen Sie eine Spritze?« (wobei anzumerken ist, daß jede Narkose, auch die»örtliche Betäubung«, ein mit Risiken behaftetes Unterfangen ist und bleibt).

Prinzipiell wichtig scheint mir:

■ Die Verringerung der Kontakte Mensch–Maschine zugunsten sozialer Kontakte.

■ Die Verringerung passiver Überflutung durch multiple Sinnesreize zugunsten einfach strukturierter, nicht auf Rekordmarken schielender, aber aktiver körperlicher Betätigung.

■ Die Konzentration auf den jeweiligen Vorgang, der so bewußt wie möglich wahrgenommen und gestaltet wird (Beispiel: in vielen Familien, leider oft auch in meiner eigenen, entartet das gemeinsame Mittagessen zur»Lagebesprechung«, bei der vor allem die Terminkalender und die »Einsatzpläne« der Familienmitglieder koordiniert werden – das Essen selber ist dann nur noch »Sättigungsbeilage« im schönsten DDR-Deutsch; zum bewußten Wahrnehmen, ja Genießen, haben Sinnesorgane und Körper dann einfach keinen »Raum frei«).

■ Entkoppelung der »inneren Zeit« von den äußeren Zeitvorgaben (siehe dazu den dritten Teil, S. 262 ff.).

All dies kann durchaus, und zwar mit sich steigerndem Gewinn, geübt werden, und zwar am besten gemeinsam – ganz ähnlich, wie es möglich, ja sinnvoll ist, sexuelle Entspannungsweisen spielerisch miteinander zu erproben und zu üben. Es kommt eben, um nochmals das Beispiel des Essens aufzugreifen, nicht bloß darauf an, *was* der Mensch ißt (dazu mehr auf S. 158 ff.), sondern mindestens ebenso auch darauf, *wie*. Derzeit »opfert« der deutsche Durchschnittsbürger freilich pro Tag allenfalls 40 Minuten für die Mahlzeiten,[37] 10 Prozent aller US-Amerikaner (mit steigender Tendenz) konsumieren ihr Mittagessen im Auto,[38] und eine Meinungsumfrage des Forsa-Instituts 1997 prophezeite: »Regelmäßige größere Mahlzeiten könnten bald ebenso der Vergangenheit angehören wie das gemeinsame Essen mit der Familie.«[39]
Angesichts solcher Entwicklungen wird der Wunsch, sich selber gesund erhalten zu wollen, zum Partisanentum wider den Zeitgeist – und gerade dadurch zum wesentlichen Mittel der (Di-) Streßvermeidung.

10

»Natur« und »Chemie«

Als ich – es ist schon fast zwanzig Jahre her – als praktischer Arzt in Mainz gearbeitet habe, erschien einmal ein junger Mann in meiner Praxis. Er suchte um eine Behandlung seiner Gonorrhöe nach, einer ansteckenden Geschlechtskrankheit (im Volksmund auch als »Tripper« bekannt), die mit Penicillin leicht zu kurieren ist. Mir schien es notwendig, das Vertrauen des jungen Mannes zu gewinnen, um mit ihm über seine Sexualgewohnheiten sprechen zu können – leicht möglich, daß diese das eigentliche Problem bildeten. Aber soweit kam es nicht – denn die ihm empfohlene antibiotische Behandlung lehnte mein Patient sogleich ab, und zwar mit großer Entrüstung. Sichtlich verärgert, begann er in einem Jutebeutel zu kramen, den er mitgebracht und über die Lehne des Stuhles gehängt hatte; alsbald zog er Tabak und Blättchen hervor: »Darf ich mir hier eine drehen, bitte?«

Der Gegensatz von »Natur« und »Chemie« ist heute in aller Munde, oft wird das Gegensatzpaar als gleichbedeutend mit der Qualifizierung »gut« und »böse« gebraucht. Für unseren Versuch, die Nebelwand der Legenden um Gesundheit und Krankheit zu durchstoßen und einen klaren Blick auf die Möglichkeiten und Grenzen einer ökologisch orientierten Heilkunde zu gewinnen, ist diese vereinfachende Gegenüberstellung jedoch keineswegs *erhellend*, sondern *irreführend*.

Das Problem liegt – so sehe ich die Dinge – nicht so sehr in der Herkunft und Herstellungsweise der dem Körper zugeführten Pharmazeutika, sondern darin, daß die Pharmakotherapie – wie auch immer die von ihr verwendeten Medikamente hergestellt worden sein mögen – alle anderen Bereiche der Therapie völlig dominiert und zur Belanglosigkeit erniedrigt.

Hingegen führt das Beharren auf einem vermeintlichen Gegensatz von »Natur« und »Chemie« in die Irre – dieser Gegensatz ist so auch gar nicht gegeben. Nicht nur, weil die Natur selber ja auch auf chemischen Prozessen aufbaut, ja gleichsam selber eine große Chemikerin ist. Sie ist nämlich in dieser Eigenschaft zudem auch eine große *Giftmischerin*. Es ist jederzeit möglich, sich diese giftigen Chemikalien durch den Genuß entsprechender Beeren oder Pilze einzuverleiben und dann eines »natürlichen Todes« zu sterben. Jeder afrikanische Medizinmann weiß das, und da ich mir vor etlichen Jahren viel Zeit genommen habe, um die ostafrikanische »Volksmedizin« gründlich zu studieren, weiß auch ich, wovon ich spreche.* Was »natürlich« ist, das heißt, was in der Natur ohne menschliches Zutun vorkommt, ist keineswegs immer zuträglich oder gar gesund. Hier wäre nicht

---

* Zum Studium empfohlen sei das Buch *Medicinal Plants of East Africa* von John O. Kokwaro (Nairobi 1976). Kokwaro macht auch deutlich, daß es sich bei der traditionellen ostafrikanischen Medizin keineswegs um eine »Volksmedizin« handelt, wie die modische Natur- und Ethnoschwärmerei von heute bisweilen annimmt. Die »Medizinmänner« sind hochqualifizierte Experten, die ihr im wahrsten Sinne des Wortes kostbares Wissen eifersüchtig hüten. »Ein Hauptproblem unserer Medizinmänner besteht darin, ihr Wissen geheim und vertraulich zu halten. Traditionsgemäß geben sie ihr Wissen nur an ihren erstgeborenen Sohn weiter. Dieses Wissen wird in der Regel erst dann weitergegeben, wenn der Vater alt oder dem Tode nahe ist.« (Kokwaro, S. 1, Übersetzung von Till Bastian)

nur der Tabak zu nennen, mit dem wir uns auch dann ins Grab bringen können, wenn er aus biologisch-dynamischem Anbau stammt. Auch mit »Naturheilmitteln« kann ein Mensch sich tödlich vergiften. 1988 starb ein neugeborenes Kind in der achten Lebenswoche; in der Autopsie wurde eine Leberzirrhose als Todesursache ermittelt. Als Verursacher des tödlichen Leberschadens wurde schließlich der Huflattichtee ausgemacht, den die Mutter während der Ṣchwangerschaft überreichlich konsumiert hatte, weil sie damit ihren Husten lindern wollte. Auch wenn dieser Fall seinerzeit seitens der Schulmedizin weidlich ausgeschlachtet wurde, um der unliebsamen Konkurrenz einen Schlag zu versetzen – er zeigt dennoch, daß ein Irrglaube nach Art des Schemas »natürlich = gesund« schlimme Folgen zeitigen kann.

Ein Schweizer Ärzteteam berichtete seinerzeit: »Wir fordern Ärzte dringend auf, nicht nur vor dem überflüssigen Gebrauch zugelassener Arzneimittel während der Schwangerschaft zu warnen, sondern ihre Patientinnen auch auf die Gefahren von Kräutern und Pflanzen aufmerksam zu machen.«[40]

Vielleicht ist mit dem irreführenden Gegensatzpaar aber etwas anderes gemeint – etwa der Unterschied zwischen »organisch gewachsen« und »künstlich hergestellt«. Aber auch diese Gegenüberstellung führt nicht weiter. Denn einerseits können wir ja den Tabak durchaus als Endform eines »Naturprodukts« ansehen, was seine Schädlichkeit keineswegs mindert; andererseits sind auch manche der in der Medizin verwendeten Substanzen »natürlichen« Ursprungs, etwa das seinerzeit von meinem Patienten brüsk zurückgewiesene Penicillin, das der Wissenschaftler Alexander Fleming entdeckte, als eine Pilzansammlung die Bakterienkulturen seines Labors im Wachstum hemmte – er hatte es quasi der Natur »abgelauscht«.

154

Hormone wie Insulin oder Cortison sind körpereigene Stoffe –
mit dem letzteren hat die Schulmedizin dennoch eine Menge
Unfug getrieben, indem sie es als schnell schmerzlindernde
»Wunderwaffe« zum Beispiel bei Gelenkbeschwerden übermäßig häufig eingesetzt hat, was die Patienten dann mit schweren Nebenwirkungen bezahlen mußten.

Umgekehrt handelt es sich ja auch bei den für die »Alternativmedizin« verwendeten Substanzen keineswegs um natürliche
oder naturbelassene Stoffe. Eher naturfern sind zum Beispiel die
Therapeutika der Homöopathen, bei denen in einem handwerk-
lich nicht eben einfachen Verfahren Verdünnungsreihen angesetzt werden, aus denen äußerst geringe Konzentrationen resultieren, die so in der Natur nicht vorkommen und auch gar nicht
vorkommen können (was von Schulmedizinern häufig als Argument gegen ihre homöopathisch arbeitenden Kollegen vorge-
bracht wird, obwohl es über die Wirksamkeit dieser Medikamente eigentlich gar nichts besagt).

Wir sollten uns angewöhnen, Arzneimittel grundsätzlich nach
ihrer Wirkungsweise einzuschätzen, nicht nach ihrer Herkunft
und Herstellung. Daß die Herstellungsweise natürlich dennoch
überprüft werden muß, einerseits weil sie selber Gefahren bergen kann, andererseits ihrer ethischen Vertretbarkeit wegen,
steht auf einem anderen Blatt. Ein Chemiker, der zum Beispiel
Cortison im Labor »synthetisiert«, das heißt künstlich herstellt,
handelt ja dem Grundsatz nach nicht anders als ein Reisender in
der Wüste, dem es an Trinkwasser mangelt und der in der Kühle
des Morgens mit einem Trichter aus Aluminiumfolie Kondens-
wasser aus der Luft gewinnen will – ist sein »künstliches«, syn-
thetisiertes Wasser deshalb abzulehnen?

Sinnvoll bleibt die Unterscheidung zwischen extrahierten und
synthetisierten Substanzen – extrahiert ist beispielsweise das

Chinin, ein Bestandteil des Chinarindenbaums (dessen eigentliche Heimat, nebenbei bemerkt, Südamerika ist). Bei synthetisierten Substanzen ist zu fragen, ob sie in der Natur vorkommen und gleichsam im Labor nachgebaut worden sind oder ob es sich um eine von Menschenhand und -hirn ersonnene Neukonstruktion handelt. Daß es von letzteren zu viele gibt, steht außer Frage – die chemische Industrie überschwemmt die Welt mit einer Woge solcher Kunstprodukte, deren Auswirkungen (und vor allem Wechselwirkungen!) oft allenfalls in Ansätzen bekannt sind. Hier ist zweifellos das Engagement mündiger Bürger gefordert. Aber es ist keineswegs sinnvoll, aus dieser berechtigten Kritik unzweckmäßige Beurteilungskriterien für jene Stoffe abzuleiten, die in der Heilkunde Einsatz finden können und sollen. Da wäre es doch besser, auf den ja gerade von vielen Alternativmedizinern hochgeschätzten Geheimrat Goethe zu hören:

Natur und Kunst, sie scheinen sich zu fliehen
Und haben sich, eh' man es glaubt, gefunden
Der Widerwille ist auch mir geschwunden
Und beide scheinen gleich mich anzuziehen ...

Praktische Nutzanwendung

In der Schulmedizin von heute hat die Behandlung mit Medikamenten alle anderen Formen der Therapie völlig an den Rand gedrängt. Viele dieser Medikamente sind aus irrtümlichen Annahmen heraus entstanden, sind in ihrer Wirkungsweise nicht genau erforscht und haben möglicherweise schwere Nebenwirkungen. Kein Medikament ist wirkungs- und damit nebenwirkungsfrei (nicht einmal das »Placebo«, die einfache Zuckerkapsel – denn darin, daß auch diese Kapsel Wirkung zeitigt, besteht ja gerade der Wert des Placebo-Versuchs). Dies gilt *auch* für »natürliche«, das heißt in der Natur vorkommende, naturbelassene oder naturnahe Stoffe.

Damit soll keineswegs ein Loblied der Gentechnologie gesungen werden – deren Gefahren sehe ich klar und beurteile sie als gravierend. Sie bestehen aber nicht in der Verwischung der Grenzen zwischen »Natur« und »Kunst«, sondern im möglichen Einbau neuer Gefahrenpotentiale in die natürliche Ausstattung des Organismus.

Vor jeder Therapie mit Arzneimitteln muß eine genaue Abklärung der Therapieziele stehen (und diese Klärung der Therapieziele ist allemal wichtiger als die »lückenlose« Diagnostik): Was soll erreicht werden? Kann es überhaupt erreicht werden und bis zu welchem Grad? Muß der Schmerz wirklich bekämpft werden, ist es tatsächlich notwendig und sinnvoll, das Fieber zu senken, das ja nicht nur Krankheitszeichen, sondern auch Heilungsvorgang ist? Inwiefern ist ein Medikament sinnvoll? Gibt es auch nicht-medikamentöse Wege zum selben Ziel – etwa die Fiebersenkung durch Wadenwickel? Welche Vorteile, welche Nachteile hätten diese? Und wenn doch ein Medikament verwendet wird – was sind seine möglichen Nebenwirkungen? Muß diesen mit einem anderen Medikament begegnet werden, oder gibt es Alternativen?

An etlichen praktischen Beispielen werden wir diese Fragen im folgenden weiter erörtern.

Wenn ein Therapeut, ob Arzt oder nicht, solche Probleme sorgfältig mit seinen Patienten bespricht, darf dies als Qualitätsnachweis gelten. Wenn er vorschnell mit Etikettierungen wie »natürlich« oder »chemisch« hantiert, so begründet das mit hoher Wahrscheinlichkeit Zweifel an der Qualität der von ihm empfohlenen Therapie.

11
Ernährung und Vitamine

Ich erinnere mich noch recht gut an die Frühtage der Fernsehreklame, als einer der größten Mineralölkonzerne damit warb, das von ihm vertriebene Benzin sei mit »Platformat« versetzt und deshalb besser. Zwei identische Automobile starteten, die gleich großen Tanks im einen Wagen mit Platformat-Benzin, im anderen mit Kraftstoff ohne jenen Wunderzusatz gefüllt. Dort, wo der Wagen ohne Platformat im Sprit mit leerem Tank liegenblieb, stellten Helfer einen Holzrahmen auf, über den Papier gespannt war – und mit Vollgas fuhr der andere Wagen mitten hindurch. Mit Platformat kommt man eben weiter – so die Botschaft.

Der Haken an der Sache: Es gab zu jener Zeit im Handel ohnehin nur Benzin zu kaufen, das mit jenem als Platformat bezeichneten Zusatz versetzt war: an allen Zapfsäulen aller Mineralölkonzerne. Das Benzin »ohne Platformat« hatte für den Werbespot eigens hergestellt werden müssen!

Ganz ähnlich verhält es sich mit vielen Nahrungsmittelbestandteilen und speziell mit den »Vitaminen«. Präparate, die solche Stoffe in hohen Dosen enthalten und als angeblich gesundheitsfördernd der Nahrung zugesetzt werden sollen, dienen in nahezu allen Fällen in erster Linie der finanziellen Gesundung des Herstellers. Gegenteilige Behauptungen sind fast immer Legenden. Das Problem der »Vitamine« und ihrer Zufuhr in den Körper bzw. der Bekämpfung vermeintlicher oder wirklicher Mangelzustände ist quasi ein »Modellfall« für Legendenbildung beim Thema Ernährung schlechthin.

Wozu Vitamine gut sind

Als Vitamine bezeichnet man Stoffe, die unser Körper nicht selber herstellen kann, die aber lebenswichtig sind und ihm daher mit der Nahrung zugeführt werden müssen, wenn eine Beeinträchtigung unserer Gesundheit vermieden werden soll. Eine typische »Vitaminmangelkrankheit« ist zum Beispiel der Skorbut, der früher die Seefahrer plagte – etwa bei Vasco da Gamas Indienfahrt 1497 bis 1499, die von 161 Männern nur 55 überlebten. Da es beim mitgeführten Proviant weder Obst noch frisches Gemüse gab, litten die Seeleute bald unter Vitamin-C-Mangel, der unter anderem dazu führte, daß ihnen das Zahnfleisch über die Zähne wuchs. Erst der britische Kapitän James Cook fand den Ausweg, durch eine tägliche Ration Zitronensaft dieser Zeit der Leiden ein Ende zu machen.

Die Einteilung der Vitamine ist, ebenso wie der Name selber, der Wissenschaftsgeschichte geschuldet, und an beidem kann man, vom heutigen Kenntnisstand aus, mit Fug und Recht herummäkeln. So ist die an das lateinische Wort »vita« (= Leben) angehängte Endung »-amine« der falschen Vorstellung des polnischen Chemikers Kazimierz Funk anno 1912 zu verdanken, der irrigerweise glaubte, jedes »Vitamin« müsse Stickstoff enthalten (er selber hatte das Thiamin bzw. das Vitamin B_1 entdeckt). Außerdem könnten wir, der obigen Definition entsprechend, zum Beispiel auch die »essentiellen Aminosäuren« zu den »Vitaminen« hinzurechnen, also Eiweißkörper, die der Organismus sich ebenfalls von außen zuführen muß. Man hat es aber dennoch bei der überkommenen Einteilung der Vitamine belassen, die mit Großbuchstaben gekennzeichnet werden, weshalb wir von Vitamin A, Vitamin B, Vitamin C usw. sprechen. Dafür gibt es einen Grund: Typisch für diese »Vitamine« ist, daß es nur sehr geringe Mengen sind, die dem Körper im wahrsten Wortsinne »eingespeist« werden müssen.

Schon daraus folgt, daß bei einer halbwegs vernünftigen und abwechslungsreichen Ernährung »Avitaminosen«, das heißt Mangelzustände, sehr selten sind. Natürlich gibt es sie, doch in unseren Breiten, also in den reichen Industrieländern, besteht keinerlei Grund, sie zum »schwarzen Mann« der Ernährungslehre hochzustilisieren, mit dem allen Unfolgsamen Angst eingejagt wird. Und auf einem ganz anderen Blatt steht der »Vitaminkult«, der in verschiedenen Ausprägungen seine Hochzeiten feierte. So wollten die Amerikaner Hoffer und Osmond in den fünfziger Jahren Schizophrenie und andere Erkrankungen durch Vitamin-B-Gaben heilen. Um diese Idee ist es ebenso still geworden wie um den emphatischen Ratschlag des – zweifellos persönlich höchst integren – Doppelnobelpreisträgers Linus Pauling, Vitamin C quasi als »Wunderwaffe« zur Gesunderhaltung einzusetzen. Noch später geriet das Vitamin E, das 1922 entdeckte Tocopherol, in den Ruf eines Allheilmittels, obschon es Mangelerscheinungen eigentlich nur dann gibt, wenn man sie labormäßig »erzwingt« – wie im »Platformat«-Werbespot.

Aus alledem folgt, jenseits eines vor allem auf Legenden gegründeten »Vitaminkults«, wie er jahrzehntelang üblich gewesen ist, mindestens zweierlei:

- Vitamine sind für eine gesunde Ernährung notwendig, aber noch lange nicht hinreichend – oder umgekehrt gesagt: Eine bestimmte Ernährungsweise mag unseren Körper ausreichend mit Vitaminen versorgen, aber sie kann dennoch gesundheitsschädlich sein (der römischen Aristokratie, die die ganze Mittelmeerregion geplündert hat, um sich einen raffinierten Speisezettel zusammenzustellen, auf dem zum Beispiel Nachtigallenzungen eine große Rolle spielten, dürfte es vermutlich nicht an Vitaminen gemangelt haben – Schwermetallvergiftungen hingegen könnten ziemlich häufig gewesen sein, da man für die Trinkwasserversorgung überwiegend Bleirohre verwendet hat).

- Da wir verschiedene Vitamine benötigen, ist der beste Garant einer ausreichenden Vitaminversorgung eine abwechslungsreiche Ernährung. Diese mag für ein Kind aus den Slums von Mumbai (früher Bombay) oder São Paulo ein großes Problem darstellen; wer sich aus dem Warenangebot eines deutschen Supermarkts bedient und dabei vor allem an frisches Obst und Gemüse denkt, wird, was die Vitaminversorgung anbetrifft, kaum je in einen Mangelzustand geraten (womit, siehe oben, eine »gesunde Ernährung« noch keineswegs garantiert ist). Als Faustregel mag gelten, daß eine Banane, eine Zwiebel und eine Möhre pro Tag, dazu ein Glas Milch und zwei Scheiben Vollkornbrot, die nötige Vitaminversorgung garantieren können. Der größte Feind der Vitaminzufuhr (und einer gesunden Ernährung schlechthin) sind einseitige Lebensweisen aller Art – bis hin zu extremen Diäten.

Andere lebenswichtige (»essentielle«) Nahrungsbestandteile

Wie bereits erwähnt, gibt es auch noch andere Nahrungsbestandteile, die als überlebenswichtig betrachtet werden müssen, aber nicht als Vitamine bezeichnet werden. Es verwundert immer wieder, wie wenig Aufmerksamkeit der weitverbreitete *Jodmangel* findet, der recht exakt beziffert werden kann und obendrein leicht zu beheben wäre. Deutschland ist, gemessen an den Richtlinien der Weltgesundheitsorganisation (WHO), ein endemisches »Kropfgebiet«, das heißt, mehr als 10 Prozent der Bevölkerung leiden an einer durch Jodmangel vergrößerten Schilddrüse (Struma). Dieses Problem ist besonders in Süddeutschland ausgeprägt (was vor Jahren den Kabarettisten Werner Finck zu dem Ausspruch veranlaßte: »Hier stehen meine lieben Bayern – Kropf an Kropf«).

Der durchschnittliche tägliche Jodmangel beträgt 100 Mikrogramm pro Erwachsenen; die Verwendung von Jodsalz wäre ein geeignetes Mittel, dem entgegenzuwirken, ein wichtiges Reservoir zur Deckung des Jodbedarfs ist auch der Verzehr von Seefisch. Zusätzlich kann die Bedarfsdeckung durch Tabletten erwogen werden. Die Verhinderung eines Jodmangels ist übrigens auch der beste Weg, den Einbau von *radioaktivem* Jod in die Schilddrüse zu verhindern – als der Tschernobyl-Fallout 1986 auf die Bundesrepublik herunterrieselte (allerdings in regional höchst unterschiedlicher Verteilung), wäre eine »Jodzufuhr für jedermann« vermutlich anzuraten gewesen. Ich muß selbstkritisch feststellen, daß ich seinerzeit die gegenteilige Meinung vertreten habe, was mir heute nicht wenig peinlich ist.[41] Auf die vielen belastenden nuklearmedizinischen Maßnahmen zur Diagnostik und Therapie von Schilddrüsenerkrankungen, die bei ausreichender Jodzufuhr vermieden werden könnten, sei nur am Rande hingewiesen.

Ein anderer unverzichtbarer Nahrungsbestandteil sind die »essentiellen Aminosäuren«. An deren Beispiel läßt sich zeigen, daß die Qualität des Nahrungsangebots keineswegs immer nur vom individuellen Verhalten abhängt. In Abbildung 6, die zwei Kurven zeigt, geht es um Kartoffeln, und zwar um solche der Sorte »Bona«.[42] Die beiden keineswegs deckungsgleichen Linien ver-

162

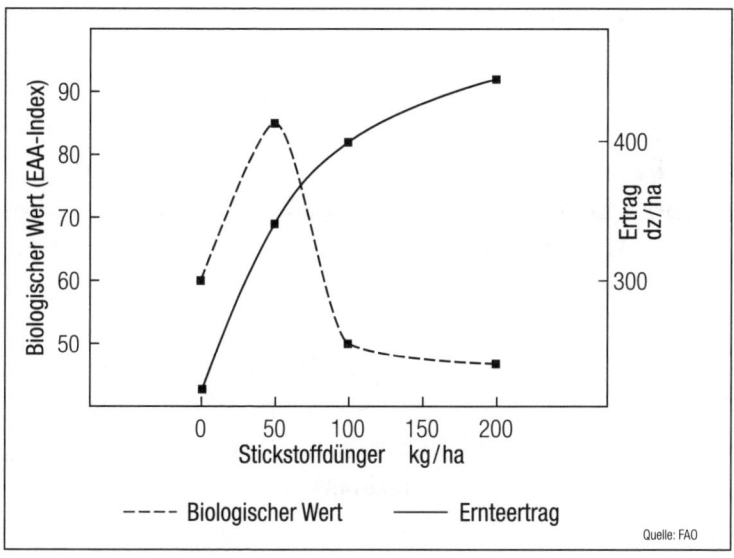

Abbildung 6: Düngemitteleinsatz und seine Folgen
(am Beispiel von Kartoffeln der Sorte »Bona«)

anschaulichen verschiedene Veränderungen, die mit der jeweils
eingesetzten Menge an Stickstoffdünger korrelieren. Da ist zum
einen eine »kollektive« Größe, nämlich das Gewicht der insgesamt
geernteten Kartoffelmenge. Die kontinuierlich ansteigende, sich
dann freilich einer Sättigungsgrenze nähernde Kurve bezeugt,
daß der Ernteertrag mit steigender Düngermenge wächst (»Viel
hilft viel!«). Die andere, zunächst ebenfalls ansteigende, dann
aber abfallende Kurve bildet dagegen eine individuelle Größe ab:
den Gehalt der einzelnen Kartoffeln an für den Menschen lebenswichtigen Eiweißstoffen, eben jenen »essentiellen Aminosäuren«,
die ernährungsphysiologisch ein Gradmesser für die Qualität
menschlicher Nahrung sind. Und der Gehalt an diesen wertvollen
Inhaltsstoffen nimmt bei gesteigertem Düngereinsatz und gleichzeitig wachsendem Ernteertrag *ab!* Zwar gibt es offensichtlich

163

einen (schmalen) optimalen Bereich; wird er aber infolge einer konsequent »mit allen Mitteln«, das heißt durch intensive Düngung und um den Preis schwerer Umweltschäden, gesteigerten Ernteproduktion verlassen, so degeneriert die Kartoffel – eigentlich ein für die menschliche Ernährung höchst wertvoller Eiweißlieferant – zum bloß noch magenfüllenden Kohlehydratspeicher. Kurzum: Die Erntemenge (und vielleicht auch der für sie realisierte Marktpreis) mag *wachsen*, aber der ernährungsphysiologische Wert der hier geernteten Kartoffeln *sinkt* – der Bauer fährt zwar *mehr* Kartoffeln in die Scheuer ein, was er aber nach der Ernte auf dem Markt anbietet, ist als Lebensmittel eindeutig *weniger* wert. Zuwachs auf dem einen Pol bedeutet also Verarmung auf dem anderen – und diese Koppelung ist keineswegs zufällig, sondern ganz offensichtlich durch denselben Grundvorgang – den Düngemitteleinsatz – bedingt.

Essentiell – jedenfalls im weiteren Sinne – sind übrigens nicht nur Vitamine, Spurenelemente, Aminosäuren usw., sondern interessanterweise auch Stoffe, die im Körper offensichtlich zu nichts gut sind außer dazu, wieder ausgeschieden zu werden. Gemeint sind die sogenannten Ballaststoffe, von denen man die Nahrung jahrelang mühsam, kostenaufwendig und energieintensiv befreien zu sollen geglaubt hat (polierter Reis, Weißmehl usw.). Daß der Mangel an solchen Ballaststoffen die Entstehung verschiedener Krebsformen begünstigt, steht heute außer Frage.

Mangel oder Überangebot

Es ist generell zu fragen, ob die größte Gesundheitsgefahr – noch einmal sei betont: wir reden von der Situation in den reichen Industrieländern der Nordhemisphäre – aus Mangel oder aus Überfluß resultiert. Mangel an Vitaminen und Spurenelementen ist prinzipiell möglich und kommt auch vor – bei uns allerdings eher selten. Weit verbreitet ist allerdings das Überangebot, das heißt die übermäßige Kalorienzufuhr. Eine Studie der obersten US-Gesundheitsbehörde an 22 388 Personen ergab 1997, daß mehr als ein Drittel aller Erwachsenen, 12 Prozent der Jugendlichen und 14 Prozent der Kinder übergewichtig sind. Das sind die höchsten Werte seit Beginn der Untersuchung Anfang der sechziger Jahre. Der Epidemiologe Richard Troiano führt die Zunahme der Fettpolster vor allem auf die Abnahme der Bewegung der Menschen zurück. »Man muß ja heute nicht mal mehr das Garagentor selbst aufmachen«, merkte er an.[43] Dahinter scheint sich eine allgemeine Tendenz zu verbergen, denn in den USA haben auch mehr als 25 Prozent der Hunde und Katzen Übergewicht – das ergab eine Studie der University of Minnesota. Ein Viertel der Tiere wiegt zuviel, weitere 5 bis 6 Prozent sind sogar fettsüchtig. (Allerdings schneiden die Haustiere besser ab als ihre Halter. Wie oben bereits erwähnt, ist über ein Drittel aller Amerikaner – 33 Prozent der US-amerikanischen Männer und 36 Prozent der Frauen – zu schwer.[44]) Verstärkend wirkt die Tendenz zum »Fast food«, wodurch der Körper schneller mit Kalorien aufgesättigt wird, als ein subjektives Sättigungsgefühl entstehen und dem weiteren Nahrungsverzehr entgegenwirken kann[45] – aber auch ein schon seit längerer Zeit wirksamer kulturhistorischer Wandel in den Ernährungsmustern. Was heute als erstrebenswerter »Luxus für alle« gilt, war früher dem politischen Establishment vorbehalten: Fleisch wurde erst im 14. Jahrhundert, nach dem Ende der »Schwarzen Pest«, zum Volksnahrungsmittel (»Fleisch ist ein Stück Lebenskraft« – mehr zu dieser Legende[46] im folgenden (S. 166 ff.), und auch Zucker war zur selben Zeit für den Hochadel reserviert. Gesüßt wurde mit Honig, der aber ebenfalls als Luxus galt, das

165

heißt also, gesüßt wurde bei armen Leuten selten. Fünf Kilogramm Rohrzucker kosteten um 1400 soviel wie ein Pferd. Diese Betrachtungen leiten über zum Problem des qualitativen Überangebots. Abgesehen von den vielen sonstigen, meist überflüssigen Zusatzstoffen wird unsere Nahrung gegenwärtig viel zu stark gesüßt und viel zu stark gesalzen. Die resultierende *Verkümmerung des Geschmacksempfindens* ist wohl kaum ein geringeres Problem als die bereits zur Selbstverständlichkeit gewordene *Beiläufigkeit des Essens*, die für jede Gelegenheit einen passenden »Müsliriegel« oder einen anderen »kleinen Snack« in Reserve weiß. Auf die Hektik, mit der wir uns unsere Nahrung einverleiben – mit den Gedanken meist irgendwo anders beschäftigt –, habe ich ja bereits oben hingewiesen. Interessanterweise sind Männer hier besonders empfänglich für selbstschädigendes Verhalten – wie sie auch jene Zubereitungsformen, um deren Schädlichkeit wir heute wissen, stärker bevorzugen als Frauen. Bereits Jungen essen mehr Salz, Fett und Zucker, aber weniger Obst und Gemüse als Frauen, wie sie auch scharf angebratenes oder gegrilltes Fleisch in größeren Portionen bevorzugen. Ihrer Gesundheit leisten sie damit einen Bärendienst.

Fleischverzicht?

Ein recht weitgehender Fleischverzicht ist sicherlich auch medizinisch sinnvoll; ich persönlich nenne mich aber dennoch nicht »Vegetarier«, weil mich an diesem Wort nicht zuletzt der »-arier« stört (bekanntlich gehörten auch Adolf Hitler und Heinrich Himmler zur Zunft; letzterer verstand sich übrigens durchaus als »Naturmediziner«, und einige der von ihm angeordneten grausamen Menschenversuche dienten nicht zuletzt der Erprobung »alternativer« Heilmethoden ...[47]). Die größere Gesundheit von fleischfrei lebenden Menschen ist gut dokumentiert, aber schwer zu beurteilen, da es sich bei ihnen um eine Personengruppe handelt, die auch mit Blick auf andere Risiken besser für ihre Gesundheit sorgt.[48] Als im Jahr 1996 in Hohenheim (Baden-Württemberg) eine »Konsenskonferenz« der Weltgesundheitsorganisation zum Thema »Die Bedeutung der Ernährung in der Prävention und Therapie von Krebs« tagte, kam am Ende allerdings – und gewiß zu Recht – eine generelle Empfehlung zur Reduzierung des Fleischverzehrs zustande, und zwar für alle erörterten Arten von Krebs.[49] Zur Primärprävention, das heißt zur vorbeugenden Verhinderung von Krebs, wurde allgemein empfohlen:

- Steigerung des Gemüse- und Obstverzehrs (drei bis fünf Portionen pro Tag),
- Reduktion des Fleischverzehrs,
- Reduktion des Verzehrs tierischer Fette,
- Steigerung der Zufuhr vegetabiler Fette (Öle),
- Vermeidung von geräucherten und gepökelten Lebensmitteln,
- Vermeidung von Rauchen,
- mäßige Alkoholzufuhr.

Zum ersten Punkt (der Steigerung des Gemüse- und Obstverzehrs) wäre ergänzend anzumerken, daß die antioxidativen Stoffe, die für den Schutz gegen Krebs verantwortlich gemacht werden, in Grünkohl, Knoblauch und Spinat besonders reichlich zu finden sind (auf den nächsten Plätzen der »Hitliste« folgen Brokkoli und Rosenkohl). Auf den letzten Punkt (mäßige Alkoholzufuhr) komme ich später zurück (siehe S. 172). Eine Minderung der verzehrten Fleischmenge (sie belief sich in Deutschland im »Spitzenjahr 1987« netto auf fast 70 Kilogramm pro Kopf und Jahr und ist seither geringfügig abgesun-

167

ken) ist in jedem Fall wünschenswert. Ebenso ist auf die Zufuhr von qualitativ einwandfreiem Fleisch zu achten, und zwar sowohl hinsichtlich der Herkunft (keine Tierzucht mit Verwendung von Antibiotika, Hormonen usw.) wie auch bezüglich der Zubereitung (Meidung von geräuchertem und gepökeltem Fleisch, keine Zubereitung auf dem Gartengrill usw.). Was die Tierhaltung betrifft, so sei nur am Rande erwähnt, daß ein Schwein früher ein Jahr gemästet wurde – heute ist es in 120 Tagen schlachtreif und hat zwei Rippen (und damit vier Koteletts) mehr; in seiner Aufzucht dürfen unter anderem Substanzen verwendet werden, die als Arzneimittel für Menschen verboten sind (etwa das erbgutschädigende Dimetridazol).

Darüber hinaus zeigt sich aber bei der Diskussion über den Fleischverzehr oder Fleischverzicht häufig eine Vermischung von medizinischen und ethischen Argumenten, die eigentlich, der Klarheit in der Sache wegen, besser vermieden werden sollte. Ganz ohne Zweifel hat Mutter Natur den Menschen – ganz wie das Schwein – als *Allesfresser* konstruiert; gerade Naturvölker leben meistens *nicht* vegetarisch. Mäßiger Genuß von qualitativ hochwertigem Fleisch ist zweifellos nicht gesundheitsschädlich – was nicht bedeutet, daß davon nicht aus anderen Gründen abzuraten wäre. Die Argumente für einen Fleischverzicht sind keineswegs »natürlich« – denn Philosophie, Ethik und Politik sind Ergebnisse menschlichen Strebens, also »Kunstprodukte«. Hier gibt es zwei Argumentationslinien, die beide höchst bedenkenswert sind. Die erste verweist ganz generell auf die Problematik des Tötens – »Ich esse meine Freunde nicht«, so hat George Bernard Shaw seine Haltung bündig zusammengefaßt, und der Dichter Leo N. Tolstoi hat angemerkt, es werde Schlachtfelder geben, solange es Schlachthäuser gibt. Als Gegenargument bleibt, daß der Verzicht auf Töten zwecks Nahrungsaufnahme noch keine »sauberen Hände« garantiert – es ist meist eine Frage der Beobachtungsschärfe, das heißt des genauen Hinsehens, ob wir uns darüber Rechenschaft ablegen, wie sehr unser Leben in anderes Leben eingreift. Kaum jemand wird die Ausrottung der Pockenviren für ethisch mißbilligenswert halten, und ein Gang durch eine Frühlingswiese mag sich, genau betrachtet, als Massenmord an Dutzenden von Kleinlebewesen erweisen. Aber im Grunde ist die Reichweite dieses Gegenarguments recht begrenzt: Es zeigt eigentlich »nur«, daß auch fleischfreies Leben konflikthaft bleibt, was keineswegs gegen den Fleischverzicht als solchen, höchstens gegen manche mit ihm verknüpfte Ideologie spricht. Das wußte auch schon Albert Schweitzer, der seine nach wie vor lesenswerte »Ethik der Ehrfurcht vor dem Leben« keineswegs als die Garantie einer konfliktfreien Harmoniewelt betrachtete, im Gegenteil! Schweitzer meinte sogar: »In der Wahrheit sind wir, wenn wir die Konflikte immer tiefer erleben. Das gute Gewissen ist eine Erfindung des Teufels.«[50]

Das zweite Argument für einen Fleischverzicht oder jedenfalls für eine drastische Minderung des Fleischanteils in der Nahrung ist weltpolitischer Art: Daß rund zehn Kilogramm Getreide benötigt werden, um ein Kilogramm Rindfleisch zu erzeugen, ist allgemein bekannt – Fleischproduktion, global organisiert, ist letztlich zugerichtet auf den Luxuskonsum einiger weniger, die das unverdiente Glück genießen, durch Geburt und Herkunft privilegiert zu sein.[51] Diese Überlegungen bewogen mich selber zum Fleischverzicht.

Es gibt auch für die hier angeschnittenen Probleme keine »einfachen Lösungen«; bedenkenswert sind sie allemal. Ernährung und Ethik haben eben doch mehr miteinander gemein als nur den Anfangsbuchstaben.

Diät

Ihre Diät ist den Deutschen Milliarden von Mark wert. Der »Bundesverband der Hersteller von Lebensmitteln für besondere Ernährungszwecke«, der an dieser Obsession offenkundig gut verdient, gab im Mai 1997 bekannt, daß im Vorjahr zum Kauf von Diätlebensmitteln für Erwachsene 2,4 Milliarden DM ausgegeben worden sind; noch einmal die Hälfte dieser Summe entfiel zusätzlich auf Baby- und Kleinkindnahrung.[52]

Hier ließe sich viel Geld sparen, denn die meisten Diätempfehlungen folgen medizinischen Legenden, und umgekehrt ist eine wirklich gesundheitsförderliche Ernährung keineswegs eine teure Sache. Oft liegt der »Diät« ein Wunsch nach Kontrolle des eigenen Körpers bzw. seines Gewichts zugrunde, der selber als problematisch einzustufen ist (siehe S. 131 ff.). Wirkliche, dauerhafte Gewichtsverminderung läßt sich eben nur durch Senkung der Kalorienzufuhr erreichen, wobei der Alkoholverzicht ein unabdingbarer Schritt ist (und zum Beispiel für den Autor dieser Zeilen meist völlig ausreichend, wenn er sein Körpergewicht – derzeit 76 Kilogramm – reduzieren möchte).

Verzicht auf Nikotin, Meidung exzessiven Alkoholkonsums und eine abwechslungsreiche, kalorisch knappe Ernährung – das sind die wichtigsten »Diätregeln«, und in 99 Prozent aller »Fälle« reichen sie völlig aus. Von speziellen Diätplänen ist die Medizin zu Recht weitgehend abgekommen, was sich am Beispiel der einst so beliebten »Magenschonkost« darstellen läßt. Drei Punkte lassen sich hier besonders hervorheben:

- Es ist nicht belegt, daß viele kleine Mahlzeiten gesünder sind als einige wenige große.
- Milch hat keine »neutralisierende« Wirkung auf die Magensäure und ist deshalb auch kein wirksames »Heilmittel«.

■ Auch das Verbot von Bohnenkaffee für »Magenkranke« ist offenbar wenig
sinnvoll. Die Produktion von Magensäure wird durch koffeinfreie, »milde«
Kaffeesorten bzw. durch die darin enthaltenen Röststoffe nicht weniger an-
geregt als durch »normalen« Kaffee samt Koffein.*

So bleibt, unter dem Strich, eigentlich nur die Schlußfolgerung:
Vor Diäten aller Art ist meistens sehr zu warnen ...
Und daß nicht alles, was als gesund gilt, auch wirklich gesund
ist, kann noch am Beispiel der Mineralwässer verdeutlicht werden, die für viele ein wesentlicher Bestandteil gesundheitsbe-
wußter Ernährung sind. Der jährliche Mineral-, Tafel- und Heil-
wasserkonsum pro Kopf hat sich im Zeitraum von 1980 bis
1993 von 40 auf 92 Liter mehr als verdoppelt. Unkenntnis der
Verbraucher über die Qualität ihres Trinkwassers sowie immer
neue Fälle von Wasserverschmutzung lassen die Nachfrage nach
abgefülltem Wasser steigen. Rund 350 verschiedene Sorten Mi-
neral-, Quell- und Tafelwasser sind derzeit auf dem Markt.
ABER: *Trotz der geforderten natürlichen Reinheit sind Mineralwässer je nach ihrem Gewinnungsort in gewissem Umfang mit
ubiquitär auftretenden Schadstoffen verunreinigt. Einige der
Grenzwerte liegen HÖHER als die entsprechenden Grenzwerte
der Trinkwasserverordnung, und für manche Inhaltsstoffe sind
gar keine festgelegt!* (Beispiel: Ein Liter Mineral- oder Tafelwasser darf *mehr* Arsen enthalten als ein Liter Trinkwasser; für Cy-

---

* Ich halte es allerdings für durchaus problematisch, wenn der Autor, der solche Erkenntnisse referiert, dabei zu folgendem Schluß gelangt: »Ulkuspatienten verlangen meist eine
Diätverschreibung. Sie sollte ihnen gegeben werden, auch wenn der Wert nicht gesichert
ist. Am besten rät man dem Patienten von dem·ab, was er als unverträglich bezeichnet,
empfiehlt eine ›fade‹ Diät und trotz fehlender Beweise des Nutzens nach wie vor fünf bis
sechs kleinere Mahlzeiten anstelle weniger großer ...« (G. Grabner: »Ulkuskrankheit – Was
gibt es Neues neben der konservativen Therapie?«, in: *Monatskurse für die ärztliche Fortbil-
dung*, Heft 1/2, Januar 1985).

171

anide, Fluorid, Nitrat und Nitrit gibt es bei Trinkwasser einen Grenzwert, bei Mineral- und Tafelwasser aber *nicht!*)[53] Daß umgekehrt Alkoholzufuhr in mäßigen Graden (das heißt: unter 40 Gramm Alkohol pro Trag, was, grob geschätzt, zwei Flaschen Bier oder einer halben Flasche Wein entspricht) und vor allem das sprichwörtliche»Gläschen Rotwein« tatsächlich die Sterblichkeit durch Herzinfarkt senkt, also – im Medizinerchinesisch gesagt – eine»kardioprotektive Wirkung« besitzt, ist mittlerweile durch so viele Studien bewiesen, daß ich mir die Literaturverweise spare. Ohne exakt beziffert zu werden, war diese Überzeugung auch schon während meines Medizinstudiums populär: Wiesen bei der Sektion einer Leiche die Herzkranzgefäße des Toten besonders wenige arteriosklerotische Verhärtungen auf, ließ sich der Prosektor gerne die Krankengeschichte bringen – und sein Verdacht, es habe sich um einen Alkoholiker gehandelt, erwies sich recht häufig als zutreffend.»Der hat sich die Koronarien jung gesoffen«, lautete dann, typisch medizynisch, der entsprechende Kommentar. Ein unlängst im»Deutschen Ärzteblatt« erschienenes Übersichtsreferat bestätigte diese Zusammenhänge ausdrücklich:»Mäßiger Alkoholkonsum besitzt erwiesenermaßen einen positiven Effekt auf die Gesamtmortalität, speziell über die Verminderung von Inzidenz und Mortalität einer koronaren Herzkrankheit.«[54]

Praktische Nutzanwendung

Es ist bereits erwähnt worden, daß es für die Förderung der Gesundheit durchaus ausreicht, sich ohne jeden Diätfanatismus eine abwechslungsreiche Mischkost selber zusammenzustellen. Die wenigen Regeln, die es dabei zu beachten gilt, sind mustergültig in der»Gießener Konzeption für Vollwerternährung« zusammengestellt, die ihrerseits nicht nur medizinische Gesichts-

172

punkte berücksichtigt, sondern auch den Aspekt der Umwelt- und Sozialverträglichkeit.[55] Die wichtigsten Ansatzpunkte sind:

- Die Bevorzugung pflanzlicher Lebensmittel mit ihrem geringeren Gehalt an Proteinen und Fett und ihrem hohen Anteil an komplexen Kohlenhydraten und Ballaststoffen.

- Die Bevorzugung gering verarbeiteter, möglichst naturbelassener Lebensmittel (hierzu gehört auch die Ablehnung des »Food Design«, das immer mehr um sich greift und für das die Europäische Union seit Oktober 1997 insgesamt 297 Zusatzstoffe erlaubt, die über den sogenannten E-Code nur äußerst schwer zu identifizieren sind).

- Der reichliche Verzehr unerhitzter Frischkost und

- die Zubereitung der restlichen Nahrung auf schonende Weise, das heißt durch möglichst kurze Kochzeiten, Verwendung geringer Fettmengen und Verzicht auf bekannt schädliche Prozeduren (Räuchern, Pökeln, Grillen über offenem Feuer mit herabtropfendem Fett usw.).

- Durch fleischfreie Ernährung läßt sich nicht nur der Verlauf chronisch-entzündlicher Erkrankungen bessern und ein Beitrag zur Krebsvorsorge leisten, sondern auch der Schadstoffgehalt der Muttermilch wesentlich herabsetzen (diese wäre ja, fiele sie unter das Lebensmittelgesetz, schon längst »von Amts wegen« verboten). Bei geplanten Schwangerschaften ist den Müttern zumindest ein »vegetarisches Intervall« dringend anzuraten – je länger, desto besser.

Wird darüber hinaus nicht nur das »Was«, sondern auch das »Wie« der Ernährung ausreichend berücksichtigt, wird also in bewußter Absetzung von allen »Fast-food«-Ritualen[56] und von der damit verbundenen Herabwürdigung des Essens zur Abfütterung darauf beharrt, daß Kochen und Essen wichtige Interpunktionen des Lebensablaufs darstellen, deren gemeinsame Gestaltung eine wesentliche Quelle von Freude und Genuß sein kann – dann hat der Gegenwartsmensch schon sehr viel getan, um sich gesund zu erhalten. Daß ihm dies – jedenfalls in bestimmten Regionen unseres Heimatplaneten – überhaupt möglich ist, sollte zugleich ein Stachel des Nachdenkens sein.

Ein offenes Wort zum Schluß

Ich möchte zum Abschluß dieses Kapitels auf eine Frage zurückkommen, die ich im letzten Abschnitt des ersten Teils bereits kurz angeschnitten hatte. Ist nicht die ganze Erde – aus der Perspektive sowohl des »Umweltmediziners« wie im Blickwinkel eines politisch interessierten Weltbürgers – unsere »Mitwelt«? Und ist, wenn wir die Probleme global betrachten, nicht auch in manche Fürsorge für »gesunde Nahrung« ein großes Stück »Luxusmedizin« mit eingemischt? Der Jahresbericht des Kinderhilfswerks der Vereinten Nationen (UNICEF), der alljährlich veröffentlicht wird, lehrt es uns mit brutaler Deutlichkeit: Noch immer ist es so, daß weltweit rund 110 000 Menschen *täglich* verhungern – darunter circa 30 000 Kinder, weit überwiegend auf der Südhalbkugel. Niemand kann sagen, er habe davon nichts gewußt. Und währenddessen »füttern«, vor allem auf der reichen Nordhalbkugel, Tausende von anderen Kindern hingebungsvoll ihre »virtuellen Haustiere«, die »Tamagotchis«.[57] Ist dies nun ein Zeichen der oben bereits erwähnten »kognitiven Dissonanz« (siehe S. 95 f.) oder aber das Ergebnis einer Erkrankung, die als Verhärtung unserer Herzen bezeichnet werden muß?

12
Verdauung

Wenige Dinge sind uns hierzulande so wichtig wie die Verdauung und ihr »Endprodukt«, der Stuhlgang. Daß es sich hierbei auch um eine Mentalitätsfrage handelt, die sehr viel mit »deutscher Gründlichkeit«, also mit Ordnungsliebe und Pedanterie zu schaffen hat, ist natürlich nicht unbemerkt geblieben. Erica Jong vermerkte nach gründlicher Inspektion der deutschen Toiletten treffend jene »reizende, für die fallende Scheiße bestimmte kleine Porzellanplatte (damit Sie erstere begutachten können, bevor sie auf Nimmerwiedersehen in den gurgelnden Schlund wirbelt) ...«[58] – gewiß fiel ihr diese kleine »Bühne« (so das englische Original) nicht als erster auf, aber sie war die erste, die so offen darüber geschrieben hat. Später hat der Anthropologe Alan Dundes unter dem bezeichnenden Titel »Sie mich auch!« eine große Menge eindrucksvolles Material über »das Hinter-Gründige in der deutschen Psyche« zusammengetragen.[59]

Wie es sich mit den Gründen hierfür auch immer verhalten mag – mit einem nicht ganz appetitlichen, aber zutreffenden Bild könnte man sagen, Verdauung ist in aller Munde, und in

Deutschland erst recht. Dieses Interesse ist gewiß lustbetont, und zudem – das ist kein Widerspruch – offenbart sich darin jener Kontroll- und Bemächtigungswunsch dem eigenen Körper gegenüber, den wir schon mehrfach erörtert haben. Welche verrückte Idee ist es doch, jeden Tag – und möglichst auch um dieselbe Uhrzeit; besonders beliebt ist die Zeit nach dem Frühstück – den Körper zum Stuhlgang zwingen zu wollen!

Dreimal bis keinmal

Wer sich selber zu spüren weiß, wird sich über die große Variationsbreite des menschlichen Verdauungsvorgangs nicht wundern – von »dreimal am Tag« bis »jeden dritten Tag« erstreckt sich jener Spielraum des »Normalen«, den die Schulmedizin als billigenswert ansieht, und das gewiß mit Recht. Ein oder gar zwei Tage ohne »großes Geschäft«, wie die Umgangssprache bezeichnenderweise sagt, sind also alles andere als eine Katastrophe, und am dritten Tag mag man allmählich daran denken, durch eine Veränderung der Nahrungszufuhr Abhilfe zu bewirken – Eile ist noch immer nicht geboten. Die Vorstellung, der Körper könnte sich durch eine gebremste Magen-Darm-Passage quasi selber vergiften, ist reichlich absurd und offenbart eher Ordnungswahn denn gesichertes medizinisches Wissen. Es gibt keine »Schlacken«, keine Ablagerungen, von denen der Körper in solcher Manier befreit werden könnte und müßte. Die in der alternativmedizinischen Szene so beliebten Einläufe zwecks vermeintlicher »Entgiftung« sind eher eine milde und sich ihrer selbst nicht bewußte Art der »Analerotik für jedermann« als eine Prozedur von heilendem Wert – letzteres schon deshalb nicht, weil es in den meisten Fällen gar nichts zu heilen gibt. Problematisch wird es allerdings, wenn Kinder zum Opfer solcher ja auch sexuell getönten Übergriffe werden. Gewiß gibt es »Verstopfung«, meist aber ist nicht sie selbst, sondern die – unbegründete – Angst vor ihr der Anlaß des wenig sensiblen Handelns.

Schon das Wort »Verstopfung« weist ja in die Irre und fußt auf einer Legende. Der Darm ist in solchen Fällen ja gar nicht »verstopft« (wäre er es, müßte in der Tat rasch chirurgisch eingegriffen werden), sondern eher träge, weil unterfordert – durch mangelnde Bewegung des Körpers beispielsweise, oft wohl auch durch ein ballaststoffarmes Nahrungsangebot. Beide Probleme lassen sich durch Eigeninitiative leicht bekämpfen – Vollkornbrot auf den Tisch, Leinsamen ins Müsli, das Ritual des Verdauungsspaziergangs wiedereingeführt: Gegen die Trägheit des Darmes und seines Besitzers gibt es viele Mittel, ohne daß Ärzte und Apotheker bemüht (und bezahlt) werden müssen. Tut man dies doch, wird die Trägheit quasi nur verlagert.

»Montezumas Rache«

Gegenpol der Verstopfung ist der Durchfall – medizinisch: die Diarrhöe. Das Wort lehnt sich an das griechische Verb »rheo« = »ich fließe« an, und damit ist schon gesagt, worum es geht. Durchfall wird heute pragmatisch definiert als »zu oft« (also öfter als dreimal täglich) – »zu viel« – »zu flüssig«. Echter Durchfall ist ein viel größeres medizinisches Problem als sein Gegenpol, die »Verstopfung«. Im Grunde handelt es sich ja um eine sinnvolle Reaktion des Organismus, die – ähnlich wie der Brechreiz – darauf abzielt, eingedrungene Schadstoffe möglichst rasch aus dem Körper herauszubefördern. Aber das Geschehen kann sich verselbständigen und dadurch selbstgefährdend werden. Ein heftiger Durchfall kann uns nicht nur den Urlaub vermiesen, eine Duchfallerkrankung vermag auch durchaus ein tödliches Ende herbeizuführen, wie zum Beispiel die Cholera, die

Deutschland letztmalig 1892 heimgesucht hat.[60] Der Tod tritt in solchen Fällen meist durch den Flüssigkeits- und Mineralverlust ein. nicht durch den Durchfall selber, und gerade dieser »Entgleisung« des Stoffwechsels läßt sich mit recht einfachen Mitteln begegnen. In schweren Fällen wird eine Infusion nötig sein (das heißt, die Flüssigkeitszufuhr erfolgt nicht über den Verdauungstrakt, sondern per Kanüle direkt in die Blutbahn). In vielen Fällen ist aber eine »rehydrierende Lösung« ausreichend – man kann sie sich aus abgepackten Pulvern herstellen, die man in (abgekochtes!) Wasser einrührt; solche Beutelchen (zum Beispiel »Elotrans«) werden von der Pharmaindustrie gebrauchsfertig geliefert. Man kann sie sich aber auch selber herstellen lassen. Das Rezept lautet so:

NaCl (Kochsalz)	3,5 g
KCl (Kaliumchlorid)	1,5 g
NaHCO3 (Natron)	2,5 g
Glucose	20,0 g

In sehr vielen Fällen wird es ohnehin genügen, sprichwörtlich abzuwarten und (reichlich) Tee zu trinken – der am besten gesalzen sein sollte.

Praktische Nutzanwendung

Das »erste Gebot« für einen vernünftigeren, der Gesundheit förderlichen »Umgang mit sich selbst« wäre es, von der typisch deutschen Verdauungsfixiertheit Abstand zu nehmen und das Verhältnis zu den eigenen Ausscheidungsfunktionen gelassener zu gestalten – es gibt hier weit weniger Anlaß für Bedrohtheitsgefühle, als gemeinhin geglaubt wird, und erst recht gibt es keinen Anlaß, dem eigenen Darm wie einem unbotmäßigen Schü-

178

ler diktieren zu wollen, was er zu tun und zu lassen habe, und zwar pünktlich ... Wie bei manchen eher fragwürdigen Maßnahmen in der Umweltpolitik handelt es sich beim Versuch, die eigene Verdauung unter Kontrolle zu bringen oder sie gar noch zu verbessern (»Entgiftung«, »Entschlackung« usw.), um klassische »End-of-the-pipe«-Techniken. Mit diesem Schlagwort sind Techniken gemeint, die erst am Ende eines Prozesses – sei es nun die Verdauung oder die Produktion einer Ware – korrigierend eingreifen. Sinnvoller wäre es allemal – sofern überhaupt Handlungsbedarf besteht –, die »Eingangsgrößen« zu verändern. Der Satz »Die Verdauung beginnt im Mund« ist gewiß richtig, und er zielt nicht nur auf genügendes Kauen ab, sondern auch auf die Art der einverleibten Nahrung, beispielsweise auf ihren Gehalt an Ballaststoffen. Zu diesen Eingangsgrößen – modisch gesagt: zum »Input« – gehören neben dem Nahrungsangebot auch die Lebensweise mit ihrem Mangel an Bewegung und an schöpferischer Muße und vor allem auch der Erwartungsdruck, der dem eigenen Körper übergestülpt wird wie ein zu enger und damit lähmender Handschuh.

13
Luft und Atmung

Seit jeher wird in vielen Kulturen die Atmung mit dem Leben, der Atemhauch mit der Seele gleichgesetzt (»das Leben aushauchen«, heißt es beispielsweise). Dies ist kaum verwunderlich, denn von den vielen Körperfunktionen ist – vom Herzschlag einmal abgesehen – keine so unmittelbar lebensnotwendig wie die Atmung. Die mit der Wirklichkeit recht gut übereinstimmende Faustregel »Drei Monate ohne Nahrung, drei Tage ohne Wasser, drei Minuten ohne Luft« gibt davon beredtes Zeugnis.

Entsprechend groß ist auch die Zahl der Legenden, die sich an die Atmung und die von ihr »verarbeitete« Atemluft knüpfen. »Jeden Tag einmal an die frische Luft«, das ist ein Wahlspruch, den sich viele junge Mütter für den Umgang mit ihren Kindern zu eigen machen. Früher, als die Häuser und Wohnungen noch mit Öfen beheizt wurden, in denen man Holz und Kohle verbrannte, und wo es infolgedessen zu einer ganz erheblichen Dauerbelastung durch Staub, Ruß und Abgase kommen mußte – da mochte es ja durchaus noch seine Richtigkeit gehabt haben mit jener »guten Luft«, die man im Freien, beim Spaziergang im Stadtpark oder andernorts, endlich in vollen Zügen einzuatmen hoffte. Heute freilich stellen, jedenfalls in unseren Breiten, die ebenfalls durch die Nutzung fossiler Brennstoffe betriebenen Motoren der Automobile die Hauptursache der Luftverschmutzung dar; an manchen Sommertagen wird Kindern und vielen kranken oder geschwächten Menschen sogar dringlich angeraten, wegen der (verkehrsbedingten!) hohen Ozonkonzentration in der Außenluft die Wohnungen besser nicht zu verlassen (»Sommersmog«). Es ist bezeichnend, daß unsere Gesellschaft, der ja die »freie Fahrt für freie Bürger« so sehr am Herzen liegt[61] und die hierfür auch ganz erhebliche Gesundheitsrisiken (samt Kosten) zu schultern bereit ist, lieber die vom Grundgesetz garantierte freie Bestimmung des Aufenthaltsortes für Kinder und Kranke beschneidet, als den Freiraum des Kult- und Lustobjekts Automobil auch nur näherungsweise wirksam einschränken zu wollen.[62]

Feine Schwebstäube sind als neue und wahrscheinlich recht gravierende Gesundheitsgefahr ausgemacht worden. Vor allem die Konzentration ultrafeiner Partikel in der Atemluft (das heißt von Teilchen mit einem Durchmesser von unter 0,1 Mikrometer, also von weniger als einen Zehntausendstel Millimeter) korreliert mit dem Auftreten von Atemwegssymptomen. Daß dies bisher wenig beachtet wurde, liegt unter anderem daran, daß die Messung sehr schwierig und auch teuer ist. Solche winzigen Partikel, die die Filter- und Reinigungsmaßnahmen der Lunge gleichsam unterlaufen, entstehen vor allem bei Verbrennungsprozessen. Ihre Hauptquelle sind Dieselmotoren, und diese verunreinigen die Luft insbesondere durch den schier unaufhaltsam anwachsenden Lkw-Verkehr. »Die Luftverschmutzung durch Schwebstäube ist eine unterschätzte Gefahr, der wir begegnen müssen« – so der Hinweis des Präsidenten der Ärztekammer Niedersachsen, Professor Dr. Heyo Eckel, bei einem Forum »Umwelt und Gesundheit« der Bundesärztekammer in November 1997.[63] Dies wäre freilich nur möglich durch gravierende Veränderungen im Verkehrswesen. Die vom Straßenverkehr freigesetzten Schadstoffe wie zum Beispiel Benzol und Dieselruß – um nur zwei als Krebserreger angeschuldigte Stoffe zu nennen – werden mit Recht verantwortlich gemacht, wenn das Risiko, als Anwohner einer städtischen Straßenschlucht an Krebs zu erkranken, gegenüber verkehrsarmen Gegenden auf dem Land um ein Zehnfaches höher liegt.

»Obstruktive Erkrankungen«

Unsere Lunge ist *das* Organ für den Austausch zwischen Organismus und Umwelt: Rund 100 Quadratmeter Lungen-Gesamtoberfläche kommen täglich mit über 10 000 Litern Atemluft in Berührung, die innerhalb der Lunge verstoffwechselt werden – und natürlich auch mit den in der eingeatmeten Luft enthaltenen Schadstoffen, mit denen der Organismus fertig werden muß. Es kann daher kaum überraschen, daß nahezu in alle Erkrankungen der Lunge Umweltfaktoren mit eingeschaltet sind, wenngleich in höchst unterschiedlicher Bedeutung und Akzentuierung.

Die Lunge (lateinisch »pulmo«) und die ihr vor- bzw. nachgeschalteten Wege für die Zu- und Abluft (lateinisch »Bronchien«) werden auch als »Atemtrakt« oder »Bronchopulmonaltrakt« zusammengefaßt; dementsprechend ist auch von »bronchopulmonalen Erkrankungen« die Rede. Unter ihnen sind die sogenannten chronisch-obstruktiven Leiden besonders wichtig, also Störungen, die mit einer dauerhaften Atemwegseinengung einhergehen. Unter diesem Oberbegriff werden das Lungenemphysem, das Asthma bronchiale und die chronische Bronchitis zusammengefaßt. Es sind Leiden von großer sozialmedizini-

182

scher Bedeutung, die – nur knapp überflügelt von den »rheumatischen« Beschwerden – auch zur Spitzengruppe bei den Ursachen aller offiziell registrierten Krankheitstage gehören.

Uns interessieren hier vor allem das Asthma und die Bronchitis. Der Unterschied zwischen beiden Leiden besteht vorrangig im Erscheinungsbild – in der Sprache der Schulmedizin handelt es sich bei der chronischen Bronchitis »um einen Dauerzustand, während das Asthma bronchiale durch anfallsartige Atemnot und variable Atemwegsobstruktion gekennzeichnet ist«.[64]

Am Beginn beider Erkrankungen steht die entzündliche Veränderung der Bronchialschleimhaut. Der hier erkennbare gemeinsame Vorgang darf freilich nicht mit der *Ursache* des Problems verwechselt werden – er basiert im Grunde auf einer genauen Beschreibung des *Frühstadiums*. Im Verlauf des entzündlichen Geschehens wird der Strömungswiderstand in den kleinen und kleinsten Atemwegen (den Bronchiolen) vergrößert, was eine erhöhte Atemarbeit und eine erniedrigte Sauerstoffanreicherung des Blutes zur Folge hat.

Bei diesem Vorgang – vergleichbar der allmählichen Verstopfung in der Wasserleitung eines Hauses – sind verschiedene Wirkfaktoren beteiligt. Es kann zum Beispiel eine Kontraktion der Bronchialmuskulatur vorliegen (bei einer anfallsweisen Dauerkontraktion spricht man vom Spasmus), die Menge des Bronchialsekrets ist möglicherweise vermehrt und seine Beschaffenheit besonders zäh; möglicherweise liegt eine Stauung der Blutversorgung vor. All diese Einzelfaktoren können sich mit der Entzündung der Bronchialschleimhaut kombinieren und diese wiederum verstärken. Die Folge: Durch die Einengung der lichten Weite der Atemwege, die Obstruktion, entsteht ein Ventilmechanismus. Weil mehr Lufteinfuhr als Luftausfuhr stattfindet (»Der Asthmatiker wird seine Luft nicht los«), kommt es zur Lungenüberblähung.

Diese kann akut vorliegen (man nennt das »volumen pulmonale auctum«, vermehrtes Lungen[luft]volumen) oder die Form des Dauerzustandes annehmen (»Lungenemphysem«). Da der Körper versucht, der verminderten Sauerstoffaufsättigung des Blutes entgegenzuwirken, die eine Folge der gestörten Lungenfunktion ist, kommt es zu Kompensationsmechanismen, das heißt zu »Bewältigungsstrategien«, die aber bisweilen »den Teufel mit dem Beelzebub austreiben«, also sich selber zu Funktionsstörungen eigenständiger Art ausweiten können.

Da ist zum Beispiel die vermehrte Arbeit, die dem Herzmuskel abverlangt wird, um die Lunge zu durchbluten – und zwar der rechten Herzkammer, die das Blut in die Lunge pumpt. Neben einer Herzschädigung ist auch eine Vermehrung der roten Blutkörperchen (»Polyglobulie«) möglich, deren Baustein Hämoglobin ja den Sauerstoff transportiert. Dadurch wiederum können sich die Strömungseigenschaften des Blutes verschlechtern, was auf lange Sicht die Gefahr einer Gefäßverstopfung (»Thrombose«) in sich birgt.

Noch einmal muß jedoch betont werden, daß dieser Vorgang, die Herausbildung einer »Obstruktion«, das heißt einer Atemwegsverengung, nur die Endstrecke eines komplexen Geschehens bildet. Am Anfang steht zumeist das, was die Schulmedizin eine »bronchiale Hyperreaktivität« nennt, das heißt eine überschießende Antwort des Bronchialsystems auf Reizstoffe in der Atemluft. Wird diese Reaktion zum sich – im wahrsten Wortsinn – verfestigenden Dauerzustand, dann ist das Ergebnis am Ende oft genug einer der beiden eingangs erwähnten Beschwerdekomplexe, das heißt entweder das anfallsartig auftretende Asthma bronchiale (altgriechisch »asthma« = »Enge«) oder aber die chronische Bronchitis, also die häufig zum Emphysem führende Dauerentzündung der Atemwege mit Husten, Auswurf und mehr oder minder starken Atembeschwerden bei körperlicher Anstrengung (»Belastungsdyspnoe«).

Warum nun die Anfangssymptomatik einer solchen bronchialen Hyperreaktivität – die heute, mit einem deutlichen Gefälle zwischen Land und Stadt, bei etwa 10 Prozent aller Menschen, auch der sich (noch) als gesund Empfindenden, vorgefunden werden kann – auf lange Sicht und ohne rechtzeitige Abhilfe dem einen Patienten qualvolle Asthmaanfälle beschert, während andere Menschen mit einer chronischen Bronchialentzündung ohne derartige Anfälle reagieren, ist nicht bekannt. Unterschiedliche Arten der Luftverschmutzung werden als Wirkfaktoren diskutiert (»Luftverschmutzung Typ 1« vor allem durch Schwefeldioxid, Kohlenmonoxid, Ruß und Staub; »Typ 2« durch Stickoxid, organische Substanzen und Ozon); auch wird die Unterschiedlichkeit des Erkrankens mit der unterschiedlichen Eindringtiefe der Schadstoffe in die Atemwege in Verbindung gebracht. Eindeutige Resultate, die über Vermutungen und Hypothesen hinausgehen, liegen aber nicht vor. Ebensowenig gibt es allgemein anerkannte psychosomatische Hypothesen über die jeweilige Eigentümlichkeit des Krankheitsverlaufs.

Als gesichert darf die Rolle betrachtet werden, die der Schadstoffbelastung der Luft zukommt – eine Belastung, die insbesondere in den städtischen Ballungsgebieten schon höchst besorgniserregende Ausmaße angenommen hat (wenngleich die Wirkungsweise einzelner Schadstoffe noch längst nicht bis ins letzte aufgeklärt worden ist – insbesondere nicht die Synergie- und Kumulationseffekte, von denen im vierten Kapitel die Rede war). Auf die besondere Bedeutung von Feinststäuben wurde ja bereits hingewiesen. Auch die Bedeutung des Schadfaktors »Tabakrauchen« steht außer jeder Frage – auch wenn diese Erkenntnis der heute oft zu beobachtenden Tendenz zuwiderläuft, alle

Übel in Außenfaktoren (»die« Industrie/»der« Autoverkehr) zu orten und der gewiß beklagenswerten Umweltzerstörung anzulasten, um sich so von selbstverantwortetem Fehlverhalten freisprechen zu können.

In der Praxis liegen ja ohnehin fast immer »Komplexkrankheiten« im bereits erörterten Sinne vor – etwa »die durch Bakterienbesiedlung akut superinfizierte chronische Bronchitis des in einer Großstadt lebenden (und bewegungsarmen) Kettenrauchers«. Die Verfestigung verschiedener Reaktionsweisen des Organismus zu einem derartigen Beschwerdebild beweist vor allem eines: daß – wie so oft – auch hier die Zeit, die zur vorbeugenden Schadensverhütung zur Verfügung gestanden hätte, sträflich versäumt worden ist ...

Lunge und Angst

Aus der unmittelbar lebenswichtigen Bedeutung der Atmung, wie sie eingangs skizziert worden ist, geht in einleuchtender Weise hervor, wie sehr jede fühlbare Bedrohung dieser Vitalfunktion mit Angst verbunden sein muß, die dann ihrerseits im weiteren Verlauf zum eigenständigen gesundheitsschädlichen Wirkfaktor werden kann.

Die Eigenart des Atemdrangs, der einer willentlichen Beeinflussung vollständig entzogen ist (Selbsttötung durch bewußten Atmungsverzicht ist unmöglich), führt verständlicherweise dazu, daß viele Menschen mit Lungenleiden und Atemwegsbeschwerden sich oft peinlich genau selbst beobachten. Nicht wenige von ihnen haben, wenn sie als Patienten medizinischen Rat suchen, schon recht konkrete Vorstellungen über die Art und die Wirkungsweise der für ihre Beschwerden ursächlichen Schadstoffe – so mögen sie fest überzeugt sein, daß die Ozonfreisetzung des Kopiergeräts im Großraumbüro verantwortlich ist für ihre Beschwernisse, und alle Versuche, diese *Theorie* zurechtzurücken, werden schnell als Angriff auf die eigene *Person* empfunden.

Nichts könnte verkehrter sein, als ihnen mit jener Form von Rechthaberei, die sich als medizinischer Spürsinn tarnt, das Gegenteil »beweisen« und sie des Irrtums »überführen« zu wollen. Der Hinweis auf die existentielle Not, der sich fast immer in solchen oft bizarr anmutenden Erklärungsversuchen verbirgt, ist der eigentliche Hilferuf, auf den gehört werden muß.

Geruch

Bedauerlicherweise nur außerordentlich wenig haben die Schulmedizin und die ihr verpflichtete Forschung bisher über die Beziehung zwischen der Atmung und der durch sie vermittelten Gefühlsempfindung herausfinden können – und das, obwohl zum einen doch die Beziehung zwischen Geruch und Gefühlsleben überdeutlich ist (das »limbische System«, das im Menschengehirn das anatomisch faßbare Zentrum unserer Gefühlsregung darstellt, ist ein Teil des einstigen Riechhirns) und obschon zum anderen der Geruchssinn für viele Tiere, auch und gerade für Säuger, eine überaus wichtige Weltorientierung ermöglicht (weshalb auch wir Menschen-Tiere noch sagen, daß wir eine andere Person »nicht riechen können« oder jedenfalls »erst einmal beschnüffeln« müssen). Außerdem ist auch hinreichend dokumentiert, daß üble Gerüche zu den stärksten möglichen Streßreizen zählen. Daß die Geruchsempfindung von Asthmatikern besonders empfindlich sein soll, wird in der Fachliteratur immer wieder behauptet, obschon eindeutige Beweise noch fehlen. Immerhin mag auch dieser kurze Hinweis deutlich werden lassen, wie grob das Instrumentarium der Gegenwartsmedizin immer noch ist – trotz (oder wegen?) aller technischen Großtaten ...

Husten

Insbesondere im Anfangsstadium der oben genannten »obstruktiven« Befindlichkeitsstörungen steht häufig das Symptom Husten im Vordergrund – entweder als »trockener« Husten (oft auch als »Reizhusten« bezeichnet) oder aber »produktiv«, das heißt mit stoßartiger Absonderung von Sekret (»Auswurf«).

Freilich kann ein Husten auch, losgelöst von der physiologischen Funktion, die in der raschen Entfernung von störenden Fremdstoffen oder Sekreten aus dem Atemtrakt liegt, zum eigenständigen Ausdrucksverhalten werden und damit eine besondere Qualität annehmen. Als ein derartiges Ausdrucksverhalten nimmt der Husten mindestens zwei der klassischen Dimensionen des gestischen oder verbalen »Sprachspiels« an:[65] Er ist einerseits ein *Symptom* (das heißt, er läßt die Befindlichkeit des Hustenden deutlich werden, was diesem aber weder bewußt noch von ihm beabsichtigt sein muß), andererseits aber auch ein *Signal* (und soll als solches eine bestimmte Reaktion der Umwelt hervorrufen, etwa die erwünschte Zuwendung sicherstellen).* Der Husten von Asthma-Patienten wird häufig als Äußerung unterdrückter Aggression interpretiert. Es mag aber auch bei Nicht-Asthmatikern ein aggressives Hüsteln geben, das von der Mitwelt als außerordentlich lästig empfunden werden kann.

---

* Die dritte Dimension des klassischen Sprachspiels ist es, *Symbol* für Referenzobjekte zu sein: Der Satz »Die Tür ist offen« symbolisiert den (geöffneten) Zustand der Tür. Sie fehlt dem Husten bzw. ähnlichem Ausdrucksverhalten (die Symptomfunktion in diesem Beispiel könnte etwa lauten: »Mir zieht es!«, die Signalfunktion: »Geh und mach die Tür endlich zu!«).

Herkömmliche Therapie

Die schulmedizinische Behandlung der hier kurz und knapp skizzierten Leiden ist meist – und oft sogar ausschließlich – eine Pharmakotherapie, das heißt, sie besteht vor allem in der Verschreibung von Medikamenten oder beschränkt sich sogar ganz darauf. Und auch diese schon vom Ansatz her eingeengte Behandlungsweise wird häufig noch inkonsequent oder gar widerspruchsvoll gehandhabt.

So werden viel zu häufig Antibiotika, meist mit breitem Wirkungsspektrum (»Breitbandpräparate«), verschrieben, obschon positive Kriterien für deren Anwendung – etwa ein eindeutiger Erregernachweis mit Austestung der Empfindlichkeit auf die anzuwendenden Medikamente – gar nicht gegeben sind. Bei einem Virusinfekt sind solche Medikamente, die nur gegen bakterielle Infektionen wirken, ohnehin nicht sinnvoll. Ihr routinemäßiger Einsatz, wie er oft dennoch erfolgt, birgt überdies das Problem der Resistenzentwicklung, das heißt der Heranzüchtung widerstandsfähiger Keime. Was für das Individuum möglicherweise kurzfristig noch sinnvoll sein mag, erweist sich dann auf lange Sicht als für die Gemeinschaft schädlich.

Zusätzlich zu den Antibiotika, häufig aber auch ohne diese, werden auch noch Medikamente verordnet, die das Symptom des für den Patienten lästigen Hustens bekämpfen sollen. »Hustenmittel« gehören zu den »medizinischen Rennern« und nehmen nach den »Schmerztabletten« den zweiten Rang in der »Hitliste« der meistverordneten Medikamente ein.

Übersehen wird bei dieser »Standardverordnung« allerdings in der Mehrzahl der Fälle, daß es sich beim Husten ja im Grunde um einen durchaus sinnvollen, reflexartigen Mechanismus zur Reinigung der Atemwege von Schleim und Fremdkörpern handelt (»Abhusten«). Die Arzneimittelgruppe der sogenannten Antitussiva (vom lateinischen »tussis« = der Husten) wirkt zentral, das heißt direkt auf das Gehirn, wo sie den Hustenreflex unterdrücken. Dazu gibt es, außer bei schweren Störungen des Nachtschlafs, aber meist überhaupt keinen Grund, da es abwegig ist, das Abhusten von Schleim aus den Atemwegen verhindern zu wollen. Zudem besitzen manche dieser Präparate ein ganz erhebliches Suchtpotential und werden deshalb auch als Drogenersatz sehr geschätzt: 1996 wurden in München 22 840 Liter Codeinsaft verschrieben – gegenüber 13 668 Litern drei Jahre zuvor.[66]

Um dem Unsinn die Krone aufzusetzen, werden die zentral wirksamen Antitussiva mitunter noch mit »Expektorantien« kombiniert, also mit Arzneien, die das Bronchialsekret verflüssigen und so sein Abhusten erleichtern sollen (was durchaus sinnvoll sein mag, aber auch durch andere Prozeduren erreicht werden kann, zum Beispiel durch Inhalationen; außerdem ist eine ausreichende Trinkmenge notwendig). Obschon diese Kombination also offensichtlich widersinnig ist – und in den ernsthaften Lehrbüchern der Pharmakologie läßt sich das auch in aller Deutlichkeit nachlesen –, erfreuen sich die entsprechenden Präparate in der Praxis dennoch großer Beliebtheit.

Anzumerken ist noch, daß bei Hustenattacken mit überwiegendem Ausdruckscharakter (siehe S. 188) eine medikamentöse Behandlung ohnedies wenig sinnvoll ist.

Eine Spülung der Nase mit Kochsalzwasser ist als Mittel gegen »Schnupfen« (im Englischen gibt es einen besseren Namen: »common cold« – als Sammelbegriff für die Fülle banaler Viruserkrankungen) so manchem Medikament überlegen.[67] Die Dosierung: Eine Messerspitze Salz auf eine Tasse (angewärmtes) Wasser. Durch das eine Nasenloch hochziehen, bis das Wasser aus dem anderen Nasenloch heraustropft – eine nicht sonderlich angenehme, aber wirkungsvolle Prozedur. Die Nasenschleimhaut bleibt feucht und gut durchblutet und kann einer Ansiedlung von Schnupfenviren besser Widerstand leisten.

Praktische Nutzanwendung

Bei Husten jeder Art ist zunächst einmal auf eine ausreichende Flüssigkeitszufuhr zu achten, was ja gerade von älteren Menschen nicht selten vernachlässigt wird – schon diese Maßnahme kann zu einer wesentlichen Besserung führen. Eine Verflüssigung und Lösung zähen Schleims und mithin ein leichteres Abhusten kann gut durch pflanzliche Mittel erreicht werden – etwa Myrrhenöl, im Handel zum Beispiel als »Gelomyrtol« erhältlich (nach Einnahme größerer Mengen entsteht allerdings im Mund ein unangenehmer Geschmack). Möglicherweise reicht auch wiederholtes Inhalieren aus, für das man sich keinesfalls einen teuren »Perspirator« kaufen muß – die klassische Lösung (ätherische Öle in eine Schüssel mit heißem Wasser, Handtuch über Schüssel und Kopf, dann kräftig einatmen) ist meist völlig ausreichend. Wichtig ist in jedem Fall die Verminderung der Staubbelastung in der Wohnung und damit auch in der Atemluft (insbesondere die auf den Heizkörpern verschwelenden Stäube sind sehr belästigend). Luftbefeuchtung ist grundsätzlich empfehlenswert, durch feuchte Tücher etc. ist aber nicht viel zu erreichen. Bei den im Fachhandel erhältlichen Geräten sollte man freilich genau die Bauart überprüfen und sich durch Lektüre entsprechender Verbraucherreports informieren (etwa bei der Stiftung Warentest). Wie Klimaanlagen können nämlich auch Luftbefeuchter zu gefährlichen »Keimschleudern« werden.

Der Superinfektion eines empfindlichen, bereits gereizten Atemtrakts beugt man am besten durch die allgemeine Erhöhung der Widerstandskraft vor, etwa durch (heute freilich nicht sonderlich populäre) »Abhärtungsmaßnahmen« aller Art.

191

Atemtherapie und Atemschulung sind heute in einer sehr differenzierten, von vielen Schulmedizinern gar nicht registrierten Art und Weise möglich, wobei auch Stimm- und Gesangsübungen mit integriert werden können. Ziel ist ein möglichst vielfältiges Atemtraining, beginnend mit der Förderung der Nasenatmung, weiterführend mit der speziellen Schulung der (vegetativen) Bauchatmung, die in unserer Gesellschaft von der leistungsorientierten Brustkorbatmung »übertrumpft« wird (wobei die »doppelte Einschnürung« speziell des männlichen Körpers durch Gürtel und Krawatte noch ihre spezielle leibfeindliche Bedeutung besitzt; daß die Schulmedizin es noch nicht verstanden hat, zugunsten einer bequemeren, gesünderen Kleidung gegen den so albernen wie lästigen Krawattenzwang Stellung zu beziehen, zeigt, wie wenig Aufmerksamkeit sie solchen »Alltagsproblemen« schenkt).

Meditationsübungen diverser Art können bei diesem Training wichtig sein (und sollten in ihrer Eigenart auf die persönlichen Vorlieben abgestimmt sein – »am besten hilft, was Spaß macht«, und das heißt auch: was gerne geübt wird). Ebenso wichtig ist die Atemgymnastik selber, die nicht nur die Atmung an sich, sondern auch den Zustand der Atemmuskulatur und -hilfsmuskulatur zum Objekt hat. Vor allem ist hier die *Widerstandsatmung* zu nennen, »die sich seit 25 Jahren sowohl bei Gesunden (Gesundheitstraining) wie bei Asthmatikern sehr bewährt hat (hier wurde sie in der neueren Asthmaliteratur als ›Lippenbremse‹ neu entdeckt)«.[68] Das Grundprinzip besteht in der Einschaltung eines aktiven Widerstands in die normalerweise passive Ausatmung, die dadurch verlängert und bewußt gesteuert wird, wobei es auch darauf ankommt, nicht schon wieder einzuatmen, also Luft in den Körper »hineinzupumpen«, bevor die Ausatmung wirklich vollendet ist. Das Verfahren ist auch geeignet, die

Angst vor einem Asthmaanfall zu »verlernen«. Im Asthmaanfall nämlich nehmen die Patienten oft instinktiv eine Haltung ein, die ihre Probleme eher noch verstärkt; auch hier ist ein »Umlernen« nötig, das natürlich nur möglich ist, wenn gleichzeitig die Angst gemindert wird (zum Beispiel das Erlernen der »Hängebauchlage« für den Fall des Asthmaanfalls).

Daß es auf dem weiten Feld der Atemtherapien natürlich auch für viele Scharlatane Gelegenheit gibt, kräftig »abzuzocken«, darf nicht zum Argument gegen die Sache selber umgemünzt werden.

Natürlich verdient die Schadstoffanreicherung in der Luft generell große Beachtung, und dies weit über die Staubbelastung in den eigenen vier Wänden hinaus. Dies ist vor allem wichtig im Sinne einer »Generalprävention«. Denn im konkreten Fall führt die Suche nach einem Einzelschadstoff – bei Chemieunfällen etwa bisweilen in einer mehr medienwirksamen als medizinisch sinnvollen »Jagd auf den Schadstoff der Woche« betrieben – nicht selten in die Sackgasse. Oft wird hier aus einem Gefühl der Ohnmacht heraus vorrangig das Bedürfnis befriedigt, einer »greifbaren« Ursache habhaft werden zu wollen, während in Wirklichkeit meistens eine komplexe Gemengelage die Probleme verursacht. Gerade eine solche Fixierung auf Einzelursachen läßt vermuten, daß der gesamte Symptomkomplex auch starken Ausdruckscharakter besitzt (was eine vorhandene Schadstoffbelastung wiederum ganz und gar nicht ausschließt). Trifft ein solcher Verdacht auch ein sich in den Vordergrund drängendes Einzelsymptom, etwa einen Reizhusten, so dürfte die Beziehung des leidenden Menschen zu seiner menschlichen Mitwelt vermutlich der wichtigste, leider wohl auch der schwierigste Zielbereich für wirklich heilsam wirkende Interventionen sein.

14
Knochen und Muskeln

Skelett- und Muskelerkrankungen verursachen in Deutschland 31 Prozent, also fast ein Drittel aller Krankheitstage – und nehmen damit eine unangefochtene Spitzenstellung ein. Diese Zahlenwerte hatten sich 1995 für die Pflichtversicherten aller Betriebskrankenkassen ergeben. Zum Vergleich: Atemwegserkrankungen waren für 17 Prozent, Herz- und Kreislaufkrankheiten nur für 7,7 Prozent aller Arbeitsunfähigkeitszeiten verantwortlich.[69] Allein Rückenschmerzen – zu 80 Prozent durch muskuläre Probleme verursacht – kosten die deutsche Volkswirtschaft jährlich zwischen zwanzig und dreißig Milliarden Mark.[70] Über die Hälfte aller Deutschen klagt über »Rückenleiden«, und fast ein Drittel sucht deswegen einen Arzt auf.[71]

Derartige Gesundheitsprobleme werden, weil sie Knochen, Muskeln und Gelenke betreffen, leider auch von vielen Ärzten gerne als »Rheuma« bezeichnet. Damit fangen allerdings die Legenden an. Denn wie bereits erörtert, läßt sich der Begriff »Krankheit« aus vielerlei Gründen kritisch hinterfragen. Aber selbst wenn man ihn der Einfachheit halber weiter benutzen möchte – eine Krankheit »Rheuma« gibt es ganz sicher nicht.

Das Wort »Rheuma« leitet sich (wie der Durchfall, die »Diarrhöe«) von dem (alt)griechischen Verb »rheo« ab, das soviel bedeutet wie »ich fließe«. Als »rheumatisch« bezeichnet man deshalb seit alters her solche Schmerzen und Beschwerden, die im Bewegungsapparat – in Knochen, Muskeln und Gelenken – »umherfließen«; aber *die* einheitliche Ursache »Rheuma« gibt es deshalb noch lange nicht, mag ein Satz wie »Heute plagt mich wieder das Rheuma« einen solchen Irrtum auch tausendmal nahelegen. Allenfalls könnte von »rheumatischen Beschwerden« gesprochen werden; man könnte dann aber auch gleich »Knochen- und Gelenkschmerzen« sagen. Dann wäre wenigstens deutlich, daß sich sehr *vielgestaltige* Ursachen hinter solchen Beschwerden verbergen können.

Knackende und schmerzende Gelenke

Wenn man an den Fingern zieht, knackt es im Gelenk. Das war zu meiner Schulzeit ein beliebter Spaß, zumal sich mancher Lehrer mit diesem Geräusch wunderbar ärgern ließ. Unter uns Schülern hieß es sogar: So oft, wie es knackt, so viele Kinder wirst du später haben. Aber wie die meisten ihrer Art, so lag natürlich auch diese Prophezeiung weit daneben. Doch damit ist die Frage ja noch nicht beantwortet, warum es eigentlich im Gelenk knackt. Die Antwort ist nicht schwer: In die Gelenkflüssigkeit sind kleine Gasblasen eingelagert – Zug am oder Druck auf das Gelenk dehnen die Gelenkkapsel und vergrößern das von ihr eingeschlossene Volumen. Der Volumenvergrößerung entspricht eine Verminderung des Innendrucks im Gelenk – und deshalb platzen jene Gasbläschen, was wiederum ein knackendes Geräusch zur Folge hat. Das ist alles – von wegen zukünftiger Kindersegen ...
Gelenke knacken aber nicht nur, sie schmerzen auch. Eine medizinische Legende, die leider bisweilen ärztlich unterstützt wird,

besagt, daß ein solches Gelenk unbedingt stillgehalten – oder
»ruhiggestellt« – werden muß. Das gilt allenfalls in Ausnahme-
fällen und auch dann nur kurzfristig. Auf lange Sicht ist das Gegenteil richtig. Ein Gelenk muß täglich durchbewegt werden,
auch wenn es schmerzt – wird es nicht bewegt, ist es nämlich
von Einsteifung bedroht, und das schneller, als man vermuten
mag – der Bewegungsspielraum eines nicht mehr bewegten Ge-
lenks schrumpft rasch. Dies gilt erst recht, wenn das schmerzende Gelenk in eine ungünstige Stellung gebracht wird. Wer mit
einer Rolle unter dem schmerzenden Knie schläft, weil er sich so
besser fühlt (weil nämlich der Schmerz in mittlerer Beugestel-
lung schwindet), tut sich selber einen schlechten Dienst – schon
bald kann es schwierig werden, das Gelenk durchzustrecken.
Ebenso ist es gefährlicher Unfug, mit einem Berg von Kopfkis-
sen die schmerzende Halswirbelsäule in nach vorne gebeugter
Stellung (»Kyphose«) entlasten zu wollen.

Trotz aller verständlichen Wünsche, die Schmerzen zu reduzieren – Bewegung muß sein. Sie kann beispielsweise durch eine
Eispackung, die die Schmerzen lindert, erleichtert werden. Wär-
mezufuhr hingegen ist fragwürdig und bei einer deutlichen Entzündung (mit Rötung, Schwellung und Überwärmung) strikt
verboten – auf ein entzündetes Knie gehört weder ein heißer
Wickel noch gar eine Fangopackung; die der Entzündung zugrunde liegenden Stoffwechselvorgänge würden so im wahrsten
Wortsinn »angeheizt«.

Auch mit entsprechenden, vermeintlich tausendfach bewährten
»alten Hausmitteln« läßt sich in einigen Fällen großer Schaden
anrichten. Einreibungen aller Art verbessern meist zwar die Haut-
durchblutung (und erzeugen ein angenehmes Gefühl); im Gelenk
selber verändern sie gar nichts.

196

Arthritis und Arthrose

Wenn ein Gelenk schmerzt, entsteht fast immer das Gefühl, dieses Gelenk sei auch geschwollen. Eine wirkliche Schwellung muß sich freilich tasten und messen lassen – zum Beispiel durch den Ring, der sich nicht mehr abstreifen läßt, etc. Eine Gelenkschwellung – verbunden mit Schmerz und Überwärmung – ist Zeichen einer Entzündung im Gelenk: einer Arthritis (die Endung »-itis« bezeichnet in der Terminologie der Schulmedizin eine entzündliche Veränderung; freilich wird diese Namensbildung nicht immer konsequent angewandt, wie gleich erläutert werden soll). Diese kann durch ganz bestimmte, wohlbekannte Erreger verursacht sein – etwa die nicht seltene Kniegelenkentzündung bei Tripper, also einer Geschlechtserkrankung, durch ein Bakterium, das »Gonokokkus« heißt. Es gibt aber auch Entzündungen, die nicht einem Mikrolebewesen wie dem Gonokokkus (oder anderen Bakterien bzw. Viren) angelastet werden können. Man könnte auch von »sterilen Entzündungen« sprechen. Das Organ – hier: das Gelenk – ist »keimfrei« und dennoch entzündlich verändert. Bei »rheumatischen Beschwerden« ist das recht häufig der Fall. Man sucht die Ursache in einer Fehlsteuerung des Immunsystems. Freilich bedeutet die Redewendung von der »Autoimmunkrankheit« im Grunde nicht viel anderes als: Wir wissen noch nichts Genaues.

Eine derartige Autoimmunkrankheit ist zum Beispiel die »rheumatoide Arthritis«, die oft an den Fingergrund- oder Mittelgelenken beginnt und in ihrem Verlauf sehr unangenehm sein kann. Eine ursächliche Behandlung ist derzeit nicht möglich – was aber nicht heißt, daß die Medizin tatenlos zusehen müßte. Übrigens: Auch bei der »rheumatoiden Arthritis« ist der Wert einer fleischfreien Ernährung zweifelsfrei erwiesen worden.

Entzündliche Gelenkbeschwerden bekannter Art (zum Beispiel

die Gonokokkenarthritis) oder unbekannter Ursache (wie die erwähnte »rheumatoide« Arthritis, die auch als »chronische Polyarthritis« [c. P.] bezeichnet wird) sind eine nicht ganz seltene Ursache »rheumatischer« Gelenkbeschwerden. Noch häufiger ist Gelenkverschleiß, also schlichte Abnutzung die Ursache – bestärkt beispielsweise durch Übergewicht, Gelenkfehlstellung (X-Beine) und andere Ursachen. Man spricht hier von einer »Arthrose«. Nun kann auch ein abgenutztes (also »arthritisch« verändertes) Gelenk sich plötzlich entzünden, heiß werden und anschwellen, zum Beispiel nach einer überlangen Wanderung (bergab gehen ist für arthritisch veränderte Knie Gift). Obwohl es konsequent wäre, auch hier von einer »Arthritis« (steriler, also keimfreier Art) zu sprechen, tun dies die Mediziner, die Ahnung von der Sache haben, nicht gern, sondern ziehen den Begriff der »aktivierten Arthrose« vor. Dies mit gewissem Recht, denn es ist oft nicht einfach, den Patienten davon zu überzeugen. daß »nur« Gelenkverschleiß seinen Beschwerden zugrunde liegt. Alles in den großen Sammeltopf »Rheuma« hineinzurühren ist freilich der allerschlechteste Weg.

Vom Sitzen

»Rheumatische« Beschwerden haben ihren Namen, wie erwähnt, von ihrem »fließenden« Charakter – und dieser ist tatsächlich ein Problem, weil er die Einsicht in die Ursache der Schmerzen oft erschwert. So sind Knieschmerzen häufig vom *Hüftgelenk* verursacht – und noch häufiger ist die Ursache für »Gelenkschmerzen« gar nicht im Gelenk selber zu suchen, also weder in seinem vorzeitigen Verschleiß noch in seiner Entzündung, sondern im »Drumherum«, in Muskeln, Sehnen und Nerven – dies gilt besonders für die Wirbelsäule, die ja einen Stab mit Dutzenden von gelenkigen Verbindungen darstellt, an dem Muskeln und Sehnen ansetzen, aus dem Nerven entspringen etc. etc.

Eine Ursache all unserer Probleme ist zweifellos der aufrechte Gang: »Unser eigener Bauplan beruht auf dem Typus des schnell schwimmenden Fisches, der Torpedo-Konstruktion. Mit der Landtierwerdung wurde sie auf vier Beine gestellt, zur Brückenkonstruktion hinübergebastelt, und mit dem aufrechten Gang ist die Brücke auf zwei Beinen als Turm zu balancieren. Einen Turm-Konstrukteur mit solchen Konzepten würden wir wohl an die Luft setzen«, schreibt der renommierte Biologe Rupert Riedl. Und weiter: »Das Heer der konstitutionellen Krankheiten ist die Folge: Schwindel, Bandscheiben-Schwäche, Leistenbruch, Hämorrhoiden, Krampfadern, Plattfüße.«[72] Tatsächlich hat man mit einem (sehr grausamen) Tierversuch nachgewiesen, daß auch Ratten an Bandscheibenvorfällen leiden, wenn man sie durch Amputation der vorderen Extremitäten zum aufrechten Gang zwingt.

»Mutter Natur« Vorwürfe machen zu wollen, wird – wie bei anderen Müttern – wenig Ergebnisse zeitigen; und hinter den aufrechten Gang wird wohl kaum einer zurückkehren wollen. Eine von uns Menschen selbst verschuldete »medizinische Katastrophe« liegt aber darin, daß die schlimmen Folgen des aufrechten Gangs noch weiter verschlimmert wurden durch eine sehr verhängnisvolle Erfindung – den Stuhl (übrigens einst, als Thron, den Mächtigen vorbehalten, dann erst auch vom Publikum nachgeahmt).

Dem »Kreuz« – das heißt der Wirbelsäule samt ihren »Anhangsgebilden« – und den Gelenken ist nun die Verbindung von aufrechter Haltung plus Knickung dieser Haltung durch oft stundenlanges Sitzen doppelt schädlich. Da helfen auch keine »balans«-Stühle – diese entlasten zwar die Wirbelsäule, belasten dafür aber die Knie durch erhöhten Innendruck. Der einzige Ausweg: Stehpult statt Schreibtisch – oder was sonst immer, um wenigstens zeitweise der sitzenden Tätigkeit entfliehen zu können. Es lebt sich leichter, wenn das Leben in Bewegung bleibt ...

Praktische Nutzanwendung

Wenn Ihr Arzt zu Ihnen sagt:»Sie haben Rheuma«, steht die Diagnose fest: Es ist ein wenig sachkundiger Arzt, den Sie – das wäre der wichtigste Therapievorschlag – schleunigst wechseln sollten.

Auch der Standardtherapie deutscher Ärzte bei Rückenschmerzen – der Injektion, die in fast der Hälfte aller Fälle verordnet wird – sollten mündige Patienten skeptisch gegenüberstehen. Wer seine Patienten»niederspritzt«, statt ihnen krankengymnastische Übungen zu verordnen (das tun deutsche Ärzte nur in 20 Prozent der Fälle – Massagen, die»Erotik des kleinen Mannes« und als solche angenehm, aber wirkungslos, werden weit öfter verschrieben), hat offenbar nur wenig Verständnis für die wirklichen Ursachen von Rücken-, Muskel- und Gelenkbeschwerden.

Darüber hinaus können – in unsystematischer Aufzählung – noch einige Hinweise gegeben werden:

■ Die Unterscheidung, ob»rheumatische Beschwerden« wirklich Gelenkbeschwerden sind, ob sie durch Gelenkverschleiß oder Entzündung (gleich welcher Art) verursacht werden, sollte ein fachlich kompetenter Arzt treffen – aber der Patient kann selber viel zur Entscheidungsfindung beitragen. Kennzeichnend für die Arthrose ist der Belastungsschmerz, vor allem bei charakteristischen Bewegungen (Treppabgehen!). Für die Arthritis ist hingegen der Schmerz in Ruhe typisch – vor allem nachts und morgens nach dem Aufwachen (Morgensteife der Finger – ein Frühhinweis auf rheumatoide Arthritis).

■ Für entzündete Gelenke – ob nun eine Arthritis im echten Sinn oder eine »aktivierte Arthrose« vorliegt – ist Hitze jeder Art gefährlich.

■ Bei allen Gelenkbeschwerden ist Diät hilfreich – und zwar quantitativ (Gewichtsverminderung) wie qualitativ (Fleischverzicht).

■ Bei Rückenschmerzen ist ein Korsett in den allermeisten Fällen mehr schädlich als sinnvoll – das beste Korsett ist das »Muskelkorsett«.

■ Sinnvolle Sportarten zur Vermeidung von Rückenschmerzen sind Rückenschwimmen, Skilanglauf, Volleyball, auch Fahrradfahren (allerdings ohne Rennlenker) – doch liegt der Akzent auf »mäßig und regelmäßig« und auf der Vermeidung jeder Rekordsucht.

15
Herz und Kreislauf

E rkrankungen des Herzens bzw. des von ihm in Gang gehaltenen Blutkreislaufs stellen in Deutschland – und auch in anderen Industrieländern – fast die Hälfte aller Todesursachen. Das Thema hätte also eine sehr ausführliche Behandlung verdient. Ich muß mich hier dennoch kurz fassen, kann aber darauf verweisen, daß ich meine Auffassung über den fehlgesteuerten Umgang der Schulmedizin mit den Krankheiten des Herzens in einem eigenen Büchlein ausführlich beschrieben habe.[73]

Die wichtigste Legende, der es entgegenzutreten gilt, ist die, daß das Herz nichts als eine Pumpe sei, die durch ihre mechanische Arbeit den Kreislauf des Blutes in Gang hält – eine Pumpe, die man reparieren, an der man Teile austauschen und die man gegebenenfalls durch ein neues Aggregat ersetzen kann. Durch die erste Herztransplantation, die der Südafrikaner Christiaan Barnard am 3. Dezember 1967 vorgenommen hat, bekam diese reduktionistische Theorie noch kräftig Rückenwind. Falsch im Sinne von »unzureichend«, der komplexen Realität nicht angemessen, ist sie trotzdem, und das ändert sich auch dadurch nicht, daß eine Herztransplantation im Einzelfall selbstredend eine lebensrettende Maßnahme sein kann. Nicht die einzelne Transplantation, sondern die ihr überaus häufig zugrunde gelegte Theorie (oder besser: Ideologie) ist das eigentliche Problem – denn obwohl das Herz zweifellos das Blut durch unsere Adern pumpt, ist es mehr als eine Pumpe (es ist zum Beispiel auch eine Drüse, die Hormone in das Blut absondert). Es ist vor allem ein Regulationsorgan, das in unserer Selbstwahrnehmung und in unserem Selbstverständnis eine zentrale Rolle spielt – nicht nur, weil das Herz und sein »Schlagen« uns in ganz anderer Weise zugänglich sind als andere Organe (von der Filtrierleistung der Nieren, von der Entgiftungsfunktion der Leber spüren wir im Alltag überhaupt nichts), sondern auch, weil das Herz sehr empfindlich auf äußere und innere Reize reagiert. Sowohl bei einem Flirt wie beim Ärger über den Vorgesetzten kann es uns »bis zum Hals schlagen«. Und es kann sogar »brechen«.

Ebendies geschieht denn auch keineswegs selten. Wenngleich Herz- und Kreislauferkrankungen nicht einmal 8 Prozent aller gesundheitsbedingten Fehlzeiten verursachen (ganz anders als »rheumatische« Beschwerden – siehe Kapitel 14), steht der »Herztod«, wie bereits erwähnt, in der Statistik der Todesursachen eindeutig an der Spitze. Wann immer in einer Zeitungsanzeige Redewendungen wie »plötzlich und unerwartet ...« oder »jäh aus dem Leben gerissen ...« auftauchen – wir können ziemlich sicher sein, daß entweder ein Unfall oder ein Tod an »gebrochenem« Herzen vorliegt.

Schon dieser Sachverhalt muß uns nachdenklich machen, insbesondere, zumal er in deutlichem Kontrast zu jener anderen Tatsache steht, daß das Herz unserer Sinnes- und Körperwahrnehmung eigentlich deutlich zugänglich ist, ja daß wir seiner sehr oft in vielerlei Hinsicht gewahr werden. Es scheint also so zu sein, als würde die »Sprache des Herzens« nur allzu oft, nur allzu bereitwillig überhört, als würden Warnsignale verdrängt und verleugnet. Und ebendas ist auch oft genug der Fall. Bei den meisten Herzkranken »verschlechtert sich der Zustand ihres Herzens nur allmählich, mit vielen warnenden Anzeichen und Gelegenheiten zu erfolgreicher Behandlung, ehe schließlich der tödliche Schlag kommt«, schreibt der amerikanische Chirurg Sherwin Nuland über solche Patienten. Und er merkt ein wenig sarkastisch, aber keineswegs unzutreffend zu diesen Menschen, die alle Warnsignale überhören, an: »An ihrem Tourenzähler werdet ihr sie erkennen ...«[74]

»Herzkrankheiten« sind, weit mehr als andere Befindlichkeitsstörungen, ein Symbol dafür, daß unsere Lebensweise die inneren Ressourcen nicht minder erbarmungslos ausbeutet als die Rohstoffe dieser Erde.

Rhythmus und Pausen

Der »Tourenzähler« des Herzkranken ist ein treffendes Bild. Vom gnadenlosen Geschwindigkeitsrausch der modernen Industriegesellschaft ist in diesem Buch schon des öfteren die Rede gewesen – das Herz, als für den menschlichen »Umgang mit sich selbst« übersensibles Organ, scheint ein Körperteil zu sein, der in ganz besonderem Maße die Folgen von alledem zu tragen hat.

Was die »koronare Herzkrankheit« und den Herzinfarkt, das heißt das Absterben von Teilen des Herzmuskels durch Sauerstoffunterversorgung betrifft, die wiederum durch Verengung der »Herzkranzgefäße« (»Koronararterien«) bedingt sein soll, so fragt sich, ob die »Endstrecke« des Krankheitsverlaufs wirklich gleichgesetzt werden darf mit der Vielschichtigkeit des Erkrankens selber. Hier scheint eine verhärtete, feindselige Lebenshaltung eine nicht minder große Rolle zu spielen als Übergewicht und Zigarettenkonsum, die als allseits bekannte »Risikofaktoren« immer wieder im Zentrum der Erörterung stehen.

Die Feindseligkeit gegenüber anderen, aber auch sich selber gegenüber, ist ja schon längst zum Leitmotiv einer Konkurrenzgesellschaft geworden, der Leistung alles ist und die die körperlichen und seelischen Ressourcen der einzelnen immer unerbittlicher ausbeutet. Der Leistungsdruck wird dann auch noch in die »Freizeit« hineingedrängt, die von Erlebnishunger und der Angst, etwas zu versäumen, geprägt wird. Gewiß ist gegen sportliche Betätigung nichts einzuwenden, aber es kann nicht gesund sein, wenn Männer jenseits der Fünfzig sich in hautenge Lurex-Trikots zwängen und auf Rennräder schwingen, um die höchsten Alpenpässe zu überqueren – vermutlich mit dem Hintergedanken, so die bange Ahnung von ihrer nachlassenden Potenz oder von anderen unverkennbaren Alterungsprozessen »niederzuzwingen«. Bezeichnenderweise ist es gerade die Gruppe der 45- bis 64jährigen Männer, in der die Sterblichkeit am »Herztod« (und das heißt in erster Linie am tödlichen Herzinfarkt) sehr viel höher liegt als bei gleichaltrigen Frauen – und zwar fast um das Dreifache (siehe Abbildung 7). Der wichtigste Risikofaktor in der »Midlife-crisis« ist es also, ein Mann zu sein![75]

Die Abkoppelung unseres »Hochgeschwindigkeitslebens« von allen natürlichen Rhythmen – von der täglichen Hell-Dunkel-Periodik wie vom Wechsel der Jahreszeiten usw. (wir arbeiten zum Beispiel im Winter genauso lang wie im Sommer – ohne Rücksicht auf die Frage, ob das gesund ist). Die »Planierung« aller sozialen Interpunktionen, die Einebnung aller Pausen und Mußestunden: das sind Vorgänge, die Streß in Distress verwandeln und, durch das fast völlige Fehlen »vegetativer Entspannungsphasen«, ganz besonders das Herz treffen. Denn dieses ist, in seiner Doppelrolle als Regelgröße und Stellglied der

*Abbildung 7: Sterblichkeit von Männern an Herz-
Kreislauf-Erkrankungen*

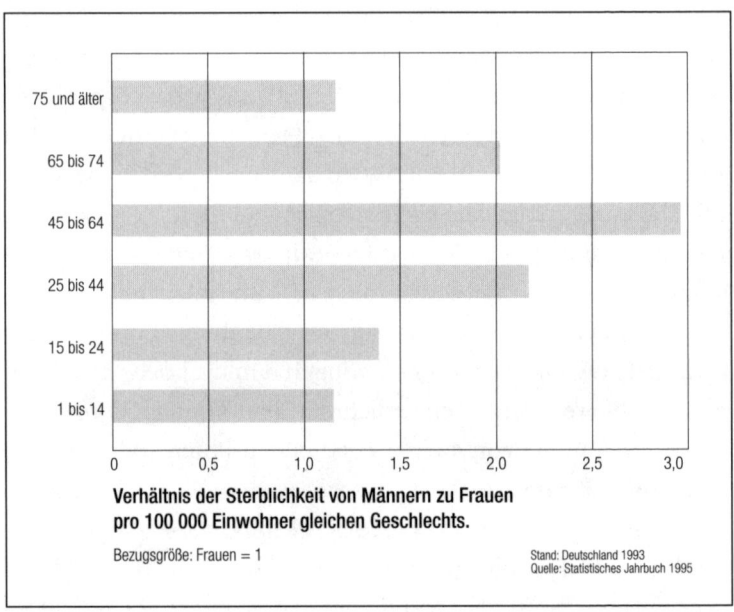

Verhältnis der Sterblichkeit von Männern zu Frauen
pro 100 000 Einwohner gleichen Geschlechts.

Bezugsgröße: Frauen = 1

Stand: Deutschland 1993
Quelle: Statistisches Jahrbuch 1995

Selbstwahrnehmung, ein höchst sensibles Organ. Seine Mahnungen und Warnungen zu überhören und, in Verleugnung der realen Todesgefahr, erst recht zeigen zu wollen, was für ein gesunder und vitaler Kerl man doch noch ist, kostet nicht wenige Menschen das Leben, vor allem Männer.

Lärm

Der Lärm sei »die impertinenteste aller Unterbrechungen, da er sogar unsere eigenen Gedanken unterbricht, ja, zerbricht«, hat der Philosoph Arthur Schopenhauer notiert. »Wo jedoch nichts zu unterbrechen ist, da wird er freilich nicht sonderlich empfunden werden.«[76]

Warum den Lärm gerade unter »Herzkrankheiten« behandeln? Der Grund liegt darin, daß die allgegenwärtige Lärmbelastung – es ist ja kein Kaufhausbesuch mehr möglich ohne Zwangsbeschallung – gerade durch ihre Unentrinnbarkeit Teil eines dauerhaft wirksamen Distress-Systems ist. Als solcher ist sie aber auch (Teil-)Ursache von Bluthochdruck und Herzinfarkt.

Über die Hälfte aller Bundesbürger fühlt sich durch Lärm gestört – diese Zahl ist vom Bundesumweltamt 1989 ermittelt worden und seither bestimmt nicht kleiner geworden. Es gibt bei Lärm kein »Abschalten« – anders, als es uns die Umgangssprache suggeriert, können wir unsere Ohren eben *nicht* »auf Durchzug stellen«. Und was durch die unabschaltbaren Ohren ständig auf uns und in uns »hineinrieselt«, beansprucht in ganz besonderem Maße das Herz- und Kreislaufsystem.

Lärm und Lärmbelastung werden in der subjektiven Maßeinheit von Dezibel = dB gemessen (objektiv wäre die Angabe des Schalldrucks in Newton pro Flächeneinheit, zum Beispiel pro Quadratmeter): 0 dB entsprechen demnach der normalen Hörschwelle, das heißt der Grenze, ab der ein Geräusch hörbar wird. Gemäß der fast immer benutzten Bewertungskurve A der deutschen Industrienorm DIN IEC 651 spricht man auch von dB (A). Schalldruckpegel über dem subjektiven Wert von 85 dB (A) führen – als Stressor – zur Adrenalinausschüttung, beschleunigen den Herzschlag und steigern den Blutdruck. Herz-Kreislauf-Erkrankungen finden sich, kaum überraschend, gehäuft beispielsweise in der Umgebung von Flugplätzen. Aber auch der sonstige Verkehrslärm fordert seinen Preis, da Dauerlärm schon bei geringeren Dezibel-Werten schädlich ist. Anwohner stark befahrener Straßen, auf denen ein Dauer-Verkehrslärm mit einem Mittelpegel über 65 bis 70 db (A) herrscht, haben ein um 20 Prozent erhöhtes Herzinfarktrisiko. Dem Verkehrslärm werden, rein rechnerisch, etwa 1 bis 3 Prozent aller Herzinfarkte in Deutschland angelastet. Andersherum gesagt: Es könnten jährlich wohl mindestens 2000 Herzinfarkte vermieden werden, wenn es gelänge, den Verkehrslärm auf einen Pegel unter 60 dB (A) am Tage und unter 50 dB (A) in der Nacht zu drücken.

Kreislauf

Das Herz ist nicht nur eine Pumpe, aber es ist auch eine solche, und seine Schlagleistung – das hat der britische Arzt William Harvey entdeckt – sorgt dafür, daß das Blut im Körper zirkuliert. Der Druck, mit dem das geschieht, der Blutdruck, ist nicht nur von der Muskelkraft des Herzens abhängig, sondern auch von dem Widerstand, den das Gefäßsystem dieser Pumpleistung entgegensetzt. Im Alter verlieren die Blutgefäße an Elastizität, sie verengen sich, werden starr und brüchig. Der Anstieg des Blutdrucks gehört deshalb zu den normalen Alterungsvorgängen.

Zu den Irrtümern, die unter Ärzten und Patienten gleichermaßen populär sind, gehört die Vorstellung, den Kreislauf »ankurbeln« zu können. Dahinter steckt die Erfahrung, daß ein niedriger Blutdruck durchaus lästig sein kann, zum Beispiel, was das morgendliche Aufstehen anbetrifft. Gefährlich ist der niedrige Blutdruck allerdings nicht, im Gegenteil, er korreliert sogar mit einer höheren Lebenserwartung. Dennoch meinen viele Menschen, ihren Kreislauf »stützen« zu müssen (und vermeiden meist genau das, was einzig wirklich sinnvoll wäre, nämlich körperliche Bewegung bis hin zum sportlichen Training). Die hierfür verwendeten Mittel sind fast immer wirkungslos, deshalb aber noch lange nicht unschädlich – oft dienen sie zur pseudomedizinischen Verbrämung des Alkoholmißbrauchs, vom »Pikkolöchen« am Morgen bis zu »Klosterfrau Melissengeist« usw., der vor allem eines ist – nämlich hochprozentiger Schnaps.

208

Zwar gibt es Arzneimittel, die die Kontraktionskraft des Herzmittels wirklich und nachweisbar verbessern – bekannt sind die Strophantin- und Digitalis-Präparate, die pflanzlichen Ursprungs sind –, aber gerade bei ihnen muß der mögliche Nutzen exakt eingeschätzt, zudem die Einnahme genau kontrolliert werden, denn sie sind keineswegs nebenwirkungsfrei und können zu gefährlichen Vergiftungen führen.

Dies gilt es nicht zuletzt deshalb zu betonen, weil gerade Digitalis (zum Beispiel als Digitoxin und Digoxin) in Deutschland lange Jahre auch ärztlicherseits viel zu oft verordnet wurde und quasi als Allzweckwaffe zur Stützung des »Altersherzens« Verwendung fand. Zum Glück gilt mittlerweile auch in der Schulmedizin ein solches Vorgehen als überholt, was nicht heißt, daß es nicht noch Anwendung fände ...

Der Herzschlag treibt das Blut durch ein sich immer feiner verästelndes Netz aus »Schlagadern« in den Körper. Als griechische Ärzte menschliche Körper sezierten, fanden sie dieses Röhrensystem leer, weshalb sie glaubten, daß es zum Transport von Luft diene; daher der Name »Arterien« (altgriechisch »aer« = »Luft«).

Den anderen »Schenkel« des Kreislaufs bildet der Rückstrom des Blutes, das seine Sauerstofffracht an das Körpergewebe abgegeben hat, durch Gefäße, die wir »Venen« nennen.

Venen, besonders solche, die oberflächlich liegen, fallen stärker ins Auge als Arterien; oft sind sie verdickt und bläulich; wenn das Blut sich in ihnen staut, kann es zu Juckreiz, Entzündungen und anderen unangenehmen Erscheinungen kommen.

Auch hier gibt es wieder eine Fülle von Medikamenten, die versuchen, den Blutfluß zu verbessern – der Verbrauch an »Venenmitteln« ist enorm, und insbesondere Salben, zum Beispiel mit Roßkastanienextrakt, stehen hoch im Kurs. Ihre Wirksamkeit ist allerdings meist sehr gering. Die Verwendung solcher Mittel befriedigt freilich das Bedürfnis, »irgend etwas getan zu haben«, in das sich nicht selten Ärzte und Patienten teilen, und sie lenkt ab von jenen Problemfeldern, auf denen wirklich etwas getan werden sollte und müßte, an die man sich aber nicht wagen möchte (Nikotinmißbrauch, Übergewicht, mangelndes körperliches Training, Bewegungsmangel am Arbeitsplatz usw. usw.).

Infarkt

Kann der Kreislauf zum Beispiel durch Verschluß eines Gefäßes (beim Herzen wäre das eine »Koronararterie«, ein »Herzkranzgefäß«) das Gewebe nicht mehr mit Sauerstoff versorgen, stirbt dieses bezirksweise ab. Diesen Zelltod nennt man Infarkt. Es gibt Infarkte nicht nur im Herzen (der »Hirnschlag« ist nichts anderes als ein Hirninfarkt), dort sind sie aber besonders gefährlich, weil sie die Funktion dieses Organs und damit das Überleben des Organismus überhaupt gefährden.

In Deutschland erleiden jährlich rund 270 000 Menschen einen Herzinfarkt – rund ein Drittel, also 90 000 Menschen, stirbt daran. Dies macht, neben anderen, aber weniger bedeutsamen Herzkrankheiten, den »Killer Nr. 1« in der Todesursachenstatistik aus. Es ist übrigens nicht so, daß es sich hier um ein Problem der Überalterung handelt – weil die Menschen immer älter werden und die Medizin tödliche Krankheiten immer besser bekämpft, bleibe sozusagen irgendwann nur noch der Herztod übrig, denn an irgend etwas muß man ja sterben … Natürlich sterben einerseits viele alte Menschen an Kreislaufversagen. Andererseits aber muß betont werden, daß von allen tödlichen Infarkten, an denen Männer sterben (und zwar zwischen dem 45. und dem 65. Lebensjahr dreimal häufiger als Frauen; siehe S. 205), sich recht genau die Hälfte vor und die Hälfte nach dem 70. Lebensjahr ereignet, dem derzeitigen statistischen Maximum männlicher Lebenserwartung.

Fragwürdig ist auch der hohe technische Aufwand, mit dem man – vor allem in Deutschland – der Sterblichkeit am Herztod zu Leibe rücken will. In Deutschland entfielen im Jahr 1995 auf eine Million Einwohner 3499 Herzkatheter-Untersuchungen – in Großbritannien hingegen nur 1336.[77] Die Infarktsterblichkeit weicht aber in den beiden Ländern nicht kraß voneinander ab. Der geringe therapeutische Nutzen des hohen Aufwands zeigt sich deutlich im Vergleich zwischen den USA und Kanada, wo auch eine relativ ähnliche Lebensführung der Patienten unterstellt werden darf. In den USA wurden Herzkatheter-Untersuchungen 1991 bei älteren Patienten in den ersten dreißig Tagen nach einem Infarkt rund fünfmal häufiger eingesetzt (nämlich in 35 Prozent der Fälle) als in Kanada (7 Prozent) – die Sterblichkeit war aber nach dreißig Tagen (USA 21,4 Prozent, Kanada 22,3 Prozent) und nach einem Jahr (USA 34,3 Prozent, Kanada 34,4 Prozent) praktisch gleich.[78] Daß intensivmedizinische Betreuung Leben retten kann, steht außer Frage – bei Menschen, bei denen beispielsweise ein Herzinfarkt zum Kreislaufstillstand geführt hatte und die ärztlich wiederbelebt (»reanimiert«) worden sind, ist die Bilanz freilich ernüchternd: Nur 40 Prozent der Patienten verlassen die Intensivstation lebend, nach fünf Jahren ist nur noch ein Fünftel der Reanimierten am Leben. Das spricht weder gegen die Reanimation an sich noch gegen die Intensivmedizin, sehr wohl aber dafür, ihren Stellenwert realistisch einzuschätzen – und mithin zu begrenzen. Der Kardiologe und Intensivmediziner, aus dessen Arbeiten ich diese Zahlen zusammengestellt habe, Professor Karl Werdan von der Universität Halle-Wittenberg, resümiert im übrigen selber: »Sehr viel High-Tech-Medizin könnte im Bereich der Herz-Kreislauf-Medizin eingespart werden, wenn wir hier die Primärprävention – also die vorbeugenden Maßnahmen *vor* einem Infarkt – ernster nehmen und intensiver praktizieren würden als üblich.« Und mit dieser gewiß zutreffenden Einschätzung schließt sich der Kreis unserer Argumentation.

Praktische Nutzanwendung

Der wichtigste Schritt für ein neues und möglicherweise über die technokratisch verengte Sichtweise der Schulmedizin hinausführendes Verständnis der Herzkrankheiten wäre es, die Wichtigkeit der »Sprache des Herzens« zu respektieren und sie wirklich verstehen zu wollen – was freilich unmöglich ist, wenn das Herz *nur* als das begriffen wird, was es zweifellos *auch* ist: ein das Blut durch den Körper pumpender Muskel. Herzinfarktgefährdet sind gerade die, welche die leisen Warnsignale ihres Körpers, auch ihres Herzens, überhören, die ihre Anforderungen an sich selber und die eigene Leistung nicht zurückschrauben und sich selbst und anderen mit versteckter Aggressivität gegenübertreten. Ein erweitertes, umfassenderes Verständnis der Herz*funktion* – und damit auch der Herz*leiden* – könnte auch überleiten zu einer anderen Sicht auf die lebensfeindlichen Eigenheiten unserer großtechnischen Industriezivilisation. Und hier gibt es durchaus praktische Möglichkeiten der Gegenwehr: Eine Renaissance einer Kultur der Pausen, ein Wiederaufleben der Gelegenheiten zur Muße, zur Besinnlichkeit und Sinnlichkeit – das sind Alternativen, bei denen alle für sich entscheiden müssen, inwieweit sie solche »Inseln der Gesundheit« im eigenen Leben wirklich unterbringen können und wollen. Gerade was den Herzinfarkt betrifft, gilt jedenfalls ganz gewiß das – auch für andere medizinische Zusammenhänge keineswegs unpassende – Motto des »Tao te king«: »Man muß wirken auf das, was noch nicht da ist ...«

212

16
Haut und Haare

Die Haut ist das schwerste Organ unseres Körpers: sie nimmt eine Oberfläche von anderthalb bis zwei Quadratmetern ein und kann ein Gesamtgewicht von 18 bis 20 Kilogramm erreichen. Verglichen mit diesen Dimensionen, scheint die medizinische Aufmerksamkeit, die der Haut zuteil wird, eher gering zu sein.*

Die zweite Besonderheit der Haut liegt darin, daß sie als Organ unseres Körpers zugleich auch dessen äußere Grenze bildet – freilich eine durchlässige Grenze, an der eine Fülle von Austauschvorgängen organisiert wird.

Es mag als bittere Ironie der Geschichte gelten, daß unsere Haut

---

* Dem im Ersinnen von Quälereien aller Art höchst findigen Menschengeschlecht ist diese Bedeutung allerdings durchaus aufgefallen, und das Abziehen der Haut bei lebendigem Leibe (oder »Schinden«) ist zu früheren Zeiten eine beliebte Strafe gewesen – vom Kentauren Marsyas in der griechischen Sage, dem dieses Schicksal durch den erzürnten Apollo zuteil geworden sein soll, bis zum venezianischen Kommandanten von Zypern, Marcantonio Bragadino, dem von den Türken, die Famagusta elf Monate lang belagert hatten, 1571 freies Geleit zugesichert worden war. Vereinbarungswidrig wurde Bragadino ergriffen und durch Häuten zu Tode gefoltert – seine Haut stellte man im Zeughaus von Istanbul aus, wo die Venezianer sie jedoch entwenden konnten, um sie in der Basilika von San Marco zu »beerdigen« …

heute im wesentlichen von Faktoren bedroht und geschädigt wird, die jahrhundertelang als erstrebenswert und zuträglich galten – von Sonne, Seife und Wasser. Und als mindestens gleichgewichtig ist neben diesen drei Faktoren noch »unsere zweite Haut«, die Kleidung, zu nennen, die uns keineswegs nur schützt, sondern durchaus auch schaden kann.

Sonne

Für die Sonne bzw. für die von ihr zur Erde gesandte energiereiche Strahlung gilt unzweifelhaft, daß sie zwar Quelle allen Lebens, aber auch ein Risikofaktor ist – eine »vornehme Blässe« ist als Schönheitsideal zwar ihrer aristokratisch-elitären Beiklänge wegen in Verruf gekommen; gesünder wäre sie aber allemal. Und das nicht nur wegen des Hautkrebses, unter anderem wegen des »malignen Melanoms«, einer extrem bösartigen Erkrankung bestimmter Hautzellen (der pigment-, also farbstoffbildenden »Melanozyten« – griechisch »melas« = »schwarz«). Dessen besondere Bösartigkeit liegt in seiner Neigung, schon sehr früh Tochtergeschwülste (»Metastasen«) auszubilden – möglicherweise schon zu einer Zeit, in der die Hautveränderung selber, die Wurzel des Übels ist, noch gar nicht ins Auge fällt. Wesentlich für die Melanom-Entstehung wie auch für andere Formen von Hautkrebs ist die Bestrahlung mit UV-Licht, und für den höheren Durchtritt von UV-Licht wird mit Recht die troposphärische Ozonverdünnung angeschuldigt – . also eine durch menschliche Umweltzerstörung bedingte Schädigung der äußersten Schicht unserer Erdatmosphäre. Dies ist aber nur die halbe Wahrheit: Zur schädlichen Wirkung des UV-Lichts gehört auch die Art und Weise, wie wir uns ihm aussetzen. Die Wahrscheinlichkeit, an einem Melanom zu erkranken und – was leider recht häufig ist – auch zu sterben, steht in enger Beziehung zu

der Zahl der erlittenen Sonnenbrände, insbesondere im Kindes-
und Jugendalter, und diese Sonnenbrände hängen ja weniger
davon ab, wie lange wir »draußen« sind, sondern vor allem davon, »wie« wir das tun. Hier hat sich durch unsere moderne Industriezivilisation vor allem das *Belastungsmuster* verändert –
generell sind wir zu Stubenhockern geworden, aber wenn wir irgendwann – zum Beispiel in den »schönsten Wochen des Jahres«, im Urlaub – endlich Zeit haben, uns am Swimmingpool
oder am Strand aufzuhalten, wollen wir das am liebsten zwölf
Stunden pro Tag tun, und zwar möglichst hüllenlos.
Aber das Sonnenlicht (bzw. sein ultravioletter Anteil) kann nicht
nur, schlimmstenfalls, die Hautkrebsentstehung fördern, wenn
wir uns in ungeschickter, maßloser Weise der Besonnung aussetzen – es führt auch »im Normalfall« zu Schäden wie Faltenreich-
tum und Ledrigkeit der Haut, indem es Hautzellen anregt,
»Schneide-Enzyme« zu produzieren, die das Kollagengerüst,
das der Haut Elastizität und Festigkeit verleiht, lockern und beeinträchtigen. Neuere Forschungsergebnisse[79] legen nahe, daß
solche Schadeffekte nicht ausreichend repariert werden können
und schließlich wie kleine Narben das Kollagengeflecht durchsetzen – bis die Haut faltig und unelastisch wird.

Seife und Wasser

Die Bedrohung unserer Haut – und mithin unserer Gesundheit – durch das Sonnenlicht bzw. durch die Art und Weise, wie
wir uns ihm aussetzen, ist wortwörtlich zu nehmen. Sprechen
wir von Wasser und Seife als Gefahren, so gibt es neben der
wörtlichen auch die übertragene Bedeutung – die gesamte
»Körperpflege« steht zur Debatte, mit deren Übermaß wir unseren Körper weit eher quälen als pflegen.
Feste Seifen, Syndets (»synthetic detergents«) und Haarwasch-

mittel enthalten neben ihren Hauptbestandteilen – Seifen und Tensiden – Farbstoffe, Deodorantien, Parfümöle, Konservierungsmittel, Perlglanzmittel usw. Die Beimischung von bakteriziden Substanzen ist besonders fragwürdig, weil diese den bakteriellen Schutzfilm der Haut zerstören. Was die Duftstoffe betrifft, so müssen vor allem die Nitromoschusverbindungen erwähnt werden – sie sind erwiesenermaßen potentiell krebserregend (»kanzerogen«) und erbgutverändernd (»mutagen«). Generell werden viel zu viele Zusatzstoffe beim Waschen verwendet, und wenn solche denn wirklich als unabdingbar erachtet werden, dann sollte genau auf den Inhalt geachtet werden. Wichtig ist, daß die Haut nicht durch übermäßiges Waschen entfettet wird, und wer auf regelmäßige Wannenbäder nicht verzichten mag, sollte wenigstens darauf achten, daß oft genug ein Ölbad darunter ist. Allerdings enthalten auch die im Handel erhältlichen Ölbäder oft – und völlig unnötigerweise – Duftstoffe. Man kann sie sich zum Beispiel mit gewöhnlichem Pflanzenöl ohne weiteres selber zubereiten.

»Keimfrei«?

Der Wunsch, Küche, Bad und nach Möglichkeit noch die gesamte Wohnung »hygienisch rein« oder gar »keimfrei« zu halten, ist ein Wahn, der nicht nur unsere Mitwelt bedenklich belastet hat, sondern auch die eigene Gesundheit schädigt. Bei einem medizinischen Kongreß in den USA konnte ich einen Film sehen, der zeigte, wie in den fünfziger Jahren ganze Schwimmbäder mit Lastwagenladungen von DDT ausgesprüht wurden, der vermeintlichen Hygiene wegen – und zwar samt Badegästen. Lachende, winkende Kinder im Pestizidnebel: ein aus heutiger Sicht schreckenerregendes Bild (gegenwärtig machen sich viele Epidemiologen so ihre Gedanken, ob derartige Praktiken zu einer extremen Häufung von Brustkrebs beitragen, wie sie in manchen Gegenden der USA zu beobachten ist).

Die heute festzustellende Häufung von allergischen Erkrankungen, das heißt von Entgleisungen der Immunabwehr, die sich gleichsam neue Feinde sucht, wird manchmal damit in Zusammenhang gebracht, daß es – salopp ausgedrückt – in der Kinderzeit an »Dreck« fehlt, das heißt an einer das Immunsystem stärkenden und prägenden Phase vielfältiger, banaler »Alltagserkrankungen«, bei denen sich der Körper mit Mikroorganismen aller Art auseinanderzusetzen hat. Pointiert könnte man sagen, daß ein Mindestmaß an Schmutz durchaus gesundheitsförderlich ist und daß der fanatische Wunsch, auch den letzten Rest von Schmutz, »koste es, was es wolle«, zu beseitigen, gesundheitsschädigende Wirkungen zeitigt.

Unsere »zweite Haut«

Die »zweite Haut« eines Menschen ist seine Kleidung. Angesichts dessen ist es verwunderlich, wie wenig Bedeutung der Kleidung als krankheits- oder gesundheitsförderndem Faktor beigemessen wird.

Als bekleidungsbedingte Erkrankungen stehen die Allergien vermutlich im Vordergrund – bei hoher Dunkelziffer: Wer nach dem Kauf eines neuen T-Shirts unter heftigem Juckreiz leidet, wird das Shirt vermutlich wegwerfen, ohne große Untersuchungen anzustellen. In solchen Fällen sind, falls wirklich eine Allergie vorliegt, gar nicht die Textilfasern selber verantwortlich, sondern »Ausrüstungsstoffe« wie Dispersionsfarbstoffe oder Zurüstungen für Prädikate wie »bügelfrei und knitterarm«, die meist dem Zusatz von formaldehydhaltigen Kunstharzen zu »verdanken« sind. Sowohl die Kunstharze selber wie auch das reine Formaldehyd können Allergien auslösen.

Ganz generell kann einer möglichen Schädigung durch die Kleidung entgegengewirkt werden, indem man keine Billigware kauft, sondern seine Sachen von Herstellern bezieht, deren Angaben zumindest halbwegs zu trauen ist – und indem man auf farbintensive Kleidung verzichtet. Textilien mit Hinweisen wie »blutet aus« oder »getrennt waschen« sollten nicht gekauft werden, denn was beim Waschen ausfärbt, kann auch auf der Haut Spuren hinterlassen. Der Tendenz der modernen Gesellschaft, jeden Menschen bekleidungsmäßig als eine Kreuzung aus Papagei und Litfaßsäule auszustaffieren (wo gibt es noch Kleidung ohne Texteindruck?), wird der bewußte Konsument ohnehin energisch widerstehen – nicht nur, aber auch aus Sorge um seine Gesundheit.

Zur Wäschepflege ist zu sagen, daß die »chemische Reinigung« Sonderfällen vorbehalten bleiben sollte und daß so behandelte Kleidungsstücke einen Tag auslüften sollten, um das bei der Reinigung verwendete Perchlorethylen (PER) auszudünsten. Und in den mit hohem Werbeaufwand angepriesenen »Weichspülern« sind Duftstoffe aller Art enthalten, die nicht nur die Umwelt, sondern auch die Haut unnötig belasten und Allergien verursachen können.

Gerade beim Problemfeld Kleidung wird deutlich, welchen Einfluß das Verbraucherverhalten auf gesundheitsschädigende oder -förderliche Entwicklungen hat. Wer nichts anderes im Kopf hat, als stets der neuesten Mode nachzueifern, so blödsinnig diese auch sein mag, wird über die gesundheitliche Bedeutung dessen, was er oder sie sich da überstreift, wohl kaum noch nachdenken können ... Allerdings fällt es dem einzelnen immer schwerer, den unüberschaubaren Markt zu überblicken. Hier, wie schon beim Thema Körperpflege, können die Reports beispielsweise der »Stiftung Warentest« oder der Zeitschrift

»Öko-Test« oft außerordentlich wertvolle Entscheidungshilfen geben.*

Praktische Nutzanwendung

Gerade beim Thema »Haut & Haare« ist es nicht schwer, einige konkrete Verhaltensvorschläge zu formulieren. Diese sind freilich insofern problematisch, als sie diametral dem Diktat der Mode und ihrem immer höheren »turn-over« zuwiderlaufen. Daran kann ich wenig ändern – ob Leserinnen und Leser ihr eigenes Leben dementsprechend umgestalten wollen, bleibt ihnen selber überlassen.

Trotzdem sind die folgenden Punkte aus medizinischer Sicht höchst beherzigenswert:

■ Lange Sonnenbäder, vor allem aber Sonnenbrände, sind unbedingt zu vermeiden, insbesondere im Kindesalter. Es mag sein, daß unser modernes Leben vom Leistungsdruck überschattet ist – die Sonne kann nichts dafür, und sie kann die Schattenseiten unseres Lebens nicht ausgleichen, wenn wir unbedacht in die Rolle eines menschlichen Grillguts schlüpfen.

* Der Kulturphilosoph Thomas Hoof, der im Katalog des von ihm gegründeten Warenhauses »Manufactum« sehr kluge und oft auch witzige Kommentare zu Werkstoffen, Materialien usw. veröffentlicht, merkt zu dem von ihm neu herausgegebenen »Warenlexikon« von 1919 an: »Es ist merkwürdig: Vom Ende des vergangenen bis in die Mitte des 20. Jahrhunderts gab es einen großen Fundus weitverbreiteten warenkundlichen Verbraucherwissens. Die Verlage produzierten eine Vielzahl einschlägiger Lexika (des Haushalts, der Eisenwaren, der Bekleidung oder eben allgemein der Warenkunde), an den Schulen wurde das Fach ernsthaft unterrichtet (und so jene gewisse Immunität gegen die Werbung erzeugt, um die sich unser ›ideologie- und sprachkritischer‹ Deutschunterricht in den vergangenen Jahrzehnten völlig erfolglos bemühte), und das Wissen der in der ersten Hälfte des Jahrhunderts aufgewachsenen Menschen über Wert und Unwert ihrer Alltagsdinge überstieg dasjenige heutiger ›Fachverkäufer‹ um ein Vielfaches. Irgendwann in den sechziger Jahren gab es dann den warenkundlichen Fadenriß. Entsprechende Zeitschriften stellten ihr Erscheinen ein, und von Dr. Oetkers Warenkunde – nach dem Krieg ein Bestseller – erschien schließlich 1966 die letzte Auflage. Die Neugier darauf, was neu ist, verdrängte die Wißbegier darauf, was gut ist.« (*Manufactum Katalog* Nr. 10, Marl 1997, S. 324)

■ Es lohnt sich, die eigene Haut immer wieder gründlich zu inspizieren – oder vom Partner inspizieren zu lassen, was ja durchaus lustvoll gestaltet werden kann. Insbesondere an »Wetterwinkel« denken, die uns selber nicht zugänglich sind – etwa die Region zwischen den Schulterblättern. Bei verdächtigen Stellen nicht zögern, sofort Rat beim Hautarzt zu suchen. Und auf keinen Fall selber an fragwürdigen »Leberflecken« oder »Muttermalen« herummanipulieren – das Melanom und seine Vorformen sind ein absolutes »Rührmichnichtan«.

■ Der moderne Mensch wäscht sich eher zuviel als zu selten, und er benutzt dabei häufig fragwürdige Substanzen. Dusche und Wannenbad dienen ja ohnehin meist nicht der Sauberkeit, sondern der Entspannung – wobei aber auf das richtige Maß geachtet werden sollte. Alle Duftstoffe etc. sind entbehrlich, und man sollte sie sich nicht von der Werbung aufschwatzen lassen. Daß der Körper Schweiß absondert, ist nicht schlecht, sondern gut! Wer meint, sich »deodorieren« – wörtlich heißt das: sich vom (Schweiß-) Geruch befreien – zu müssen, sollte am besten Alaun (Kaliumaluminiumsulfat) verwenden (»Holzlehners Original Deo-Kristall«, »Trumpers Alaunstein« o. ä.), das »mann« auch als After-shave verwenden kann und das auch zur Versorgung kleinerer Wunden geeignet ist, weil es die Blutung stillt.

■ Der Wahn der Keimfreiheit ist gesundheitsschädlich! Bakterizide oder fungizide Substanzen haben in Seifen, Haarwaschmiteln etc. nichts zu suchen.

■ Je öfter man sich mit Wasser und Seife oder auch mit anderen Tensiden wäscht, desto stärker ist auf Rückfettung zu achten (zum Beispiel durch ein Ölbad) – aber auch dies nur mit Reinsubstanzen.

■ Zu dem sorglosen Umgang mit der Haut gesellt sich oft genug eine nicht weniger bedenkenlose Gestaltung der »zweiten Haut«, der Kleidung. Ein ganzer Schrank voll buntem Firlefanz mag für den Diskothekenbesuch unabdingbar erscheinen – für den Körper wie für die Umwelt ist er meist fatal.

17
Tod und Sterben

ier fiel der Jakob Finkenscheidt/vom Hausdach in die Ewigkeit«, heißt es lakonisch in einer der von Enno Hansing liebevoll gesammelten Grabinschriften.[80] Kürzer können das Rätsel, die Provokation, aber auch die Faszination des Todes wohl kaum in Worte gefaßt werden. Nur: Wer will davon heute noch etwas wissen? Daß unsere moderne Gesellschaft einem Kult der Todesverleugnung huldigt, ist bereits weiter vorn skizziert worden (siehe S. 35 ff.) – sie hat aber auch *das Sterben* selber nicht mehr präzise im Blick. Der Gedanke, tot zu sein – also nichts mehr erleben, nicht mehr konsumieren, nicht mehr »dabeisein« und »mithalten« zu können –, ist offenbar so erschreckend, daß auch jedes Nachsinnen darüber, wie denn der Übertritt von der einen in die andere Welt vonstatten gehen mag, peinlich vermieden wird. Klug ist das nicht, denn früher oder später trifft es doch jeden von uns – und außerdem läßt es Raum für viele Mißverständnisse. So ist es eine Legende, das Sterben mit Qualen gleichzusetzen. Der Mensch mag nach einer Zeit qualvollen Leidens an sein Ende kommen – einen »Todeskampf« im eigentlichen Sinne gibt es sicher nicht,

221

eher das Erleben des Todes als Erlösung. Was Matthias Claudius in seinem von Schubert kongenial vertonten Gedicht »Der Tod und das Mädchen« den »Gevatter Tod« und »Freund Hein« sagen läßt (»Ich bin nicht wild. Sollst sanft in meinen Armen schlafen«), ist medizinisch gewiß der Wahrheit näher als so manche haltlose Horrorvorstellung.

»Für die meisten Menschen ist die eigentliche Todesstunde friedvoll, zumal sie oft vorher schon in Bewußtlosigkeit fallen, doch dieser Friede ist gewöhnlich um einen hohen Preis erkauft: Der Preis besteht in eben dem Prozeß, den der Sterbende bis dahin durchleiden mußte.« So schreibt es Sherwin Nuland, und in seinem Buch »Wie wir sterben« hat er jenen Prozeß ohne Beschönigung und in aller Härte nachgezeichnet.[81] Es fällt freilich auf, daß seine beeindruckenden Fallgeschichten auch von vielem unnötigen Leid berichten, das durch Illusionen, Ausflüchte, falsche Hoffnungen und ärztliche Arroganz mitbedingt wird, so nicht zuletzt im Fall von Nulands eigenem Bruder. Die Medizin hätte viele Möglichkeiten, die Härten des Sterbens zu lindern. Doch die Realität sieht anders aus: Es ist durch medizinsoziologische Studien gut dokumentiert, daß Ärzte das Interesse an einem Patienten rasch verlieren, wenn dieser nicht mehr »gerettet« werden kann – den »hoffnungslosen Fällen« gehen sie lieber aus dem Weg. Damit stimmt gut zusammen, daß Mediziner eine Menschengruppe sind, die sich durch übergroße Todesangst (und durch eine hohe Selbstmordrate) auszeichnet.

Die Einsamkeit der Sterbenden

Eine der Härten des Todes ist seine Einsamkeit, und gerade sie wird von der modernen Medizin eher gefördert als bekämpft.

Ein lebender Mensch ist oft einsam, einer, dessen Leben zu Ende geht, muß es sein, denn er erfährt am eigenen Leibe etwas, wovon

noch keiner jemals leibhaftig berichtet hat und was daher einzigartig, unkommunizierbar ist und bleibt. Die prinzipielle Einsamkeit des Sterbenden, von der Norbert Elias mit beredten Worten
berichtet hat,[82] wird freilich stets sozial akzentuiert: Denn der
»Todeskampf«, vor dem der Gegenwartsmensch so viel Angst hat,
weshalb er auch inständig hofft, es möge, wenn der Tod kommt,
alles »kurz und schmerzlos« vor sich gehen (»Am liebsten mitten
auf der Straße tot umfallen ...!«), ist durch eine Fülle von Legenden tatsachenwidrig brutalisiert worden. Die Ursache dafür liegt
vor allem in seiner sozialen Ausgrenzung. Körperliche Schmerzen
kann die Schulmedizin gut behandeln, wenn sie nur will – gegen
Angst und die Bitternis des Verlassenwerdens kennt sie kein pro-
bates Mittel. 1968 noch erlebten nur 28,9 Prozent aller Sterbenden ihr Lebensende im Krankenhaus – 1994 war diese Zahl bereits auf 48 Prozent angestiegen.[83]

Was das Sterben – und mithin auch das Hinübergleiten in den
Tod – heute schlechterdings zu einer Art Horrortrip werden
läßt, ist die nackte Realität der Ingenieursmedizin. Der Philosoph Rainer Otte hat bei einem Symposium im April 1994 den
Fall eines 77 Jahre alten Patienten erwähnt, der bei seiner Klinik-
einweisung noch hundert Tage zu leben hatte – und in dieser
Zeit 56 Röntgenuntersuchungen, drei Computertomographien
und mehrere Magenspiegelungen über sich ergehen lassen
mußte. Das Fazit des Philosophen: »Durch den massiven Einsatz der Technik hat die Pflege ihre humane Dimension verlo-
ren.«[84] Das Sterben auch, möchte man anfügen. Um noch einmal Nuland zu zitieren: »Der Tod gehört dem Sterbenden und
den Menschen, die ihn in Liebe begleiten. Auch wenn eine unaufhaltsam vordringende Krankheit die Qual des Sterbens stei-
gert, darf der Tod nicht durch wohlgemeinte, aber zwecklose
Rettungsmaßnahmen noch schrecklicher gemacht werden.«[85]

223

Genau dies ist aber leider keineswegs selten der Fall. Hier gilt in extremster Form, was für die Medizin insgesamt zutrifft: Das Leben und erst recht das Sterben sind zu wichtig, um Experten anvertraut zu werden.

Hirntod

Ein Wort zur sogenannten Hirntodkontroverse ist an dieser Stelle wohl ebenfalls angebracht.

Der Tod des Gehirns bedeutet den Ausfall einer organismischen Teilfunktion, die die Unumkehrbarkeit des Sterbeprozesses verbürgt. Ein Hirntoter kehrt nicht mehr ins Leben zurück, und es spricht alles dafür, daß er nichts mehr erlebt, fühlt, bemerkt – auch wenn sein Herz noch schlagen mag. Der Sterbeprozeß geht unabänderlich seinem Ende entgegen, aber da andere Teilfunktionen noch arbeiten (etwa die Herzfunktion), muß der Klarheit halber gesagt werden, daß dieser unrettbar sterbende Mensch noch lebt – und es ist schwer abzuschätzen, wie lange noch. Bei allen anderen Thesen handelt es sich um bloße Ausflüchte, die durch sachfremde Interessen gesteuert werden.

Ich teile zu diesem Punkt voll und ganz die Meinung des evangelischen Theologen Hans Grewel: »Indem die Medizin der Versuchung erlegen ist, Organtransplantationen durch das Hirntodkonzept zu legitimieren, hat sie therapeutische Möglichkeiten gewonnen, die vielen Menschen Lebensrettung und Verbesserung ihrer Lebensqualität eröffnen. Aber sie hat sich zugleich einem System verschrieben, das weder mit den bestimmenden Impulsen der ärztlichen Tradition noch mit dem in unserer Kultur errungenen Menschenbild zu vereinbaren ist. Dieses System wird bestimmt durch den utilitaristischen Werte-Kalkül und durch das Grundgesetz aller Technologie, daß getan werden muß, was getan werden kann.«[86]

224

Um den auf solche Klarstellungen meist geradezu automatisch folgenden Verleumdungen sogleich die Spitze zu brechen, möchte ich betonen, daß eine solche Auffassung, die im Hirntod eine gewiß wichtige Phase des Sterbeprozesses sieht, aber zugleich darauf verweist, *daß er mit diesem nicht verwechselt werden darf* – daß ein solches Konzept also durchaus nicht das Ende der Organtransplantation bedeuten soll und muß. Wer damit einverstanden ist, innerhalb dieser Phase des Sterbeprozesses seine Organe zu Verfügung zu stellen, um anderen Menschen zu helfen, wird keineswegs daran gehindert. Will man Organtransplantationen zugunsten schwerkranker Dritter zulassen, so kann das – ich teile Grewels Meinung – aus prinzipiellen Gründen »rechtlich nicht anders geregelt werden als auch sonst bei lebenden Menschen: durch eine Ausnahmeregelung, die an die ausdrückliche und freiwillige Einwilligung des Organgebers als unersetzbare Bedingung geknüpft ist. Liegt keine solche Erklärung vor, ist auf die Organentnahme zu verzichten.«[87] Dem ist nichts hinzuzufügen – außer der Anmerkung, daß die so oft beklagte mangelnde Bereitschaft zur Organspende sich wohl kaum durch fragwürdige Konstruktionen und ethische Ad-hoc-Argumente verändern lassen wird. Hier ist Ehrlichkeit gefordert, und nichts sonst.

Eine praktische Nutzanwendung?

Ich fürchte, bei *diesem* Kapitel gibt es sie nicht ... es sei denn, sie bestünde darin, sich noch einmal an Martin Luthers bereits weiter oben erwähntes Diktum zu erinnern: »Es wird keiner für den anderen sterben, sondern ein jeglicher in eigener Person mit dem Tode kämpfen.« Luther selbst starb keinen leichten, aber einen entschlossenen Tod.[88]

Ein nicht weniger beredter Zeuge wäre wohl auch der Dichter

225

Theodor Storm, dessen Lektüre einem in der Schule mit »Pole Poppenspäler« und »Der Schimmelreiter« systematisch verleidet wird. Storm hat, selber an Magenkrebs erkrankt, die folgenden Verse geschrieben:

Beginn des Endes

Ein Punkt nur ist es, kaum ein Schmerz,
Nur ein Gefühl, empfunden eben;
Und dennoch spricht es stets darein,
Und dennoch stört es dich zu leben.

Wenn du es andern klagen willst,
So kannst du's nicht in Worte fassen.
Du sagst dir selber: »Es ist nichts!«
Und dennoch will es dich nicht lassen.

So seltsam fremd wird dir die Welt,
Und leis verläßt dich alles Hoffen,
Bis du es endlich, endlich weißt,
Daß dich des Todes Pfeil getroffen.[89]

DRITTER TEIL

GESUNDHEIT
IST
ANDERS

18
Krankheit auf Rezept? – »Lebensqualität« und der medizinisch-industrielle Komplex

Die Wissenschaftlerin Marcella Ullmann, die die Krankheits- und Sterblichkeitsstatistik der Deutschen ausgewertet hat, resümierte ein Teilergebnis ihrer Arbeit vor einigen Jahren mit den folgenden Sätzen: »Der ganze medizinisch-wissenschaftliche Fortschritt seit 1950 brachte den 40jährigen Männern einen Zuwachs an Lebenserwartung von 0,9 Jahren. Den Großteil davon werden sie mit hoher Wahrscheinlichkeit im Krankenhaus verbringen.«[1] Deutlicher kann kaum in Worte gefaßt werden, daß eine steigende Lebens*dauer* nicht unbedingt eine höhere Lebens*qualität* bedeuten muß.

Man kann es auch anders ausdrücken: Ein Zuwachs an Lebenserwartung muß nämlich keineswegs ein gesünderes Leben verbürgen – verringerte Sterblichkeit (Mortalität) ist nicht mit Gesundheit identisch, nicht einmal dann, wenn wir diese bloß als Fehlen von Krankheit definieren (die Weltgesundheitsorganisation tut das bekanntlich nicht – davon wird noch zu reden sein).

Ein langes Leben bedeutet ja »nur«, daß lebensbedrohliche Erkrankungen entweder nicht auftraten oder aber erfolgreich gemeistert wurden. Eine lange Lebensdauer kann jedoch mit einer Fülle von chronischen Krankheiten zum Teil sehr unangenehmer Art befrachtet sein, also mit höherer Morbidität (und, wie es heute Realität ist, vor allem mit Multimorbidität, also dem gleichzeitigen Auftreten mehrerer Krankheiten) einhergehen. Schon Immanuel Kant hat in seiner Antwort auf Christoph Wilhelm Hufelands berühmtes Buch »Makrobiotik« (1796) angemerkt, die »Kunst, das menschliche Leben zu verlängern« (so der Untertitel des Buches) sei nicht unbedingt eine Anleitung dazu, dieses Leben auch zu genießen ...[2]

Die längere Lebensdauer, auf die der Mensch in den Industrienationen der Nordhalbkugel immerhin hoffen darf, besteht vor allem in der Verlängerung eines immer hektischeren Lebens.[3] Wichtig ist in unserem Zusammenhang, also im Hinblick auf die Chancen eines aktiven Sich-gesund-Erhaltens, vor allem das Verschwinden, ja das aktive Austreiben von Genuß und Muße aus diesem Leben. Dafür zahlen, wie es im Kapitel »Herz und Kreislauf« bereits angedeutet worden ist, insbesondere die Männer einen hohen Preis.

Ich erinnere mich noch genau an den Tag, an dem ich zum ersten Mal in eine afrikanische Großstadt kam (es war Nairobi, und man schrieb das Jahr 1978). Im Stadtpark faszinierte mich die große Zahl von Menschen, die auf dem Rasen lagen und schliefen. Bei uns, in Europa, ist ein solcher öffentlicher Müßiggang verpönt, allenfalls den Clochards, die ja bezeichnenderweise als »Penner« beschimpft werden, wird er noch zugestanden. Wer Muße finden will, geht in die Badewanne (ist er sehr kühn, stellt er sogar noch das Telefon ab) – die Reizabschirmung findet privat und heimlich statt, quasi immer vom schlechten Gewissen begleitet, sich den Anforderungen der Leistungsgesellschaft entzogen zu haben.*

Diese Leistungsgesellschaft terrorisiert uns nicht nur mit ihrem immer höheren Grundrauschen (etwa in Form der allgegenwärtigen Musik-Zwangsbeschallung), sie nötigt uns auch immer mehr »Synchronisationsleistungen« ab. Soll heißen: Das Belastungsmuster hat sich verändert. Wir leisten keine Schwerarbeit im Steinbruch mehr, sind nicht dem kalten Winter in einer ungeheizten Stube ausgesetzt, und die Trinkwasserqualität ist gewiß wesentlich besser als vor dreihundert oder zweihundert Jahren. Es sind sozusagen die »grobstofflichen« Gefahren, denen wir damit entgehen.

Aber alles hat seinen Preis. Die Entlastung von körperlicher Fronarbeit, die Überwindung des Hungers, die Schaffung sozialer Rechte – zum Beispiel des Anspruchs auf den vor hundertfünfzig Jahren ja noch völlig unbekannten »Urlaub« – gehen einher mit einer immer stärkeren zentralnervösen Belastung.

Die Wurzeln dieser Entwicklung reichen weit zurück. Die Exklusivität des Menschen im Tierreich, die ihn zur planenden Zukunftsvorsorge und zur Gestaltung des »typisch menschlichen« Gemeinwesens und seiner Kulturleistungen befähigt, ist seit jeher begleitet von einer Vervielfachung von Ängsten, die dem Tier in dieser Art fremd sind, weshalb es im Tierreich weder Verzweiflung noch Selbstmord gibt – und sie ging einher mit der Entstehung

---

* Auch der Schlaf tagsüber gilt als verpönt. »In Europa verbreitete sich immer mehr die Auffassung, daß sowohl zu gewissen Tageszeiten als auch an gewissen Orten nicht geschlafen werden solle.« (A. Borbely: *Das Geheimnis des Schlafs*, München 1987, S. 24) Dieses »Schlafregiment« ist ein Teil jenes frühneuzeitlichen gesellschaftlichen Formierungsprozesses, den Peter Burke als »Reform der Volkskultur« bezeichnet und meisterlich beschrieben hat. Es ging hier um die »Zivilisierung« – und das heißt auch: um die obrigkeitliche Kontrolle – aller möglichen »wilden«, volkstümlichen Vergnügungen, z. B. des Karnevals und anderer Feste. (P. Burke: *Helden, Schurken und Narren. Europäische Volkskultur in der frühen Neuzeit*, München 1985)

der Idee vom »Sinn« des Lebens und vom »Glück«, dem es nach-zujagen gelte, wenn auch meist mit fragwürdigem Erfolg. »Der Mensch« – so Friedrich Nietzsche – »ist allmählich zu einem phantastischen Tiere geworden, welches eine Existenz-Bedin-gung mehr als jedes andere Tier zu erfüllen hat: der Mensch muß von Zeit zu Zeit glauben, zu wissen, warum er existiert …«[4]
Gegen die unabänderliche Verlorenheit an den Tod, gegen den unstillbaren Hunger nach Glück sucht der Mensch also nach Heil-mitteln, und eines der mächtigsten und wichtigsten ist die neu-zeitliche Gesundheitsindustrie, deren Entstehung im ersten Teil dieses Buches skizziert worden ist.

Man mache sich keine Illusionen über die soziale und politische Bedeutung dieses medizinisch-industriellen Komplexes: Er ist in Deutschland der größte Arbeitgeber; sein Beitrag zum Bruttoso-zialprodukt ist enorm.

Obschon das Wort von der »Gesundheitsindustrie« sich zur Bezeichnung dieses mächtigen, tiefverwurzelten und weitver-zweigten Gebildes allgemein eingebürgert hat und auch hier verwendet worden ist, trifft es den Kern der Sache eigentlich nicht – es handelt sich, treffender gesprochen, um eine *Krank-heitsindustrie*. Diese mächtige Industrie interveniert (und inve-stiert), wenn das Individuum als nicht mehr gesund oder zumin-dest als in seiner Gesundheit gefährdet gilt – manchmal auch ge-gen den Willen und die Überzeugung des »Patienten«, wie zum Beispiel bei bestimmten psychiatrischen Erkrankungen (»Selbst- und Fremdgefährdung« sind die klassischen Begründungen für die Zwangseinweisung in ein psychiatrisches Krankenhaus; sie müssen in unserem Rechtssystem freilich noch von einem Ge-richt bestätigt werden).

Allerdings *produziert* dieses System auch Krankheiten – als Mu-sterbeispiel mag die (keineswegs seltene) Infektion mit Krankenhauskeimen gelten, die zum Beispiel bei häuslicher Pflege wohl gar nicht aufgetreten wäre. Und bereits vor über zwanzig Jahren sah sich der Philosoph Ivan Illich, der das Wort von der »Nemesis«, also der *Rache der Medizin* geprägt hat,[5] mit einer Lage konfrontiert, in der in den Industrieländern der Nordhalbkugel jeder zehnte Nachtschlaf und jeder zwanzigste Stuhlgang medikamentös bewirkt wurde[6] – eine Situation, die sich seither wohl kaum zum Besseren verändert haben dürfte.

Der Arzneimittelboom, der die Verschreibung eines Medikaments zur ärztlichen Standardtherapie macht, ist nach wie vor ungebrochen; ergänzend zum viel zu häufig genutzten Rezeptblock des Arztes will die Pharmaindustrie auch noch die »Selbstmedikation« durch die Patienten ankurbeln. In den ersten zehn Monaten des Jahres 1997 sind in Deutschland 1700 neue Arzneimittel zugelassen worden. Daß es sich hierbei um patientenfreundliche Innovationen handelt, ist eine aus begreiflichen Gründen gepflegte, besonders hartnäckige medizinische Legende – nur bei sieben der genannten über anderthalbtausend neuen Medikamente lagen tatsächlich neue Wirkprinzipien vor, wie sie bislang in der ärztlichen Praxis noch nicht verfügbar waren, die also – möglicherweise – als echte Bereicherungen der Therapie gelten können.[7]

Die Rede von der »Nemesis der Medizin« darf freilich nicht zu dem Umkehrschluß verführen, daß ohne Medizin alle gesünder seien. Dennoch ist die Frage nach Nutzen und Aufwand, nach Wirkungen und Nebenwirkungen zu stellen – und die Antworten fallen anders aus, als es die Legende vom medizinischen Fortschritt behauptet. Medizinkritiker wie Illich und andere haben wiederholt und sehr zu Recht darauf hingewiesen, daß es nicht das Anschwellen des medizinisch-industriellen Komplexes, der »Krankheitsindustrie«, gewesen ist, dem die Menschen der Nordhemisphäre ihre hohe Lebenserwartung verdanken, sondern ein tiefgreifender sozialer Wandel, der erst in zweiter Linie das Bedürfnis nach verbesserter ärztlicher Versorgung nach sich zog. Die Abschaffung der offenen Feuerstellen in den Häusern dürfte dabei von extremer Bedeutung gewesen sein, desgleichen die veränderte Trinkwasserversorgung und Abwasserbeseitigung – sozialreformerische Maßnahmen, an denen sich zwar durchaus auch Ärzte beteiligt haben (wie beispielsweise Rudolf Virchow), aber nicht so sehr in ihrer Funktion als Mediziner, sondern vielmehr als engagierte Bürger und aktive Politiker. Gerade Virchow, der ja forderte, die Medizin müsse zum»Gemeingut aller«werden, wird sich kaum als Galionsfigur des professionell organisierten medizinisch-industriellen Komplexes vereinnahmen lassen ...

Was im historischen Rückblick zutrifft, ist auch für die Gegenwart gewiß nicht falsch:

>»Die Gesundheit des Menschen wird weltweit nicht so sehr durch die Ärztedichte und immer raffiniertere Medikamente beeinflußt, sondern durch seine soziale Umwelt ... Die in den letzten Jahren exponentiell angestiegenen Kosten des Gesundheitswesens haben den Gesundheitszustand der Bevölkerung in den Industrieländern nicht nachweisbar verbessert ... So sind etwa in den Industrieländern die häufigsten Todesursachen Herz- und Kreislaufstörungen, Krebs, degenerative Stoffwechselleiden wie Rheuma, Adipositas [= Fettsucht, T.B.], Diabetes sowie Alkoholismus, Drogensucht und Verkehrsunfälle. Der größte Teil dieser Leiden ist entweder umweltbedingt oder vom Individuum selbst >verschuldet<, wobei das Zigarettenrauchen, der übermäßige Zucker- und Fettkonsum, die mangelnde körperliche Betätigung und die Luftverschmutzung die dominierenden Risikofaktoren sind. Diese Situation kann durch weiter steigende Ausgaben für Kranken-

häuser und andere medizinische Einrichtungen nicht verbessert werden, wohl aber durch gesundheitsvorsorgende und gesundheitserzieherische Maßnahmen, wobei insbesondere jeder einzelne begreifen muß, daß er für seine Gesundheit persönlich verantwortlich ist und sich entsprechend verhalten muß.«[8]

Einer solchen »kopernikanischen Wende«, wie sie der Wissenschaftler Sebastian Goeppert in seinem Buch »Medizinische Psychologie« bereits 1980 einforderte, arbeitet aber die gesamte Existenz des krankheitszentrierten medizinisch-industriellen Komplexes entgegen – und zwar systembedingt und unabhängig von den »guten Absichten«, die den in diesem Komplex tätigen Menschen ja keineswegs pauschal abgesprochen werden dürfen.

Drei aktuelle Beispiele sollen die »Selbstbeschäftigungs-« und »Selbstbestätigungstendenz« des Systems illustrieren:

Auch an deutschen Universitätskliniken laufen Forschungsprojekte, mit deren Hilfe untersucht werden soll, ob Kindern mit »idiopathischem Minderwuchs« durch die Gabe von synthetisch (in diesem Fall: gentechnologisch) hergestelltem menschlichem Wachstumshormon (»Somatotropin«) geholfen werden kann. »Idiopathisch« heißt hier, ganz im Stil der bereits oben kritisierten üblichen medizinischen Terminologie, nichts anderes als »aus unbekannter Ursache«. Wohlgemerkt: Bei diesen Kindern liegt *kein* Mangel an jenem Wachtstumshormon vor, das aus 191 Aminosäuren besteht und normalerweise im Vorderlappen der Hirnanhangdrüse (Hypophyse) gebildet wird. Diese Kinder sind eben klein – die Gründe dafür kennt man nicht. Dazu muß angemerkt werden, daß es in einem Kollektiv von x Menschen immer einen »Kleinsten« gibt – was für den Betreffenden durchaus unangenehme seelische Folgen zeitigen kann, ebenso wie auch andere körperliche Auffälligkeiten belastend sein können. Aber diesem Problem ist medizinisch nicht zu begegnen, es ist schlicht *Schicksal*.

Wenn wir also die Vielfalt des Lebens nicht abschaffen wollen (wie es zum Beispiel durch die bewußte Einsetzung des »Klonierens« möglich wäre), müssen wir freilich auch akzeptieren, daß diese auch ihre Schattenseiten hat – *die Natur ist nicht gerecht*.

Obwohl nun also der »idiopathische Minderwuchs« zwar möglicherweise seelisches Mißbefinden verursacht, zweifellos aber *keine* Krankheit ist, ruft er dennoch den medizinisch-industriellen Komplex auf den Plan. In den USA leiden schon heute sechs von zehn kleinwüchsigen Kindern, die mit Wachstumshormon behandelt werden, *nicht* an einem Mangel dieses Hormons.[9] Es ist klar, daß dieser Therapieversuch mit Wachstumshormon – bei dem unangenehme, ja sogar gefährliche Spätfolgen nach heutigem Kenntnisstand keineswegs ausgeschlossen werden können – aus sehr fragwürdigen sozialen Gründen erfolgt. Der Leiter der Mainzer Universitätskinderklinik, Professor Jürgen Spranger, warf angesichts der in den USA erhobenen Daten die Frage auf, »ob sechs Zentimeter mehr wirklich glücklicher machen« (*wie* eine solche Frage mit den Betroffenen abzuklären sei, erwähnte der Mediziner allerdings nicht) – und er wies zugleich darauf hin, daß jeder Zentimeter an zusätzlicher Körpergröße, der mit solchen Mitteln eventuell erzielt werden könnte, rund 30 000 DM kostet.[10] Obendrein ändert diese »Therapie« am schicksalhaften Grundproblem natürlich überhaupt nichts – im Kollektiv X ist dann eben ein anderes Kind das kleinste …

Das zweite Beispiel aus dem Medizinalltag von heute ist ein Fall, der nicht mit Therapie, sondern mit genetischer Testung zu tun hat und damit auch das Problem der gegenwärtigen Gentechnik-Euphorie streift – einen neuen Versuch des medizinisch-industriellen Komplexes, sich auszubreiten.[11] In einem 1994 er-

236

schienenen Artikel hat der Hamburger Humangenetiker Karsten Held die ethischen Aspekte des sogenannten Multiparameter-Screenings diskutiert (also eines Tests, der in einer Art »Rundumschlag« mehrere Hinweise auf genetische Normabweichungen zu erfassen sucht).[12] Einer Übersicht über verschiedene ethische Argumente bei der Abwägung des Für und Wider der Fruchtwasserpunktion (»Amniocentese«) einerseits, jenes Multiparameter-Screenings andererseits fügte Held eine kleine, aber hochbrisante Fußnote an: »Offenbar wird von allen Autoren die pränatale Diagnose einer chromosomalen Aberration des Feten als Nutzen (benefit) für die Schwangere angesehen.« Ins Deutsche übersetzt: Die Ärzte gehen ganz selbstverständlich davon aus, daß alle schwangeren Frauen über eine genetische Normabweichung ihres Kindes möglichst früh Bescheid wissen wollen und in diesem Nutzen einen Vorteil (»benefit«) sehen. Mit Recht weist der Mediziner darauf hin, daß diese stillschweigende Vorab-Annahme alles andere als selbstverständlich und ethisch stichhaltig ist. Besonders bedenklich stimmt freilich der von Professor Held mitgeteilte Befund, daß der sogenannte Triple-Test bei der Mehrheit der Schwangeren unter 35 Jahren »ohne vorherige genetische oder wenigstens test-spezifische Beratung« durchgeführt wird. Schlimmer noch: Nach Helds Stichprobe hatten 20 Prozent aller Frauen »ihren Arzt nicht einmal dazu autorisiert, den Test durchzuführen. Hierzu befragt, verwiesen zahlreiche Frauenärzte auf die für die Patientin sich ihrer Ansicht nach ergebenden Vorteile.«[13]

Dieses Vorgehen ist ein klarer Verstoß gegen ethische Grundsätze der Medizin und offenbart mithin einen höchst bedenklichen Sachverhalt. Denn die hier wie selbstverständlich unterstellten Vorteile für die Patientin sind durchaus fragwürdig, während es für den jeweiligen Gynäkologen allerdings einen geldwerten

Vorteil bedeutet, einen solchen Test vorzunehmen, anstatt ihn zu unterlassen.

Auch das dritte Beispiel stammt aus dem Bereich der Präventivmedizin und macht deutlich, wie sehr diese zur »Nemesis« werden kann. Es geht ebenfalls um die Früherkennung möglicher kindlicher Miß- und Fehlbildung – und um die etwaige Konsequenz solcher Erkenntnis, die Abtreibung aus »frühkindlicher Ursache« (»embryopathische Indikation«). Die Zahl derartiger Abtreibungen hat, entgegen verbreiteter Befürchtungen, nicht zu-, sondern abgenommen und lag 1994 bei knapp über 800 Fällen (alte Bundesländer).

Die zur »Pränataldiagnostik«, also zur frühkindlichen Untersuchung verwendeten Methoden, die Amniozentese und die Choriozottenbiopsie, sind ihrerseits aber nicht risikofrei – sie lösen bisweilen selber einen Frühabort aus, führen also eventuell zur Abtreibung eines völlig gesunden Kindes. Das Risiko hierfür wird auf 0,5 bis 1 Prozent (Amniozentese) bzw. auf 2,4 bis 3 Prozent (Choriozottenbiopsie) geschätzt. Die entsprechenden Untersuchungsverfahren werden derzeit etwa 65 000mal pro Jahr eingesetzt (wiederum auf die alten Bundesländer bezogen). »Die invasive Pränataldiagnostik dürfte als Komplikation damit jährlich ungefähr 800 Aborte mit sich bringen ... Damit kommt auf jeden Abort aus ›embryopathischer‹ Indikation etwa eine punktionsbedingte Fehlgeburt.«[14]

Was der Mediziner Peter Propping hier im *Deutschen Ärzteblatt* beschreibt, steht für einen sozialen Skandal: Um Mißbildungen erkennen zu können, deren Vorhandensein dann möglicherweise zur unerwünschten Abtreibung führt (was in 800 Fällen jährlich vorkommt), werden als Nebenwirkung der ärztlich empfohlenen, von Ärzten durchgeführten Untersuchung 800 unerwünschte Abtreibungen in Kauf genommen – Aufwand und Ertrag halten sich vollkommen die Waage! Nebenbei bemerkt: Meine Frau und ich haben bei beiden Kindern diese »Pränataldiagnostik« strikt abgelehnt. Die soziale Mißachtung war jeweils deutlich spürbar (»Sie als Kollege müßten es doch besser wissen ...«).

Die drei hier erwähnten »Fälle« haben nichts mit »Therapie« im engeren, herkömmlichen Sinn zu schaffen, aber sehr viel mit Macht einerseits, mit Heilserwartungen, ja Erlösungshoffnungen andererseits. Diese entspringen einem nicht-autonomen Leben, das Krankheit, Schmerz und Unglück panisch fürchtet, weil es kein eigenständiges Gesundheitsgefühl mehr herzustellen vermag. »Das Gefühl, gesund zu sein, stellt sich da ein, wo ein Mensch fähig ist, mit seinen inneren Zuständen und äußeren Anforderungen fertig zu werden. Das heißt nicht, immer glücklich und zufrieden zu sein, sondern den zyklischen Wechsel von Lust und Unlust ertragen zu können. Wo die Menschen durch die gesellschaftliche Verweigerung einer autonomen Lebensbewältigung diesem zyklischen Wechsel entfremdet werden, fühlen sie sich dauernd unglücklich und beanspruchen ein Recht auf dauerndes Glück, das ihnen die Ersatzbefriedigungen der Warenwelt auch vorgaukeln. Unglück wird dann subjektiv als Krankheit empfunden und an das Medizinsystem der Anspruch gestellt, das Glück wiederherzustellen. Real hängt die Situation aber sehr eng damit zusammen, ob die politische Situation Selbstvertrauen, Selbstbestimmung, Autonomie und Würde des einzelnen ermöglicht. Das Gesundheitsgefühl wird dort am ausgeprägtesten sein, wo die Umwelt die Menschen darin fördert, ihr Leben autonom und selbstverantwortlich zu bewältigen.«[15] Aber diese Autonomie und mit ihr das Bestreben, sich selber zu heilen wie einst Johann Wolfgang von Goethe, der jeden Tag die Stufen des Straßburger Münsterturms emporstieg, um sich auf diese Weise von seiner Höhenangst zu befreien (wozu er nicht die Ratschläge eines »Verhaltenstherapeuten« benötigte[16]), müßten als aussterbende Fähigkeit gleichsam unter sozialen Artenschutz gestellt werden...

Gesundheit ist mehr ...

Gesundheit und Krankheit verhalten sich eben nicht spiegelbildlich zueinander. Eine Krankheit mag durch die Leistungen der »Krankheitsindustrie« oft gelindert, bisweilen sogar geheilt werden können, was im Einzelfall natürlich höchst erfreulich ist. Gesundheit jedoch, als Weltbezug des einzelnen, ist mehr und fordert anderes.

Die Weltgesundheitsorganisation (WHO), eine Unterorganisation der Vereinten Nationen, hat 1948 eine vielzitierte und sehr umstrittene Begriffsbestimmung des Wortes Gesundheit versucht: Gesundheit, so besagt diese Definition, sei nicht nur die Abwesenheit von Krankheit, sondern ein Zustand vollkommenen physischen, psychischen und sozialen Wohlbefindens.

Die Kritik dieser Definition, die heute überwiegend als »zu weit« und »zu vage« bezeichnet wird, macht sich vor allem an zwei Punkten fest: Erstens werde hier nur eine Leerformel (Gesundheit) durch eine andere (Wohlbefinden) ausgetauscht. Wo bleibt da der Erkenntnisgewinn?

Zweitens gebe es kaum jemanden, der sich auf Dauer »vollkommen wohl befinde« – wir alle werden mehr oder minder häufig von Zahnschmerzen, Kopfweh, Angst und Langeweile geplagt (oder von einer Kombination aus alledem). Also ist Gesundheit unerreichbar, also sind wir alle krank. Welchen Sinn soll es haben, die Meßlatte so hoch zu legen, daß niemand sie überspringen kann?

Die Kritik ist berechtigt – und dennoch hat jene WHO-Definition einen unschätzbaren Vorteil: Hier wird nämlich klipp und klar festgehalten, daß Gesundheit mehr ist als die Abwesenheit von Krankheit. Denkt man in dieser Richtung konsequent weiter, stößt man auf medizinisches Neuland: Könnte es sein, daß die Schutzfaktoren, mit deren Hilfe wir uns gesund erhalten, mehr umfassen als das bloße Vermeiden von Risikofaktoren wie etwa Zigaretten und übermäßig fette Ernährung? Wer nicht raucht, erhöht zwar seine Chancen, nicht an Lungenkrebs zu erkranken (wie umgekehrt der Raucher ein deutlich höheres Risiko läuft, an dieser Krankheit zu sterben). Aber ob und wie lange der Nichtraucher gesund bleibt, ist damit noch keineswegs gesagt. Und damit sind wir dann wieder bei Antonovskys Salutogenese-Konzept angelangt, mit dem wir uns offenbar nochmals und vertiefend befassen müssen.

Expertenherrschaft und Expertenbedürfnis

Zuvor aber will ich noch einen weiteren wichtigen Bereich des medizinisch-industriellen Komplexes betrachten: das Expertentum. Dabei begreife ich auch die »Alternativmedizin« als Teil der »Krankheitsindustrie«. Und dazu gibt es allen Anlaß ...

Der Düsseldorfer Kliniker Professor Michael Berger hat 1995 hart, aber treffend formuliert: »Die Schulmedizin erweist sich in weiten Bereichen keineswegs als naturwissenschaftlich abgesichert. Ihre Abgrenzung von der Alternativmedizin ist insofern unseriös ... Schulmedizin und Alternativmedizin geben auf ihre Weise dem süchtigen Drängen der Gesellschaft nach Heilsversprechungen nach.«[17]

Wie bei verfeindeten Geschwistern nicht selten der Fall, sind die Ähnlichkeiten (über die man aber nur ungern spricht) am Ende doch größer als die wirklichen oder bloß vermeintlichen Gegensätze. Dies hatte auch schon Ivan Illich im Auge, als er schrieb: »Homöopathen und Akupunkteure, Einzelgänger, Frischzellendoktoren und Naturheilkundler sind genauso wie Astrologen, Psychoanalytiker und andere Wahrsager in der Lage, eine ebenso große Abhängigkeit zu schaffen wie medikalisierende Ärzte – sie müssen dazu nur dem professionellen Modell folgen.«[18] Was bedeutet dieses »professionelle Modell«? Es beinhaltet, zum einen, in jedem Fall eine reduktionistische Vorstellung von Krankheit.

Kein Arzt arbeitet wirklich »ganzheitlich«, denn die einzige Ganzheit ist das Leben des sich behandlungsbedürftig fühlenden Menschen, aber diese ist nur ihm selber gegeben und nur »von innen« zugänglich – der von außen hinzutretende »Heiler« gleich welcher Schule und Couleur macht sich, im Zuge seiner Betrachtung »von außen«, immer ein Modell zurecht, und dieses muß notgedrungen reduzierend sein. Im Sinne des Wissenschaftlers Jacques Neyrinck könnte man auch von einer Landkarte sprechen. Schulmedizin und Alternativmedizin mögen tendenziell verschiedene »Landkarten« benutzen, aber das ändert am Wesen einer Landkarte nichts:

»Die Karte ist nicht identisch mit dem Territorium, da sie in diesem Fall von keinerlei Nutzen wäre. Der Wert der Landkarte hängt nicht von der Genauigkeit ab, mit der sie das Gebiet veranschaulicht, sondern liegt vielmehr in der Auswahl der Einzelheiten, die dargestellt werden, und derjenigen, die weggelassen wurden ... Demnach gibt es also von demselben Gebiet mehrere Karten, die sich je nach Gebrauch unterscheiden. Das Ziel eines Modells ist also nicht eine möglichst genaue Übereinstimmung mit der Realität, sondern eine möglichst gut überlegte Abweichung. Ein Modell stellt gezwungenermaßen nur eine Seite der Wirklichkeit dar, und die Hauptaufgabe des wissenschaftlichen Forschers besteht nicht darin, das beste Modell zu bestimmen, wie man oft zu Unrecht denkt, sondern vielmehr darin, zwischen verschiedenen Modellen zu wählen. Das Modell kann die Realität nicht ausschöpfen – und zwar aus folgendem Grund nicht: Es ist sinnlos, ein Modell herzustellen, das ebenso kompliziert ist wie die Wirklichkeit. Es wäre nicht praktikabel. Es gibt nur ein Modell, das die gesamte Realität umfaßt: eben die Wirklichkeit selbst.«[19]

Es geht also nicht darum, *ob* reduziert (oder abstrahiert) wird, sondern *wovon!* Der Schulmedizin wird oft, und mit gewissem Recht, ein Reduktionismus vorgeworfen, der insbesondere psychosomatische Zusammenhänge unberücksichtigt läßt – aber just dieser Reduktionismus – das anti-psychosomatische Vorurteil – (siehe S. 111 ff.), findet sich auch bei vielen »alternativen« Schulen. Zudem: Es ist zutiefst reduktionistisch, Mensch und Pflanze gleichermaßen als einfaches dreigliedriges System darstellen zu wollen und aus dieser vereinfachenden Darstellung dann Analogieschlüsse auf die Einheitlichkeit des Lebendigen abzuleiten, wie das in der anthroposophischen Medizin geschieht (siehe Abbildung 8). Es ist zutiefst reduktionistisch, ein solch komplexes Gefüge wie den menschlichen Organismus dadurch »in den Griff« bekommen zu wollen, daß man diesem eine sonderbare Tendenz zuschreibt, sich gleichsam allüberall auf sich selber abzubilden – an der Ohrmuschel (Auricolakupunktur), im Augapfel (Irisdiagnostik), auf der Fußsohle (Reflexzonenmassage) – überall sollen angeblich gut zugängliche »Karten« des Menschen zu finden sein, die uns diesen natürlich wunderbar einfach zugänglich machen. Schön wäre es ja, wenn alles wirklich so einfach wäre …
Aber vermutlich ist gar nicht der Reduktionismus selber das Problem, denn dieser ist, wie gezeigt, zu einem guten Teil *unabdingbar* – das Kernproblem ist die oft mit ihm verknüpfte Unfähigkeit zur Selbstkritik, die davon abhält, das Modell wieder in

Abbildung 8: Das dreigliedrige System von Mensch und Pflanze in der anthroposophischen Medizin

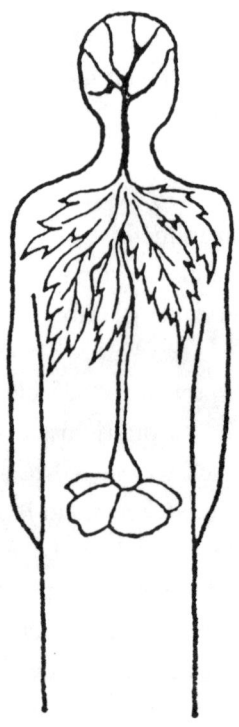

Quelle: A. Hill (Hrsg.): *Illustriertes Handbuch alternativer Heilweisen*, Freiburg i.Br. 1979, S. 32

Frage zu stellen, und der Fanatismus, der dazu verleitet, es mit der Welt selber zu verwechseln.

Experten hantieren mit vereinfachenden Modellen – bis zu einem gewissen Grad müssen sie das auch –, und sie vertreten diese Verfahrensweise in aller Regel mit großer Autorität. Damit geht häufig eine allmähliche Abstumpfung einher, wie diese schon der Arzt Anton Tschechow in seiner Erzählung »Krankenzimmer Nr. 6« geschildert hat: »Menschen, die eine dienstliche, geschäftliche Beziehung zu fremdem Leiden haben, zum Beispiel Richter, Polizisten, Ärzte, werden mit der Zeit durch die Macht der Gewohnheit so abgestumpft, daß sie, selbst wenn sie es anders wollten, ihre Klienten nur formell behandeln können. Sie unterscheiden sich in dieser Hinsicht durch nichts von dem Bauern, der im Hinterhof Hammel und Kälber schlachtet, ohne das Blut zu bemerken.«[20] Im Grunde handelt es sich auch dabei um Reduktionismus, nämlich um einen solchen affektiver Art, und auch er ist bis zu einem gewissen Grad unverzichtbar – das Problem besteht hauptsächlich darin, seiner gewahr zu sein, statt ihn zu verleugnen (oder, wie dies manche Ärzte tun, durch Zynismus »aus der Not eine Tugend« zu machen), und damit selbstkritisch und diskussionsfähig zu bleiben.

Entscheidend sind die Auswirkungen des professionellen Modells auf das interaktive Geschehen zwischen Heilkundigen und Patienten – und dieses besteht in einer Externalisierung von Regulationen: Der Patient delegiert ein Stück Eigenschicksal an den Heiler (manchmal muß er das einfach tun, zum Beispiel bei Bewußtlosigkeit nach einem schweren Unfall – manchmal tut er es aber auch deshalb, weil er so seine eigenen Abhängigkeitswünsche befriedigen kann). Das heißt also: Der Patient beauftragt einen anderen Menschen, »von außen« dafür zu sorgen, daß gestörte Funktionen wieder so störungsfrei, so ordnungsgemäß wie möglich ablaufen.

Diese Externalisierung von Regulationen findet den extremsten Ausdruck auf der Intensivstation: Apparate und Maschinen steuern alle lebenswichtigen Abläufe, und es mag scheinen, als sei der Körper zu ihrem »Anhängsel« geworden. Eine solche Funktionsübertragung mag zeitweise sachlich geboten, ja unabdingbar sein, wo es um die Bekämpfung von »Krankheiten« geht; ihr müßte dann jedoch die Tendenz innewohnen, sich selber wieder aufzuheben und überflüssig zu machen. Dem stehen allerdings die Wünsche vieler Patienten und vieler Ärzte entgegen. Es gibt zwar Heiler sowohl in der etablierten wie in der alternativen Medizinerwelt, die sich selber als Dienstleister verstehen, deren bester Dienst darin besteht, nicht mehr gebraucht zu werden – der großartige Arzt, dem dieses Buch gewidmet ist, war ganz gewiß ein solcher Mann. (Herbert Begemann geriet denn auch in größte Turbulenzen, als er den Deutschen Internistentag in Wiesbaden zu leiten hatte – fast hätte man ihn abgesetzt.) Die Gesamtheit des medizinisch-industriellen Komplexes ist aber in erster Linie an der Aufrechterhaltung des Systems interessiert – und daran, die eigene Machtposition darin zu bewahren, womöglich auch noch auszuweiten. Und dazu ist es eben notwendig, Krankheit zu produzieren, und sei es auch nur mit Hilfe der ärztlichen Definitionsmacht darüber, wo Gesundheit endet und (behandlungsbedürftige) Krankheit beginnt. Denn an Gesundheit läßt sich sehr viel weniger verdienen.

Für unsere Betrachtungen ist vor allem *eine* Einsicht wichtig: Das professionelle medizinische Modell mag seine Verdienste haben, auch wenn es im Wandel der Zeiten immer problematischer geworden ist. In jedem Fall aber ist es – ob schul- oder alternativmedizinisch ausgerichtet – auf Krankheiten zentriert. Zur Gesunderhaltung über die Bekämpfung von Krankheiten hinaus kann es nichts beitragen – denn hierfür ist die autonome, mündige Lebensgestaltung gefordert. Das beständige, zugleich ständig bedrohte Bemühen um einen als »gesund« erlebten eigenen Weltbezug beginnt aber vor und jenseits aller »Krankheit«. Diese Gesundheit ist allerdings nicht käuflich – nur Krankheit gibt es »auf Rezept«.

Ein Fazit

Eine der charakteristischen Systemeigenschaften des medizinisch-industriellen Komplexes ist sein rasches, ausuferndes Wachstum, das durchaus an einen wuchernden Tumor erinnert. In der Folge entfaltet das Gesamtsystem seine Wirksamkeit auf zwei Ebenen: Neben die Eigenschaft, erkrankten Menschen beizustehen, sie von ihren Beschwerden zu befreien oder doch wenigstens ihr Leid zu lindern, tritt, auf einer mehr übergreifenden Ebene, die Tendenz, sich durch Unterwerfung und Kontrolle der Menschen unverzichtbar zu machen. Das System schiebt sich quasi zwischen den einzelnen und seine Fähigkeiten, sich gesund zu erhalten (die ja über seine »Selbstheilungskräfte« noch hinausgehen), und zwingt ihn so in die Abhängigkeit. Darauf beruht seine Ambivalenz: Neben die Fähigkeit, Krankheit wirksam zu bekämpfen, tritt die Tendenz, Gesundheit zu schädigen und die individuellen Kräfte zu ihrer Erhaltung zu untergraben. Das System zeigt ein Janusgesicht: es »rächt sich« auf der einen Ebene für seine Erfolge auf der anderen! Unabdingbare Voraussetzung, um die Fähigkeit, sich selber aktiv gesund zu erhalten, in möglichst großem Umfang wiederzugewinnen, ist eine »kopernikanische Wende«, ein »Paradigmenwechsel« im Weltbezug jedes einzelnen: Ohne auf die krankheitsbekämpfenden Leistungen des Systems rundweg verzichten zu wollen – die er freilich nur noch nach reiflicher Überlegung und »wohldosiert« in Anspruch nimmt –, wird er danach streben müssen, so viele Regulationsmechanismen wie möglich wieder »zu sich selber« zurückzuholen (was auch das »erweiterte Selbst« in der engeren Bezugsgruppe, zum Beispiel der Familie, mit einschließt). Dieses Tun ist einerseits lustvoll und vermittelt neue, beglückende Erfahrungen – es ist andererseits aber auch mühsam und verlangt, vor allem, eine gewisse Selbstdisziplin und Frustrationstoleranz. Das ist die eine Nachricht. Die andere ist die, daß es keine Alternative gibt.

19
Rückbesinnung auf die eigenen Kräfte

D er britische Psychologie David Weeks hat eine höchst lesenswerte Untersuchung über Exzentriker vorgelegt –
über Menschen, die sich nicht konformistisch verhalten
(und augenscheinlich in besonders großer Zahl in Großbritannien zu finden sind). Weeks glaubt an diesen Sonderlingen einen
besseren Gesundheitszustand als bei der Normalbevölkerung re-
gistrieren zu können:»Einsamkeit ist eine der größten psychologischen Plagen unserer Zeit. Wenn ein Mensch kein Ventil für
seinen Schaffensdrang findet, kann sich das genauso erdrückend
und deprimierend auswirken wie Armut.« Bei Exzentrikern
kommt es allerdings gar nicht erst soweit:»Die Kreativität der
Exzentriker versorgt ihre unstillbare Neugier mit neuen und fas-
zinierenden Fragen. Das ist sehr vereinnahmend und hilft ihnen,
ihre intellektuellen Bedürfnisse zu befriedigen. Diese Eigenschaft trägt dazu bei, ihre Einsamkeit konstruktiv zu nutzen, so-
oft sie eintritt – in dieser Beziehung stehen sie als Gruppe nahezu einzigartig da.« Und vermutlich können sie besser als andere

Menschen verhindern, daß Streß zu schädlichem Distress wird: »Exzentriker ... sind gegenüber dem physiologischen Tribut, den der Streß fordert, ziemlich unempfindlich, weil sie kein Bedürfnis nach Anpassung empfinden und sich typischerweise nicht darum kümmern, was andere von ihnen denken. Weil Exzentriker ganz einfach Situationen meiden, die erfolgreich zu meistern ihnen vielleicht mißlingt, oder indem sie einen Fehlschlag einfach nicht zur Kenntnis nehmen, arbeiten ihre endokrinen Systeme ohne die destruktive Überproduktion von Kortisol und anderer Streßhormone. So verbleiben ihre neuroendokrinen und Immunsysteme in einem Zustand wunderbar ungestörter Balance.«[21]

Diese Ergebnisse sind im Grunde wenig überraschend. Sie sind, hat man sich ein wenig näher mit der Materie befaßt, ebenso naheliegend wie das Fazit einer schwedischen Studie, von der ich nur aus der Tageszeitung Kenntnis genommen habe: »Vor zehn Jahren befragten Sozialmediziner der Universität Umeå in Schweden rund 13 000 Senioren nach ihren Lebensbedingungen, ihrer Krankengeschichte und ihrer Freizeitgestaltung. Jetzt überprüften die Wissenschaftler, wie viele der damals Befragten noch leben. Das Ergebnis: Die Sterblichkeit unter den Kulturbegeisterten lag um ein Drittel niedriger als bei denjenigen, die mit Musik, Theater und Lyrik nichts anzufangen wissen ... Die Forscher vermuten, daß Menschen, die in der Kunst eine Zuflucht vor Alltagsproblemen finden, weniger Streß ausgesetzt sind und sich widrigen Umwelteinflüssen nicht völlig hilflos ausgeliefert fühlen. Auch eine Anregung des Immunsystems durch die positiven Emotionen, die Kunst hervorzurufen vermag, wird diskutiert.«[22]

Ich war, offen gestanden, zu faul, diese Studie im Original einzusehen, hoffe aber, daß dort die Begriffe Streß und Distress korrekt verwendet werden. Die Leser meines Buches werden jedenfalls in der Lage sein, sich den Unterschied verständlich zu machen.

Solche Erkenntnisse leiten zu der Frage über, warum es manchen Menschen besser gelingt als anderen, mit den verschiedensten Risiken fertig zu werden (sie bildet sozusagen das Gegenstück zur »Viktimologie«, also zur wissenschaftlichen Erforschung der Frage, warum manche Menschen »Pechvögel« sind und auch bevorzugt zu Verbrechensopfern werden – man könnte diese Frage in die Krankheitslehre, die ja eigentlich eine »Erkrankungslehre« sein müßte, ausdehnen ...).

Zu ebendieser Frage, warum eine Person auch gravierende »Streßreize« offenbar folgenlos »wegsteckt« und bewältigt, während ein anderes Individuum schon durch geringfügig anmutende Störungen »aus der Bahn geworfen wird« und gesundheitlich entgleist, hatte ja der israelische Medizinsoziologe Aaron Antonovsky sein bereits erwähntes »Salutogenese-Konzept« entwickelt (siehe S. 88 ff.), das er bewußt der auf die »Pathogenese« (die Krankheitsentstehung) fixierten herkömmlichen Medizin gegenübergestellt hat.[23] »How people manage stress and stay well« – wie Menschen Streß bewältigen und gesund bleiben, so lautet die zentrale Frage, die auch im Titel eines seiner Bücher steht. Als einen zentralen Faktor dieses aktiven Sich-gesund-erhalten-Könnens erachtet Antonovsky ein inneres »Kohärenzgefühl« des Individuums, das offenbar in der Lage ist, auch starke »Stressoren« derart wirksam abzufedern, daß diese sich gar nicht erst in dauerhaften »Distress« umwandeln können. In einer der wenigen Arbeiten Antonovskys, die in deutscher Sprache vorliegen, heißt es hierzu wörtlich: »Das Gemeinsame an allen allgemeinen Widerstandsressourcen sei, so schlug ich vor, den unzähligen uns ständig treffenden Stressoren eine Bedeutung zu erteilen.

250

Indem sie uns wiederholt die Erfahrung einer sinnvollen Welt erlauben, generieren sie mit der Zeit einen starken Kohärenzsinn.

Formal definierte ich den Kohärenzsinn als eine globale Einstellung, die das Ausmaß eines umfassenden, dauernden und dynamischen Vertrauens ausdrückt, daß unsere innere und äußere Umwelt voraussagbar ist und daß eine hohe Wahrscheinlichkeit besteht, daß sich die Dinge so gut entwickeln werden, wie vernünftigerweise erwartet werden kann. Damit drückt der Kohärenzsinn den Glauben an ein verständliches, bedeutungsvolles und beeinflußbares Leben aus. Dies war die Quintessenz meines Buches *Health, Stress and Coping* ...«[24]

Diese Art von Vertrauen in die Kohärenz der Welt (man könnte sie vielleicht auch als »inneres Autonomiegefühl« bezeichnen) dürfte mit die Voraussetzung dafür sein, um »Streßreize« – zumindest der Tendenz nach – auch »genießen« zu können, wie es als wirksame Strategie zur Vermeidung von »Distress« empfohlen wird. Und wer die Belastungen des Lebens genießen kann, bei dem dürfen wir mit einiger Wahrscheinlichkeit ein generell gesteigertes Genußerleben vermuten. Solche Genußfähigkeit läßt sich erlernen und trainieren. Die Voraussetzungen hierfür sind in diesem Buch schon mehrfach genannt worden: Ruhe und Muße, eine »Kultur der Pause«, die Fähigkeit, sich selber mehr zu vertrauen als auf Außenreize zu reagieren, usw.

Aber mit dem Genuß scheint es gegenwärtig nicht gut bestellt. Dies läßt sich an einer Fülle von Parametern ablesen – nicht zuletzt daran, daß die Menschen der Gegenwart, jedenfalls in den nördlichen Industriestaaten, pro Nacht durchschnittlich eine halbe Stunde weniger schlafen als noch vor zwanzig Jahren. »Schichtarbeit, flexible Arbeitszeiten und Medikamente seien die Ursache dafür, sagte der Vorsitzende der Deutschen Gesellschaft für Schlafforschung und Schlafmedizin bei deren Jahreskongreß. ›Wir befinden uns auf einem bedenklichen Weg in die Krankheit‹ ... Gestörter Schlaf sei eng verbunden mit den großen Volkskrankheiten wie Fettsucht, Herz-Kreislauf-Störungen und Depressionen. Etwa 2,7 Millionen Menschen nähmen regelmäßig Schlafmittel ein, viele seien medikamentenabhängig.«[25] Eine Umfrage der Techniker-Krankenkasse hat wenig später diesen Befund bestätigt. Die Mehrheit der befragten tausend Bürgerinnen und Bürger, nämlich 78 Prozent, schläft weniger als acht Stunden, und ein Viertel der Befragten klagte über beeinträchtigten Schlaf, in der Mehrheit über »Durchschlafstörungen« (63,5 Prozent der Schlafgestörten), wofür »seelische Belastungen« (30 Prozent), aber auch »Streß« (22 Prozent) verantwortlich gemacht wurden.[26]

In der Tat – auch der Schlaf als Refugium, als Zuflucht vor »des wütenden Geschickes Pfeil und Schleudern« (wie Shakespeare es seinen »Prinz von Dänemark« sagen läßt) wird »gebändigt« und dem Kontrollbedürfnis der Therapiegesellschaft unterworfen. »Prince of Danmark« ist der Name eines Pfeifentabaks, und wann ein Schlafmittel namens »Hamlet« auf den Markt kommt, ist vielleicht nur noch eine Frage der Zeit ...

Die Belege dafür, daß es der Lebensstil ist, der ein entscheidendes Wörtchen dazu zu sagen hat, ob wir erkranken oder uns gesund erhalten können, sind mittlerweile unübersehbar, nicht zuletzt dank der »deutsch-deutschen Vereinigung«. Hier tat sich die einzigartige Möglichkeit eines epidemiologischen Vergleichs auf – und als dieser erhoben wurde, ergab sich überraschenderweise, daß die stärkere Ausgesetztheit gegenüber Umweltschadstoffen auf dem Gebiet der ehemaligen DDR für sich genommen noch nicht zu allergisch bedingten Atemwegserkrankungen führt (was aber keineswegs, in einem kruden Umkehrschluß, ihre Harmlosigkeit bezeugen kann). Es ist offensichtlich ein bestimmter, nämlich der als »westlich« etikettierte Lebensstil, der den Schadstoffen in der Atemluft ihre fatale Wirksamkeit verleiht. Diesen Lebensstil genau zu umreißen erweist sich allerdings als schwierig. »Ob der moderne Smog aus NO_x, Ozon und flüchtigen organischen Verbindungen, die ›Gemütlichkeit‹ unserer Wohnungen, die Einkindfamilie mit einer Verringerung frühkindlicher Virusinfekte oder andere Begleitumstände unserer Lebensweise die Asthmaprävalenz fördern, bleibt vorerst offen. Daß unser Lebensstil – weltweit – zu einer Zunahme von Asthma und Allergien führt, wird allerdings inzwischen kaum noch bezweifelt.«[27]

Manche Umweltmediziner sahen in solchen Aussagen einen neuen Versuch, die Bedeutung von Umweltschadstoffen zu verharmlosen. Ich kann in diese Kritik nicht mit einstimmen. Die medizinische Bedeutung von Luftschadstoffen steht ja mittlerweile außer Zweifel, und sie ist ohnehin groß genug – daß ein bestimmter Lebensstil sie zusätzlich noch verstärkt, tut dieser Einschätzung keinen Abbruch, und dennoch erweitert die Erkenntnis das Gesichtsfeld. Ein »frühkindliches Training« des Immunsystems spielt dabei möglicherweise eine entscheidende Rolle (vgl. dazu S. 217). Manche Autoren wagten sogar Voraussagen, wann sich die Häufigkeit der Allergien in Ost und West durch die zu erwartende Angleichung des Lebensstils an das westliche Maß auf ein gemeinsames (Höchst-)Maß einpendeln könnte ...

Obwohl Umkehrschlüsse sachlich häufig in die Irre führen, möchte ich doch die Folgerung wagen, daß sich aus diesen Fakten zwingend auch die protektive Wirkung eines andersgearteten Lebensstils ergibt. Es handelt sich um einen Lebensstil, der nicht dem »mainstream« verhaftet ist – ganz im Sinne von Weeks' Sonderlingen und von Antonovskys Salutogenese-Konzept. Eine Anmerkung des deutschen »Allergie-Papstes«, Professor Johannes Ring[28] – »Völlig unklar ist noch, warum Allergien in kleinen Familien mit hohem sozioökonomischen Status besonders häufig auftreten«[29] –, erscheint vor diesem Hintergrund in einem neuen Licht. Ist es nicht denkbar, daß gerade in solchen Familien äußerlich wohlbehütete Einzelkinder heranwachsen, die aber einem besonders hohen Erwartungsdruck und einem entsprechenden familiären Streß unterliegen, der infolge kindlicher Ohnmacht rasch zum Distress wird?

Das Anti-Distress-Konzept

Das Kohärenzgefühl in dem von Antonovsky skizzierten Sinn bedarf gewiß noch weiterer Erforschung und Abklärung. Einige Grundelemente können aber anhand der vorliegenden Erkenntnisse durchaus schon umrissen werden:

Zunächst sollte der Akzent darauf gelegt werden, daß es sich um ein Kohärenz*gefühl* handelt – also um die affektive Fundamentierung dieses besonderen Weltbezuges. Das ist nicht ohne Bedeutung – denn erst seit etwa einem Jahrzehnt ist das Thema »Affekte« bis hin zur »emotionalen Intelligenz«[30] oder zur »fraktalen Affektlogik«[31] geradezu zur Mode geworden. Zuvor hat die Wissenschaft lange einen großen Bogen um das gesamte Terrain geschlagen[32] – schon bei Immanuel Kant, dem Stichwortgeber der »Aufklärung«, fand sich 1798 neben einer höchst originellen Gefühlslehre auch der Hinweis auf den vernunftwidrigen, daher mißbilligenswerten Charakter dieser Strebungen: »Affekten und Leidenschaften unterworfen zu sein ist wohl immer Krankheit des Gemüts, weil beides die Herrschaft der Vernunft ausschließt.«[33] Auch auf solche Sätze zielte das Diktum von Adorno und Horkheimer: »Was dem Maß von Berechenbarkeit und Nützlichkeit sich nicht fügen will, gilt der Aufklärung als verdächtig …«[34]

Die Gefühlshaftigkeit des »kohärenten« In-der-Welt-Seins ist offenbar gleichbedeutend mit einer spezifischen Form der Einstimmung auf diese Welt – eine Welt, mit der man nicht grundsätzlich im Hader liegt. Im Gegenteil, die Welt gilt vor allem als überschaubar, nicht ihre prinzipiell unendliche Vielfalt und Komplexität tritt im Fühlen in den Vordergrund, sondern ihre Einheit und Ordnung. Wer sich mit der Welt grundsätzlich im Einklang fühlt, besteht sozusagen instinktiv darauf, daß diese Welt *reduzierbar* ist. Kybernetisch gesprochen, ist Reduzierbarkeit übrigens eine Voraussetzung dafür, daß Regelung möglich ist.[35] Es ist eine aufregende Idee, daß ein intuitives Vertrauen in die Reduzierbarkeit der Welt auch zu einer erfolgreichen »Regelung« unseres Seelenlebens beitragen könnte.

Das Kohärenzgefühl geht aber noch weiter: Die überschaubare Welt, so suggeriert es, ist mir vertraut. Und ich spiele eine Rolle in ihr!* Es ist nicht sinnlos, was ich tue, selbst wenn es seinen Zweck verfehlt. Überhaupt scheinen Menschen mit hohem Kohärenzgefühl Zweckerwägungen eher skeptisch gegenüberzustehen – mit gewissem Recht. Für sie sind wohl die Wertentscheidungen primär, die – oft freilich gar nicht bewußt getrof-

---

* Hier tut sich eine interessante Parallele auf zur »Helferforschung« – d. h. zur Untersuchung der Biographie und der Persönlichkeit von Menschen, die anderen auch unter eigener Gefährdung das Leben gerettet haben (wie zum Beispiel Oskar Schindler mit seiner berühmten »Liste«). Schon in seinem berühmt-berüchtigten Experiment über Gehorsamsbereitschaft fand der Sozialpsychologe Stanley Milgram einen entscheidenden Hinweis auf die Unterschiedlichkeit von »Rettern« und »Tätern«: Er konnte zeigen, daß solche couragierten Menschen *sich selbst* als verantwortlich für das Leiden der »bestraften« Person erachteten – nicht den Versuchsleiter! Während die gehorsamen Folterknechte wie Eichmann in Jerusalem alle Schuld auf die »höhere Instanz« schoben und sich selber als »Ausführungsorgan« mißverstanden, erkannten die Widerstrebenden, daß ihr eigenes Verhalten Quelle von Leid und Schmerz werden könne – und verhielten sich eben nicht so, wie es von ihnen gefordert wurde. Sie erkannten, daß es auf ihr eigenes Tun und Lassen ankam. (Literatur zu diesem Themenkomplex bei T. Bastian: *Zivilcourage. Von der Banalität des Guten*, Hamburg 1996)

fen – jeder Abwägung von Zwecken und von Mitteln vorausge-
hen.

Den *Gegenpol* dieses Kohärenzgefühls können wir beispielsweise
in der resignativen Litanei des Predigers Salomo finden: »Alles
ist eitel!« Die depressive Position ist, und das offenbar in einem
sehr grundlegenden Sinn, alles andere als lebensförderlich … So
hat August Wilhelm von Eiff schon vor Jahren festgestellt,[36] daß
bei Kindern im Alter zwischen sieben und elf Jahren der Blut-
Cortisolspiegel am Tage vor einer Operation desto höher lag,
»je weniger sie über die Operation informiert waren, je weniger
Zuversicht sie hatten und je mehr sie unter einem Gefühl von
Ohnmacht litten«.[37] Ich zitiere mit diesen zusammenfassenden
Worten des Marburger Psychologen Wolfgang Rost absichtlich
einen Autor, der mir zwar sympathisch ist, der aber Antonovskys
Arbeiten nicht zu kennen scheint. Er hat indessen in seinen oben
wiedergegebenen Worten die drei wesentlichen Elemente des
Kohärenzgefühls knapp und klar auf den Begriff gebracht: Die
Welt überschauen zu können (zu wissen, was vorgeht), zuver-
sichtlich zu sein und unter vergleichsweise geringen Ohn-
machtsgefühlen zu leiden (was, positiv gewendet, ja auch heißt,
auf sich selber zu vertrauen).

Was nicht gemeint sein kann …

Aber der Begriff »Kohärenzgefühl« kann auch problematisch
werden. Er läuft Gefahr, zu einer »Kraft« oder zu einer »Fähigkeit« verdinglicht zu werden, und das würde in eine falsche
Richtung führen.

Die Idee einer »Lebenskraft«, die uns vor dem Krankwerden
schützt, ist ja nicht neu. Mit besonderer, bis heute nachwirken-
der Konsequenz hat sie der Begründer der Homöopathie ver-
fochten. Dies mag, der Fairneß halber, ein Anhänger dieser Leh-

re darstellen: »Das oberste Grundgesetz der Homöopathie, sozusagen ihr Axiom, ist Hahnemanns Lehre von der Lebenskraft. Danach wird unser Organismus und alle Vorgänge in ihm gesteuert von einem unsichtbaren, ›geistartigen‹ Zentrum, das Hahnemann das ›Lebensprinzip‹ oder die ›Lebenskraft‹ nannte. Wenn in diesem Steuerzentrum alles harmonisch abläuft und alle Funktionen in dem von der Natur vorgesehenen Gleichgewicht sind, befindet sich der Organismus im Zustand der Gesundheit und kann auch nicht krank werden. Nicht einmal Bakterien, Viren oder andere Erreger können schädlich werden, weil sie keinen Nährboden finden, auf dem sie gedeihen und sich vermehren können. Erst wenn in diesem Steuerungszentrum etwas falsch läuft, Funktionen gestört und das Gleichgewicht aus der Balance gebracht ist, wird der Mensch krank.«[38]

Samuel Hahnemann hatte, als außergewöhnlicher Arzt, sicherlich richtige und wegweisende Intuitionen – inwieweit seine Epigonen ihm heute noch gerecht werden, mag dahingestellt bleiben. Die oben zitierten Sätze scheinen mir eher Ausdruck einer Heilslehre denn selbstkritisches Bemühen um Realitätserkenntnis zu sein. Beim »Kohärenzgefühl« handelt es sich jedenfalls nicht um eine geheimnisvolle »Kraft«, sondern um ein sich schrittweise heranbildendes *Motivationsgefüge*,[39] dessen Eigentümlichkeit nicht zuletzt darin besteht, daß es mit einem verringerten Erkrankungsrisiko einherzugehen scheint. Es erreicht dieses Ziel aber nicht durch »Harmonie« oder »Stabilität«, sondern eher dadurch, daß immer wieder geringfügige Instabilitäten in Kauf genommen und geschickt in den Lebensvollzug integriert werden können – etwa so, wie die ständige »Rotznase« des Kindergartenkindes sein Immunsystem erfolgreich auftrainiert und so die Widerstandskraft stärkt.

Ein Fazit

Praktische Ratschläge zur persönlichen Lebensgestaltung, wie sie im zweiten Teil dieses Buches skizziert und erläutert worden sind, haben gewiß ihre Berechtigung. Ihre Problematik liegt darin, daß sie in vielen Fällen quer zum gesellschaftlichen »Trend« liegen und auch die entmündigende Wirkung des medizinisch-industriellen Systems konterkarieren. Davon abgesehen dürften sie ihre volle Wirksamkeit wohl erst dann entfalten, wenn sie eingebettet sind in den übergreifenden Zusammenhang einer lebensgestaltenden Motivationsstruktur, die wir – in Anlehnung an Aaron Antonovsky und in Ermangelung eines besseren Begriffs – als »Kohärenzgefühl« bezeichnen wollen. Deren gesunderhaltende Bedeutung erscheint aus einer Fülle von Einzelbeobachtungen heraus als gewiß, auch wenn – das ist ebenso gewiß – noch eine Menge Forschungsarbeit zu tun bleibt. Die Hauptfrage dürfte freilich sein, wie sich der einzelne möglichst viel von einem solchen Kohärenzgefühl aneignen kann, auch im vorgerückten Alter noch, wenn er fühlt und glaubt, daß es ihm daran mangeln könnte.

Sicher scheint mir allerdings, daß professionelle Hilfe der falscheste Weg zum Ziel wäre – es graut mir vor der Möglichkeit, daß allenthalben medizinische Schulen aus dem Boden sprießen, die »Antonovsky-Therapeuten« ausbilden, um die Menschheit mit deren Wirken zu beglücken (gegen Zahlung der entsprechenden Gebühr). Andererseits ist es durchaus denkbar, daß sich der medizinisch-industrielle Komplex als genügend elastisch erweist, um auch die »salutogenetische Herausforderung« in sich integrieren zu können …

Der Ansatz einer individuellen Rückbesinnung auf die eigenen Kräfte der Gesunderhaltung und – gegebenenfalls – auch der Selbstheilung (wobei es sich durchaus um dieselben Kräfte handeln kann) zielt darauf, den eigenen Weltbezug neu und anders zu gestalten und dabei

a) seiner affektiven Grundlage zu vertrauen,

b) das eigene Leben nicht mehr vorrangig durch die von anderen abgeforderte Leistung zu definieren und

c) durch neue und selbstgestaltete Wertentscheidungen diesem Leben neue Qualitäten zu ermöglichen.

Als Kronzeugen für diese Gedanken möchte ich abschließend zwei Männern das Wort überlassen, die beide sehr alt geworden sind und deren Leben von großer Aktivität, aber auch von der Fähigkeit zum Genuß gekennzeichnet war – Bertrand Russell und Hermann Hesse, beide Nobelpreisträger der Literatur. Russell, der wenige Wochen vor seinem 98. Geburtstag starb, hat geschrieben:

»Der wahre Lebenseifer, d. h. nicht jene Art, die eigentlich nur eine Suche nach Vergessen ist, bildet einen natürlichen Bestandteil des Menschenwesens, sofern nicht irgendwelche unglücklichen Umstände ihn gebrochen haben. Kleine Kinder interessieren sich für alles, was sie sehen und hören; für sie steckt die Welt voller Überraschungen, und sie sind dauernd mit der Erwerbung neuen Wissens beschäftigt, womit natürlich kein Schulwissen gemeint ist, sondern ein Vertrautwerden mit den Gegenständen ihrer Aufmerksamkeit ... Auch der Mensch, der sein Leben nicht als verfehlt betrachtet, wird sich sein natürliches Interesse an der Außenwelt bewahren und, solange er es bewahrt hat, das Dasein erfreulich finden. Nur darf ihm seine Freiheit nicht über Gebühr beschnitten werden. Einbuße an der Fähigkeit, das Leben zu bejahen, ist zum großen Teil auf die Freiheitsverluste zurückzuführen, die ein Kennzeichen unserer Lebensweise sind.«[40]

Und Hermann Hesse, der immerhin noch seinen 85. Geburtstag gefeiert hat, bemerkte in seinem Artikel »Kleine Freuden«:

»*Leider aber hat sich diese Hast des modernen Lebens längst auch unserer geringen Muße bemächtigt; unsere Art, zu genießen, ist kaum weniger nervös und aufreibend als der Betrieb unserer Arbeit. ›Möglichst viel und möglichst schnell‹ ist die Losung. Daraus folgt immer mehr Vergnügung und immer weniger Freude ... Von diesen Übeln bleibt auch der Reiche nicht verschont. Er könnte wohl, aber er kann nicht. Man muß mitmachen, auf dem Laufenden bleiben, sich auf der Höhe halten. So wenig als andere weiß ich ein Universalrezept gegen diese Mißstände. Ich möchte nur ein altes, leider ganz unmodernes Privatmittel in Erinnerung bringen: Mäßiger Genuß ist doppelter Genuß. Und: Überseht doch die kleinen Freuden nicht ... Mit der Gewohnheit des Maßhaltens ist die Genußfähigkeit für die ›kleinen Freuden‹ innig verknüpft. Denn diese Fähigkeit, ursprünglich jedem Menschen eingeboren, setzt Dinge voraus, die im modernen Tagesleben vielfach verkümmert und verlorengegangen sind, nämlich ein gewisses Maß von Heiterkeit, von Liebe und von Poesie. Diese kleinen Freuden, namentlich dem Armen geschenkt, sind so unscheinbar und sind so zahlreich ins tägliche Leben gestreut, daß der dumpfe Sinn unzähliger Arbeitsmenschen kaum noch von ihnen berührt wird. Sie fallen nicht auf, sie werden nicht angepriesen, sie kosten kein Geld! (sonderbarerweise wissen gerade auch die Armen nicht, daß die schönsten Freuden immer die sind, die kein Geld kosten.)*«[41]

Hesse und Russell, an deren Lebenskreis sich manche Ähnlichkeit finden läßt – beide führten sie ein durchaus »exzentrisches« Leben, beide sind mutig den Zeitläuften entgegengetreten und haben souverän das Dasein eines Außenseiters durchgehalten –, haben, auch das ist bezeichnend, die oben zitierten Sätze keineswegs erst am Ende ihres Lebens geschrieben, im Gegenteil: Russell hat seinen Aufsatz mit 54 Jah-

ren, Hesse seine Zeilen sogar schon als 22jähriger veröffentlicht. Vielleicht liegt ein Grund ihres langen Lebens auch darin, daß sie solche Grundsätze nicht bloß anderen gepredigt, sondern vor allem selber beherzigt haben. *

* Zu den verblüffenden Ähnlichkeiten gehört auch, daß Hesse einen Essay »Die Kunst des Müßiggangs« veröffentlicht hat (1904), Russell hingegen einen Aufsatz »Lob des Müßiggangs« (1935). Dennoch waren beide alles andere als Faulenzer. Auch Russell hätte bestimmt Hesses Sätzen zugestimmt, die dieser dem »Glasperlenspielmeister« Josef Knecht in den Mund legt: »Wir sollen nicht aus der Vita activa in die Vita contemplativa fliehen, noch umgekehrt, sondern zwischen beiden wechselnd unterwegs sein, in beiden zu Hause sein, an beiden teilhaben ...« (H. Hesse: *Das Glasperlenspiel* [1943], Frankfurt a. M. 1979, S. 257)

20
Wie Sie sich gesund erhalten

enry David Thoreau lebte von 1817 bis 1862, er starb an Tuberkulose. Thoreau gilt als einer der größten amerikanischen Denker. Sein Buch »Walden«, in dem er die Summe seines fast zweijährigen »Hüttenlebens im Walde« in den Jahren 1845 bis 1847 gezogen hat, ist auch heute noch lesenswert.[42] »Die amerikanische Literatur, so kühn und groß sie ist, hat kein schöneres und tieferes Buch aufzuweisen«, hat Hermann Hesse, zweifellos eine verwandte Seele, über Thoreaus »Walden« gesagt.

Thoreaus zentrale Botschaft lautete: »Vereinfache dein Leben« – und das ist auch unter medizinischen Gesichtspunkten aktueller denn je. Ein übersichtliches Leben, das von selbstgesetzten Wertgesichtspunkten durchdrungen ist und weder in Rastlosigkeit noch in Beliebigkeit verfällt, scheint ein guter Garant auch für ein *gesundes* Leben zu sein.

Die Überschaubarkeit des Lebens schafft Möglichkeiten des Genießens, sofern nur im täglichen Alltag die dafür nötige Zeitstruktur geschaffen wird. »Genuß braucht Zeit. Als ein positiver emotionaler Zustand muß er sich mit der Zeit entfalten können. Wahrnehmungsprozesse sind an zeitliche Abläufe gebunden, um zu einem intensiven und differenzierten Erleben werden zu können. Folglich gilt es für jeden, der genießen will, und besonders in der Therapie, die euthymes [= heiter-gelassenes, T. B.] Verhalten fördern will, einen zeitlichen Freiraum zu schaffen, in dem mit Ruhe und Muße einzelne Sinneserlebnisse wirken können. Dazu gehört auch, einen sinnvollen Rhythmus in Aktivität und Ruhe zu finden und die Pausen als erholsam zu erleben.«[43]

Gerade deshalb ist die Hinwendung zu einem Entspannungs- oder Meditationsverfahren oft der erste, wegweisende Schritt zu einer veränderten, gesünderen Lebensgestaltung. Was dabei bevorzugt wird – ob Autogenes Training, Progressive Muskelentspannung nach Jacobson, »Nur Sitzen – Nichts Tun« nach Art des Zen-Buddhismus oder irgend etwas anderes –, das hängt ganz von der persönlichen Neigung und Vorliebe ab. Am wirksamsten wird sein, was am meisten Spaß macht. Dem Grundsatz nach kommt es vor allem darauf an, sich durch einen bewußten, aktiven Schritt ein Stück persönliche Lebensgestaltung zu sichern und diese auch vor allen äußeren Einflüssen zu bewahren – »Diese eine halbe Stunde am Tag gehört ganz und gar mir – und mag das Telefon auch zwanzigmal klingeln ...!«

Es ist gut möglich, daß die Hinwendung zu sich selbst, die Muße, die wir uns selber gönnen, auch unser Verhältnis zu anderen Dingen beeinflußt – und nicht zuletzt unser Verhältnis zur Kunst. Diese ist nicht nur, laut Karl Marx, die Freude, »die der Mensch sich selber gibt«, sondern hatte stets auch heilkundliche Bezüge – insbesondere die Musik. Das älteste bekannte Musikinstrument, eine Flöte aus dem Kulturkreis der Neandertaler, die zwischen 43 000 und 67 000 Jahre alt sein dürfte und 1995 gefunden wurde,[44] ist möglicherweise eher zu Besinnlichkeit und Heilung eingesetzt worden als zu einer Art »Unterhaltungsmusik«. In jedem Fall sollten wir Musik und Kunst nicht als »Konserven« konsumieren, sondern als integrale Bestandteile einer aktiven, kohärenten Lebensgestaltung verstehen, die auch ein aktives Hören einbegreift.[45]

Im Zentrum dieses Bemühens, das Leben gleichermaßen bewußt wie lustvoll zu gestalten, steht immer wieder der Faktor Zeit: Zeit haben, sich Zeit nehmen, sich Zeit lassen. Es geht dabei eigentlich um die »Wiederaneignung« der Zeit – um die Erkenntnis, daß dem Individuum eine »Eigenzeit« innewohnt, die es zu bewahren gilt, so heftig die Gesellschaft des Maschinenzeitalters auch die Verinnerlichung automatenhafter Zeitvorgaben fordert. In den Worten zweier Psychoimmunologen: »Die lineare oder Uhrzeit mit ihrer Gebundenheit an das Sonnensystem ist für uns unverzichtbar zur Verständigung und Regelung zahlreicher äußerer Bedürfnisse. Dagegen ist ihr Absolutheitsanspruch für die Gesamtgestaltung unseres Lebens, wie er in Form der Diktatur der Uhr von vielen akzeptiert wird, weder sinnvoll noch nützlich. Das zeigt schon unser subjektives Erleben. Die lineare Zeit ist etwas Fremdes, die innere Zeit sind wir selbst.«[46]

Unter dem Druck – er ist weitgehend selbstgesetzt, oder zumindest selbst verstärkt –, ständig das Leben mit den äußeren Anforderungen synchronisieren zu müssen, wächst der Distress, nimmt die Fähigkeit zur Gesund-Erhaltung ab. Die von David Weeks untersuchten »Sonderlinge« leben diese Einsicht. Henry David Thoreau hat sie ebenfalls gelebt – und in poetische Worte gefaßt: »Warum haben wir es alle so verzweifelt eilig, zu Erfolg zu kommen, noch dazu in so verzweifelten Unternehmungen? Wenn einer nicht Schritt hat mit den anderen, rührt es daher, daß er auf einen anderen Trommler hört. Jeder richte seine Schritte nach der Musik, die er vernimmt, mag sie noch so gemessen und leise klingen.«[47]

Es mag ja sinnvoll sein, mit anderen Schritt zu halten – man mag
so gemeinsamen Zielen näher kommen; vielleicht macht es auch
schlicht und einfach Spaß. Absolut schädlich ist jedoch der Glaube, *es tun zu müssen*. Wir können so eine neue Definition des
»Kohärenzgefühls« versuchen. Es besteht in der Kraft, auf den
inneren Trommler zu hören.

Der falsche Weg wäre es allerdings, wenn der Mensch, der sein
Leben gesünder gestalten will, sich jetzt neuerlich unter Leistungsdruck setzt und sofort hier, dort und überall alles ändern
will – in den meisten Fällen wird es eher darum gehen, erst einmal etwas zu *unterlassen* und die so entstandenen neuen Freiräu-
me gemächlich und in einer lustbetonten Folge von Versuch
und Irrtum neu zu füllen. Entscheidend ist vielmehr, daß der
Gesamtzusammenhang begriffen und vor allem gefühlt wird.
Dichter haben das schon immer gewußt – so auch Rainer Maria
Rilke:

Sei – und wisse zugleich des Nicht-Seins Bedingung,
den unendlichen Grund deiner innigen Schwingung,
daß du sie völlig vollziehst dieses einzige Mal.

Zu dem gebrauchten sowohl, wie zum dumpfen und stummen
Vorrat der vollen Natur, den unsäglichen Summen
zähle dich jubelnd hinzu und vernichte die Zahl.[48]

Ein Fazit

Die Lebensstrategie zur aktiven Gesunderhaltung erinnert mich stark an Lenins Ausspruch über den Sozialismus – es handelt sich um »das Einfache, das schwer zu machen ist«. Dies um so mehr, als es dafür eben keine »Universalrezepte« gibt. Daß wir just nach solchen suchen, ist bezeichnend – und Teil des Problems. Deshalb beschränke ich mich abschließend auf einige Thesen.

Schlußthesen

- Gute Chancen, gesund zu bleiben, hat, wer keine Angst vor der Krankheit hat.
- Gute Chancen auf ein langes Leben hat, wer nicht auf ein möglichst langes Leben fixiert ist.
- Gute Chancen auf ein gelingendes Leben hat, wer die Qualität des Lebens für wichtiger hält als seine Dauer.
- Gute Chancen auf ein gesundes Leben hat, wer lieber auf seinen eigenen Trommler hört, anstatt im Gleichschritt zu marschieren.

21
Schlußbemerkung

»Wessen Regierung still und unaufdringlich ist, dessen Volk ist auf-
richtig und ehrlich. Wessen Regierung scharfsinnig und stramm
ist, dessen Volk ist hinterlistig und unzuverlässig.«
Laotse: *Tao te king*

Unsere Gegenwartsmedizin ist zweifellos »scharfsinnig und
stramm«, nicht »still und unaufdringlich«. Durch ihre interven-
tionistische, manipulative Strategie, die sich über jene Ausnah-
mesituationen hinaus, für die sie durchaus sinnreich und wertvoll sein mag, zu einer lebensumspannenden, allumfassenden
Expertendiktatur ausgeweitet hat, stört, ja zerstört sie autonome
Regulationsvorgänge und Anpassungsleistungen, vernichtet sie
natürliche Selbstheilungskräfte. Damit macht sie denselben Feh-
ler wie die »große Politik«:

»Im herkömmlichen medizinischen Denken beruht jegliche Therapie auf dem Prinzip des medizinischen Eingriffs. Die Möglichkeit der Selbstorganisation und Selbstheilung des Patienten wird
außer acht gelassen. In ähnlicher Weise beruht das herkömmliche
militärische Denken auf der Auffassung, daß Konflikte am besten

267

durch technologische Intervention gelöst werden, und läßt die Möglichkeit der Selbstorganisation der Völkergemeinschaften und Nationen außer acht – siehe Afghanistan, Grenada, Polen, Nicaragua und viele andere Beispiele. Das zentrale Begriffsbild unseres Gesundheitswesens ist die Verwechslung von Krankheitsprozessen und Krankheitsursprüngen. Anstatt zu fragen, warum eine Krankheit auftritt, und zu versuchen, die zu ihr führenden Bedingungen zu beseitigen, versucht die medizinische Forschung hauptsächlich, die Mechanismen zu verstehen, nach welchen die Krankheit abläuft, um in diese Mechanismen eingreifen zu können. Sehr oft wird dieses Bestreben von der Vorstellung eines einzelnen Grundmechanismus geleitet, der erkannt und durch technologischen Eingriff korrigiert werden muß. In ähnlicher Weise neigen Politiker dazu, die Ursprünge von Konflikten zu ignorieren und sich statt dessen auf äußere Prozesse zu konzentrieren, zum Beispiel auf sichtbare gewalttätige Handlungen statt auf die verborgene strukturelle und institutionelle Gewalttätigkeit.«[49]

Das aktive Eintreten für Gesunderhaltung und Selbstheilung und die Förderung entsprechender Lebensstrategien beinhalten ein Plädoyer für die Vielfalt, für die Berücksichtigung auch solcher Wechselwirkungen, die vielleicht nicht offen zutage liegen, die aber deutlich werden, wenn wir – zum Beispiel mit der Hypothese, daß es nur somatopsychische und psychosomatische Erkrankungen gibt – das Feld nur weit genug stecken, innerhalb dessen wir die Regelkreise des Lebens beobachten.

Gefordert ist freilich auch ein radikaler Bruch mit der quantifizierenden Betrachtung aller Lebensvorgänge, wie sie für das wissenschaftliche Experiment so typisch ist, das seine Bedeutung zwar behalten mag, aber nur innerhalb enggezogener Grenzen.

Um sich der Komplexität des menschlichen Lebens nähern zu können, sind noch andere Verfahren geboten als die lineare Ursachen-Wirkungs-Analyse und die Reproduzierbarkeit des Experiments – was als wissenschaftliche Grundlagenforschung notwendig bleiben mag, ist deshalb noch lange nicht hinreichend. Daher ist eine Hinwendung (oder Rückwendung) zur qualitativen Betrachtung dringend geboten. »Vernichte die Zahl«, forderte Rilke, und Novalis, sein würdiger Ahnherr, setzte seine Hoffnung auf die Zeit, »wenn nicht mehr Zahlen und Figuren/ sind Schlüssel aller Kreaturen …«

Mit Recht. Wenn wir weiterhin die poetische Ausdrucksweise bevorzugen – und warum eigentlich nicht? –, geht es um nichts anderes als um die »Wiederverzauberung der Welt«.[50] Dies ist gewiß ein radikales Genesungs- und Sanierungsprogramm, aber ebenso gewiß das einzige, das uns wirklich gesünder machen wird und nicht nur die Funktionstüchtigkeit der Rädchen im Getriebe erhöht.

Anhang

Anmerkungen

Einleitung

1 I. Illich: *Die Nemesis der Medizin*, Reinbek 1977 (erweitert und ergänzt München 1996)

2 B. Brecht: *Geschichten vom Herrn Keuner*, Frankfurt a. M. 1980, S. 24

3 K. Jaspers: *Einführung in die Philosophie*, München 1971, S. 59

4 Vgl. W. Schmidbauer: *Weniger ist manchmal mehr. Zur Psychologie des Konsumverzichtes*, Reinbek 1990

5 A. Schopenhauer: »Ueber Religion«, in: *Parerga und Paralipomena II, Werke in zehn Bänden* (Zürcher Ausgabe), Band X, Zürich 1977, S. 379 f. – Die geringfügige Modernisierung der Schreibweise habe ich selber vorgenommen.

6 R. Virchow: »Die Seuche« (1849), in: H.-U. Deppe, M. Regus (Hrsg.): *Seminar Medizin, Gesellschaft, Geschichte*, Frankfurt a. M. 1975, S. 203

7 Schon vor über 20 Jahren, 1977, hatte der Tübinger Toxikologe H. Remmer die Zahl von rund 10 000 Patienten genannt, die jährlich an Arzneimittelwirkungen oder -nebenwirkungen sterben; die Zahl bezog sich auf die alte Bundesrepublik ohne die damalige DDR. Gegenwärtig nennt die Arzneimittelkommission der Deutschen Ärzteschaft die – aus einer Bremer Studie hochgerechnete – Zahl von 8000 Toten und 50 000 bis 100 000 schweren Erkrankungen pro Jahr durch Arzneimittelnebenwirkungen. 1998 kam allerdings eine Studie der Universität Toronto zu dem Ergebnis, daß in den USA 1994 über 100 000 Menschen an unerwünschten Arzneimitteleffekten gestorben sind – was Platz vier der Todesursachenstatistik wäre. Auf Deutschland umgerechnet ergibt dies 25 000 Todesfälle pro Jahr (*Süddeutsche Zeitung*, 24. 4. 1998).

8 *Schwäbische Zeitung*, 18. 3. 1998

Erster Teil: Legenden von Gesundheit und Krankheit

1 A. Borst: *Lebensformen im Mittelalter,* Frankfurt/Berlin/Wien 1979, S. 110 f.

2 Nach H. Preßler: *Die Erlebnisse des syrischen Ritters Usama ibn Munqid,* München 1981, S. 148-150

3 Vgl. hierzu K. Bergdolt: *Der Schwarze Tod in Europa. Die Große Pest und das Ende des Mittelalters,* München 1994; M. Vasold: *Pest, Not und schwere Plagen. Seuchen und Epidemien vom Mittelalter bis heute,* München 1991 – weitere Literatur siehe dort.

4 K. G. Zinn: *Kanonen und Pest: Über die Ursprünge der Neuzeit im 14. und 15. Jahrhundert,* Opladen 1989

5 E. Friedell: *Kulturgeschichte der Neuzeit* (1927-1931), München 1979, S. 95 ff.

6 B. Tuchman: *Der ferne Spiegel. Das dramatische 14. Jahrhundert,* München 1982, S. 123 f.

7 Im Dreißigjahrigen Krieg 1618-1648 starben in Europa jährlich 0,03 % der Gesamtbevölkerung an den Folgen der Kriegseinwirkungen; im Zweiten Weltkrieg 1939-1945 waren es jährlich 1,11 % (das Siebenunddreißigfache!), und in einem Atomkrieg, selbst wenn er lokal begrenzt wäre, würde die Zahl der Opfer noch um ein Vielfaches höher liegen.

8 R. Jütte: *Ärzte, Heiler und Patienten. Medizinischer Alltag in der frühen Neuzeit,* München/Zürich 1991, S. 30 ff. – Vgl. hierzu auch U. Frevert: *Krankheit als politisches Problem 1770-1880,* Göttingen 1984

9 H. Will: »Fetisch Gesundheit«, in: H. Begemann, P. Voswinckel (Hrsg.), *Identifikationen. Arzt und Patient unter Erfolgszwang,* München/Wien/Baltimore 1988, S. 54 f.

10 I. Kant: »Über das Misslingen aller Philosophischen Versuche in der Theodizee« (1791), in: *Werkausgabe in zwölf Bänden,* herausgegeben von W. Weischedel, Frankfurt a. M. 1979, Bd. XI, S. 115

11 E. Voegelin: *Die neue Wissenschaft der Politik,* München 1959, S. 49

12 A. Schopenhauer: »Ueber Religion«, in: *Werke in zehn Bänden* (Zürcher Ausgabe), Bd. X, Zürich 1977, S. 398

13 I. Kant, »Misslingen ...«, in: *Werke* (wie Anm. 10), Bd. XI, S. 111

14 F. Zorn: *Mars*, München 1977

15 Vgl. hierzu I. Riedel: »Die Kunst der Abhängigkeit«, in: P. Buchheim u. a. (Hrsg.): *Psychotherapie im Wandel/Abhängigkeit* (Lindauer Texte), Berlin/ Heidelberg/New York 1991, S. 197-210

16 Will 1988 (wie Anm. 9), S. 70

17 Vgl. *Der Spiegel*, Nr. 29/1989, S. 61

18 Zit. nach H. Stephan: *Das Albert-Schweitzer-Lesebuch*, München 1984, S. 113

19 R.-M. E. Jacobi: »Von der Wahrheit der Krise – Anmerkungen in pathosophischer Absicht«, in: K. F. Wessel (Hrsg.): *Herkunft, Krise und Wandlung der modernen Medizin. Kulturgeschichtliche, wissenschaftsphilosophische und anthropologische Aspekte*, Bielefeld 1994, S. 70

20 J. Neirynck: *Der göttliche Ingenieur. Die Evolution der Technik*, Renningen-Malmsheim 1995, S. 30

21 Ebenda, S. 31 f.

22 Ebenda, S. 292

23 Ebenda, S. 293

24 I. Illich: *Die Nemesis der Medizin*, Reinbek 1977 (erweitert und ergänzt München 1996)

25 Vgl. hierzu R. Evans: *Tod in Hamburg*, Reinbek 1990. Diesem hervorragenden Buch sind auch die obigen Zitate entnommen.

26 *Schwäbische Zeitung*, 31. 12. 1996

27 H. Schaefer: »Zur Wissenschaftlichkeit der Medizin«, in: Wessel 1994 (wie Anm. 19), S. 114

28 G. Vollmer: *Was können wir wissen?*, Bd. 2, Stuttgart 1986, S. 32

29 W. Krämer: *Wir kurieren uns zu Tode*, Frankfurt a. M. 1993

30 B. Blanke u. H. Kania: »Die Ökonomisierung der Gesundheitspolitik«, in: *Leviathan*, Heft 4/1996, S. 514

31 *Süddeutsche Zeitung*, 16. 2. 1998

32 *Süddeutsche Zeitung*, 22. 4. 1998

33 *Süddeutsche Zeitung*, 13. 2. 1998

34 *Süddeutsche Zeitung*, 16. 1. 1998

35 »Arzneimittelpreise sind in Deutschland Spitze«, *Süddeutsche Zeitung*, 16.10.1997

36 V. Wanek: »Die Metapher von den drei Stufen der Gesundheitsreform«, in: *Berichte der Stiftung »Ökologie und Demokratie«*, ohne Ort, 1997, S. 34

37 *Schwäbische Zeitung*, 21.11.1997.

38 Z. B. Horst Baier: »Die Verabschiedung des Sozialstaates«, in: *Universitas*, Heft 4/1998

39 »Hängepartie«, *Schwäbische Zeitung*, 23.8.1997

40 P. Bauer u. a.: »Möglichkeiten der Einsparung volkswirtschaftlicher Kosten durch Geschwindigkeitsbegrenzungen«, *UPI-Bericht* 42, Heidelberg 1997

41 K. Smid u. a.: *Gepfefferte Rechnung. Gesundheitskosten verkehrsbedingter Luftschadstoffe*, Hamburg 1997

42 Blanke u. Kania 1996 (wie Anm. 30), S. 517 f.

43 So wörtlich die »verteidigungspolitischen Richtlinien« des Bundesverteidigungsministers von 1992, die eben jenes Ziel als »vitales Sicherheitsinteresse Deutschlands« bezeichnen. Noch vor 100 Jahren hätte man unverblümt von Imperialismus gesprochen. Vgl. T. Bastian: *Frieden schaffen mit deutschen Waffen?*, Köln 1993; W. Michal: *Deutschland und der nächste Krieg*, Berlin 1995

44 Hierzu kurz und prägnant G. Fesser: »Politik mit Zuckerbrot und Peitsche – wie Bismarck die Sozialdemokraten bekämpfte«, *Das Parlament* - 3-4/1998

45 L. v. Bertalanffy: *Das biologische Weltbild*, Bern 1949

46 W. Ross Ashby: *Einführung in die Kybernetik*, Frankfurt a. M. 1974, S. 181

47 H. Begemann: »Paradigmawandel in der Medizin«, in: *Medizinische Klinik* 81, 1986, Heft 2, S. 64-68

48 Zum heutigen Kenntnisstand siehe Umweltbundesamt (Hrsg.): *Auswertung der Waldschadensforschungsergebnisse (1982-1992) zur Aufklärung komplexer Ursache-Wirkungs-Beziehungen mit Hilfe systemanalytischer Methoden*, Bielefeld 1997. Aus dem 700-Seiten-Bericht geht klar hervor, daß es in Sachen Waldsterben keinerlei Grund zur »Entwarnung« gibt.

49 Vgl. J. M. Schtscherbak: »Zehn Jahre Tschornobyl-Katastrophe«, in: *Spektrum der Wissenschaft* 5/1996, S. 84-89. »Tschornobyl« ist die ukrainische Schreibweise des in der russischen Variante berüchtigt gewordenen Ortsnamens.

50 Schaefer 1994 (wie Anm. 27), S. 116

51 Vgl. hierzu R. Scholz: »Biochemische Wirkungsmechanismen von Umweltnoxen. Gefahren durch Akkumulation und Synergismus von Schadstoffen«, in: *Der informierte Arzt/Gazette Médicale* 5/1994, *S.* 341-349

52 P. Watzlawick u. a.: *Menschliche Kommunikation*, Bern 1969

53 N. Wiener: *Kybernetik*, Düsseldorf/Wien 1963, S. 192

54 Schaefer 1994 (wie Anm. 27), S. 119

55 Ebenda, S. 116

56 E. Haeckel: *Generelle Morphologie der Organismen*, Berlin 1866, S. 286; vgl. auch L. Trepl: *Geschichte der Ökologie*, Frankfurt a. M. 1987

57 Schaefer 1994 (wie Anm. 27), S. 115

58 St. Wing: »Grenzen der Epidemiologie«, in: *Medizin und Globales Überleben* Nr. 2, Juni 1994, S. 25-35

59 Vgl. auch P. Atteslander: »Prävention als Risiko? Chancen und Grenzen der modernen Epidemiologie als Grundlage für gesundheitspolitische Maßnahmen«, in: *Deutsches Ärzteblatt* 94, 21.9.1997

60 Begemann 1986 (wie Anm. 47)

61 A. Antonovsky: *Health, Stress and Coping*, San Francisco 1979, und ders.: *Unraveling the Mystery of Health. How People manage Stress and stay well*, San Francisco 1987

62 E. Werner: »Sozialisation – die Kinder von Kauai«, in: *Spektrum der Wissenschaft* 6/1989, S. 118

63 Briefliche Mitteilung

64 R. Johnen: *Das Salutagenese-Konzept*, Manuskript, o. O., 1993, S. 3

65 N. Elias: *Über den Prozeß der Zivilisation* (1939), 2 Bde., Frankfurt a. M. 1976

66 Vgl. T. Bastian: *Tödliche Eile. Ein Essay über die neue Religion von Tempo und Beschleunigung*, Oberursel 1993

67 K. Menninger: *Das Leben als Balance*, München/Zürich 1968

68 So etwa bei H. Remmer: »Die Umwelt als Ursache von Erkrankungen«, in: *Deutsches Ärzteblatt* 91, 8.7.1994, S. 24-27

69 Zum Einstieg: D. Findeisen, L. Pickenhain: *Immunsystem und Psyche*, Stuttgart 1990

70 G. Vollmer: »Kann es von einmaligen Ereignissen eine Wissenschaft geben?«, in: ders.: 1986 (wie Anm. 28)

71 Zum Begriff »Mesokosmos« vgl. G. Vollmer: *Evolutionäre Erkenntnistheorie*, Stuttgart 1987

72 L. Festinger: *A theory of cognitive dissonance*, Stanford 1957

73 R. Virchow: »Die Seuche«, in: *Die medizinische Reform* 52, 1849, S. 46-48

74 R. Löw: »Zum Verhältnis von Naturwissenschaft und Ethik«, in: *Scheidewege* 1986/87, S. 30-46

75 Galen, zit. nach W. Rüegg (Hrsg.): *Antike Geisteswelt*, Bd. I, Hanau 1986

76 Sh. Nuland: *Wie wir sterben*, München 1994, S. 391

77 Siehe hierzu T. Bastian: *Abschied vom Untergang*, Oberursel 1996

Zweiter Teil: Fragwürdige Therapien – Neue Heilungswege

1 Vgl. T. Bastian: *Die Sprache des Herzens*, München 1998, insbes. Kapitel 3

2 H. Schaefer: »Zur Wissenschaftlichkeit der Medizin«, in: K. F. Wessel (Hrsg.): *Herkunft, Krise und Wandlung der modernen Medizin*, Bielefeld 1994, S. 119

3 *Deutsches Ärzteblatt* 95, 13.2.1998

4 W. Schmidbauer: *Die hilflosen Helfer. Über die seelische Problematik der helfenden Berufe*, Reinbek 1977; vgl. auch ders.: *Die Ware Nächstenliebe*, Reinbek 1986

5 Vgl. z. B. H. J. Eysenck: *Sigmund Freud: Niedergang und Ende der Psychoanalyse*, München 1985

6 Zum wissenschaftlichen Status von Tiefenpsychologie und Psychoanalyse vgl. T. Bastian: *Der Blick, die Scham, das Gefühl. Eine Anthropologie des Verkannten*, Göttingen 1998

7 G. Condrau: *Medizinische Psychologie*, München 1975, S. 75

8 B. Russell: *Probleme der Philosophie*, Frankfurt a. M. 1967, S. 12

9 K. Schneider: »Zur Frage der Psychotherapie endogener Psychosen«, in: *Deutsche med. Wochenschrift*, 1954, S. 873 ff.

10 A. Mitscherlich: *Krankheit als Konflikt. Studien zur psychosomatischen Medizin*, Bd. 1, Frankfurt a. M. 1966, S. 85

11 T. Bastian: *Die Sprache des Herzens* (wie Anm. 1)

12 Dieser sehr prägnante Begriff stammt von dem britischen Psychiater Ronald D. Laing. Vgl. R. Laing: *Knoten*, Reinbek 1972

13 Ich kann den Gedankengang hier nicht weiterführen, es liegt aber genug Literatur zu diesem Thema vor (populär und eingängig zum Beispiel Schultz v. Thum: *Miteinander reden*, Reinbek 1988). Zur Eltern-Kind-Beziehung und einigen ihrer möglichen Verwicklungen vgl. auch M. und T. Bastian: *Die Angst der Eltern vor dem Kind*, München 1996.

14 Sh. B. Kopp: *Triffst Du Buddha unterwegs ...*, Frankfurt a. M. 1978

15 H. Selye: »A syndrome produced by diverse nocous agents«, in: *Nature*, Bd. 38, 1936, S. 32. – Einen guten Einblick in die Arbeit und in die Ideenwelt dieses Wissenschaftlers gibt H. Selye: *Stress*, Reinbek 1977.

16 E. M. Sternberg u. P. W. Gold: »Psyche, Stress und Krankheitsabwehr«, in: *Spektrum der Wissenschaft*, November 1997

17 D. Findeisen, L. Pickenhain: *Immunsystem und Psyche*, Stuttgart 1990, S. 74

18 »Die Tatsache, daß bereits ein Telespiel den Hormon- und Stoffwechselhaushalt des Organismus deutlich beeinträchtigt, zeigt, daß schwere psychische Belastungen eine erhebliche Stoffwechselbelastung für den Menschen darstellen, die insbesondere bei stoffwechsellabilen Personen schwerwiegende Auswirkungen haben können.« W. Abdulla et alii: »Hormon- und Stoffwechselverhalten bei Streßsituationen ohne körperliche Belastung«, in: *Zeitschrift für Psychosomatische Medizin und Psychoanalyse* 1/1985, S. 57

19 I. Kant: »Anthropologie in pragmatischer Hinsicht«, in: *Werkausgabe in zwölf Bänden*, hrsg. von W. Weischedel, Frankfurt a. M. 1979, Bd. XII, S. 416

20 G. Schulze: *Die Erlebnisgesellschaft. Kultursoziologie der Gegenwart*, Frankfurt/New York 1993

21 M. Gronemeyer: *Das Leben als letzte Gelegenheit. Sicherheitsbedürfnisse und Zeitknappheit*, Darmstadt 1993

22 Ebenda, S. 139 f.

23 H.-E. Richter: *Der Gotteskomplex*, Reinbek 1979, S. 127 ff.

24 A. K. Scheerer: *Sieben Chinesinnen. Gespräche über Körper, Liebe, Sexualität*, München 1995, S. 47 f. (Hervorhebung von mir – T. B.)

25 Findeisen u. Pickenhain 1990 (wie Anm. 17), S. 106

26 Sternberg u. Gold 1997 (wie Anm. 16), S. 70

27 Die Daten wurden aus einer Befragung von 10 600 Personen extrapoliert. *Schwäbische Zeitung* v. 17. 12. 1997

28 A. Ohly: »Gedanken zum Phänomen der Diagnose«, in: H. Begemann, P. Voswinckel (Hrsg.): *Indentifikationen. Arzt und Patient unter Erfolgszwang*, München/Wien/Baltimore 1988, S. 13

29 Ebenda

30 Ebenda, S. 19

31 F. C. Redlich u. D. X. Friedman: *Theorie und Praxis der Psychiatrie*, Frankfurt a. M. 1976

32 R. Braun: *Lehrbuch der Allgemeinmedizin*, Mainz 1986

33 H. H. Abholz: »Entscheidungsfindung in der Allgemeinmedizin«, in: M. Kochen (Hrsg.): *Allgemeinmedizin*, Stuttgart 1992, S. 79

34 U. Kastner: *Am anderen Ende der Nadel. Medizin auf dem Prüfstand*, Wien 1997, S. 101 f. – Kastners Buch ist, von einigen prägnanten Einzeldarstellungen abgesehen, eher enttäuschend.

35 Ebenda, S. 102

36 N. Schmacke: *Ärzte oder Wunderheiler? Die Macht der Medizin und der Mythos des Heilens*, Opladen 1997, S. 64

37 Nach einer Statistik des Westfälisch-Lippischen Landwirtschaftsverbandes, *Schwäbische Zeitung*, 21. 2. 1998

38 *Ärztezeitung* v. 11. 5. 1994

39 *Schwäbische Zeitung*, 11. 9. 1997

40 M. Roulet u. a. in: *Journal of Pediatrics*, 1988, S. 436

277

41 T. Bastian: *Atomkatastrophen und ihre Folgen*, Neckarsulm 1986

42 Quelle ist eine Publikation der FAO: *Effects of Intensive Fertilizer Use on the Human Environment, Soils Resources Development and Conservation Service*, FAO, Rom 1972

43 *Schwäbische Zeitung*, 8. 3. 1997

44 *New Scientist* 153, Nr. 2075, 1997

45 Hierzu sehr hilfreich: U. Arens-Azevedo u. M. Hamm: *Fast food – slow food. Plädoyer für eine neue Eßkultur*, Reinbek 1992

46 Vgl. St. Mennell: *Die Kultivierung des Appetits. Geschichte des Essens vom Mittelalter bis heute*, Frankfurt a. M. 1988

47 Vgl. T. Bastian: *Furchtbare Ärzte. Medizinische Verbrechen 1933-1945*, München 1995

48 Eine sehr überzeugende Einführung in die Problematik gibt Anthony McMichael im Editorial »Vegetarians und Longevity: Imagining a Wider Reference Population«, in: *Epidemiology* 3, N. 5, 1992, S. 389 f.

49 H. K. Biesalski: »Die Bedeutung der Ernährung in der Prävention und Therapie von Krebs«, in: *Deutsches Ärzteblatt* 94, 22. 12. 1997

50 A. Schweitzer: *Kultur und Ethik*, München 1923, S. 249

51 Ich habe diesen Zusammenhang ausführlich erörtert in meiner Studie *Städte, Flüchtlinge und Mangel* (Berlin 1992).

52 *Süddeutsche Zeitung*, 13. 5. 1997

53 S. Böse u. a. (Hrsg.): *Leitfaden Umweltmedizin*, Lübeck/Stuttgart 1997, Seite 169 ff.

54 R. Kluthe: »Gesundheitliche Vorteile durch mäßigen Konsum alkoholischer Getränke?«, in: *Deutsches Ärzteblatt* 95, 13. 2. 1998, S. 359

55 K. v. Koerber u. a.: *Vollwert-Ernährung – Konzeption einer zeitgemäßen Ernährungsweise*, Heidelberg 1994 – weitere Literatur siehe dort. In kurzer, aber guter Zusammenfassung als Broschüre erhältlich bei der »Arbeitsgemeinschaft zur Patienteninformation über Gesundheit und Umwelt e. V.«, Postfach 20 01 62, 63087 Rodgau. Ich gehöre diesem Verein nicht an, empfinde sein Informationsmaterial aber als sehr hilfreich.

56 Noch einmal sei auf Arens-Azevedo und Hamm 1992 (wie Anm. 45) hingewiesen.

57 Vgl. hierzu auch das ausgezeichnete Editorial der *Ökologischen Briefe*, »Kleine Biester«, Heft 20 vom 1. 10. 1997

58 E. Jong: *Angst vorm Fliegen*, Frankfurt a. M. 1976, S. 35

59 A. Dundes: *Sie mich auch! Das Hinter-Gründige in der deutschen Psyche*, München 1987

60 Vgl. hierzu R. Evans: *Tod in Hamburg*, Reinbek 1990

61 Vgl. hierzu T. Bastian: *Tödliche Eile*, Oberursel 1993

62 Vgl. hierzu H. Glonig u. St. Böse: *Gesundheitsrisiko Auto*, Frankfurt a. M.
1995; weitere Literatur siehe dort

63 *Deutsches Ärzteblatt* 94, 28. 11. 1997

64 G. Fruhmann u. H.-J. Woitowitz: »Chronisch-obstruktive Bronchitis und
Lungenemphysem«, in: *Deutsches Ärzteblatt* 94, 20. 11. 1997, S. 192

65 Vergleiche hierzu T. Bastian: *Der unerhörte Ruf. Psychopathologie und Sprach-
wissenschaft*, Frankfurt am Main 1982 – siehe auch die dort aufgeführte Literatur

66 Vgl. *Süddeutsche Zeitung*, 22. 2. 1997

67 Dies bestätigte erst vor kurzem eine Untersuchung der Medizinischen
Hochschule Hannover (*Schwäbische Zeitung*, 1. 12. 1997).

68 D. G. R. Findeisen: *Sport, Psyche und Immunsystem*, Berlin 1994, S. 47

69 *Süddeutsche Zeitung* v. 4. 4. 1997

70 Die Zahl von 20 Milliarden DM jährlich entstammt einer Schätzung des
Bundesverbandes der Betriebskrankenkassen (*Schwäbische Zeitung*, 31. 3.
1998); 33 Milliarden DM wurden von Prof. Dr. Wolfgang Pförringer beim
2. Kongreß der Vereinigung für Orthopädische Sporttraumatologie genannt
(*Schwäbische Zeitung*, 6. 6. 1997).

71 *Schwäbische Zeitung*, 31. 3. 1998

72 R. Riedl: *Die Strategie der Genesis*, München 1984, S. 18

73 T. Bastian 1998b (wie Anm. 11)

74 Sh. B. Nuland: *Wie wir sterben*, München 1994, S. 44 f.

75 Th. Klotz u. a.: »Der frühe Tod des starken Geschlechts«, in: *Deutsches Ärzteblatt* 95, 27. 2. 1998, S. 362

76 A. Schopenhauer: »Ueber Lerm und Geräusch«, in: *Parerga und Paralipomena II, Werke in zehn Bänden* (Zürcher Ausgabe), Bd. X, Zürich 1977, S. 698

77 Nach K. Werdan: »High-Tech-Medizin«, in: *Universitas*, Heft 4/1998, S. 327

78 Ebenda, S. 324

79 *New England Journal of Medicine*, Bd. 337, 1997, S. 1419

80 »*Hier liegen meine Gebeine, ich wollt' es wären Deine*« – *Grabinschriften für alle Fälle*, gesammelt von E. Hansing, Bremen 1996

81 Nuland 1994 (wie Anm. 74), S. 393

82 N. Elias: *Über die Einsamkeit der Sterbenden*, Frankfurt a. M. 1982 – darin auch eine überzeugende Kritik an Philippe Ariès und seiner *Geschichte des Todes*. Zum Thema Tod vgl. auch den letzten Abschnitt in T. Bastian: *Die Finsternis der Herzen. Nachdenken über eine Gewalttat*, Köln 1994

83 Vgl. N. Heim: »Die toten Körper der Medizin«, in: *Universitas*, Heft 2/1997

84 Zitiert nach *Ärztezeitung*, 5. 4. 1994

85 Nuland 1994 (wie Anm. 74), S. 389

86 H. Grewel: »Medizin und Menschenbild – oder: Das tödliche Dilemma der Transplantationsmedizin«, in: *Medizin und Globales Überleben*, Nr. 2, Juni 1994

87 Ebenda

88 Vgl. E. Jüngel: »Ein Spott aus dem Tod ist worden«, in: *Die Zeit*, 16. 2. 1996

89 Th. Storm: *Gesammelte Werke*, München 1981, Erster Band, S. 94 f.

Dritter Teil: Gesundheit ist anders

1 M. Ullmann: »Besser eine empfindliche Volksgesundheit als ein gesundes Volksempfinden«, in: *natur* 9/1985

2 I. Kant: »Der Streit der Fakultäten« (1798), in: *Werkausgabe in zwölf Bänden*, hrsg. von W. Weischedel, Frankfurt a. M. 1979, Bd. XI, S. 375

3 Vgl. T. Bastian: *Tödliche Eile*, Oberursel 1993; M. Gronemeyer: *Das Leben als letzte Gelegenheit*, Darmstadt 1993; F. Reheis: *Die Kreativität der Langsamkeit*, Darmstadt 1997

4 F. Nietzsche: »Die fröhliche Wissenschaft«, in: *Werke*, München/Wien 1980, Bd. III, S. 35

5 I. Illich: *Die Nemesis der Medizin*, Reinbek 1977 (erweitert und ergänzt München 1996)

6 Ebenda, S. 84

7 »Echte Innovationen bei Medikamenten selten«, in: *Deutsches Ärzteblatt* 95, 23. 1. 1998, S. 112

8 S. Goeppert: *Medizinische Psychologie*, Reinbek 1980, Bd. 2, S. 158 f.

9 *Journal of the American Medical Association*, Bd. 276, 1996, S. 531

10 *Süddeutsche Zeitung*, 5. 9. 1996

11 Ausführlich behandelt bei T. Bastian: »Genetische Testung und ärztliche Ethik«, in: *Universitas*, Heft 12/1996

12 K. R. Held: »Ethische Aspekte des Multiparameter-Screening«, in: *Med. Genetik* 6, 1994, S. 210-212

13 Ebenda, S. 211

14 P. Propping: »Genetische Pränataldiagnostik. Brauchen wir eine Qualitätskontrolle?«, in: *Deutsches Ärzteblatt* 95, 22. 5. 1998, S. 1302-1303

15 W. Schmidbauer: *Im Körper zuhause*, Frankfurt a. M. 1982, S. 78 f.

16 Vgl. hierzu F. Nager: *Der heilkundliche Dichter*, München/Zürich 1986

17 M. Berger: »Wissenschaftliche Grundlegung der Alternativ- und Schulmedizin«, in: *Wissenschaftszentrum NRW Magazin* 6/1995, S. 10

18 I. Illich: »Die Unfähigkeit, für sich selber zu sorgen«, in: M. Brinkmann u. M. Franz (Hrsg.): *Nachtschatten im weißen Land. Betrachtungen zu alten und neuen Heilsystemen*, Berlin 1982

19 J. Neirynck: *Der göttliche Ingenieur*, Renningen-Malmsheim 1995, S. 295

20 A. Tschechow: »Krankenzimmer Nr. 6«, in: *Meisternovellen*, Zürich 1946, S. 17 f.

21 D. Weeks u. J. James: *Exzentriker. Über das Vergnügen, anders zu sein*, Reinbek 1996, S. 272

22 *Schwäbische Zeitung*, 16. 6. 1997

23 A. Antonovsky: *Health, Stress and Coping*, San Francisco 1979, und ders.: *Unraveling the Mystery of Health. How People manage Stress and stay well*, San Francisco 1987

24 A. Antonovsky: »Die salutogenetische Perspektive. Zu einer neuen Sicht von Gesundheit und Krankheit«, in: *MEDUCS* (2), 1989, S. 52

25 *Schwäbische Zeitung*, 14. 6. 1997

26 *Schwäbische Zeitung*, 17. 4. 1998

27 »Neue Erkenntnisse zu allergisch bedingten Atemwegserkrankungen«, in: *Deutsches Ärzteblatt* 94, 28. 2. 1997

28 Ring hat sich große Verdienste dabei erworben, der Einsicht, daß Allergien *tatsächlich* zunehmen (mit anderen Worten: daß nicht nur eine scheinbare Zunahme infolge verbesserter Diagnostik vorliegt), zum Durchbruch zu verhelfen. Er ist auch Urheber der »Urwald-Hypothese«, die besagt, daß bestimmte Immunglobuline, die den Menschen »eigentlich« vor Infektionen mit Würmern und anderen Parasiten schützen sollen, heute »leerlaufen« und sich deshalb auf »neue Feinde« wie z. B. Pollen stürzen.

29 Interview »Was macht uns so allergisch?«, in: Süddeutsche Zeitung, 23.1.1997

30 D. Goleman: *Emotionale Intelligenz*, im Original: *Emotional intelligence. Why it can matter more than IQ*, New York 1995

31 L. Ciompi: *Die emotionalen Grundlagen des Denkens. Entwurf einer fraktalen Affektlogik*, Göttingen 1997

32 »Weder die allgemeine Psychologie noch die einzelnen psychotherapeutischen Ansätze haben ein Bild davon entwickelt, was Emotionen sind und wie sie wirken« – stellte, durchaus zutreffend, eine Übersichtsarbeit des Jahres 1985 fest. »Die Psychologie, und mehr noch die Psychotherapie, stehen einem zentralen Gegenstand ihres Faches – trotz einer Reihe vielversprechender neuerer Ansätze – nach wie vor relativ hilflos gegenüber.« (O. Kruse: *Emotionsdynamik und Psychotherapie*, Weinheim/Basel 1985, S. 1)

33 I. Kant: »Anthropologie in pragmatischer Hinsicht«, in: *Werke* (wie Anm. 2), Bd. XII, S. 580

34 Th. W. Adorno u. M. Horkheimer: *Dialektik der Aufklärung*, Frankfurt a. M. 1969, S. 12. Ich habe dieses Thema in *Der Blick, die Scham, das Gefühl. Eine Anthropologie des Verkannten* (Göttingen 1998) ausführlicher behandelt.

35 Sehr ausführlich hierzu W. Ross Ashby: *Einführung in die Kybernetik*, Frankfurt a. M. 1974, insbes. S. 377 ff.

36 A. W. v. Eiff: *Streß. Phänomenologie, Diagnose und Therapie in den verschiedenen Lebensabschnitten*, Stuttgart/New York

37 Zitiert nach W. Rost: *Emotionen. Elixiere des Lebens*, Berlin/Heidelberg/New York 1990, S. 89

38 G. Risch: »Was man von I. T. Kant für die homöopathische Praxis lernen kann«, in: Brinkmann und Franz 1982 (wie Anm. 18), S. 180

39 Zum Begriff des Motivationsgefüges vgl. T. Bastian: *Die Sprache des Herzens*, München 1998

40 B. Russell: *Eroberung des Glücks. Neue Wege zu einer besseren Lebensgestaltung* (1930), Frankfurt a. M. 1978

41 H. Hesse: »Kleine Freuden« (1899), in: *Kurze Prosa aus dem Nachlaß*, Frankfurt a. M. 1977, S. 7 ff.

42 H. D. Thoreau: *Walden oder Hüttenleben im Walde*, Zürich 1972

43 Rost 1990 (wie Anm. 37), S. 398

44 *Naturwissenschaftliche Rundschau*, 12/1997

45 Vgl. hierzu St. Schaub: *Hören mit Begeisterung. Ein Weg zum aktiven Musik-Erleben*, Boschweil 1991. Mehr über Schaubs beherzigenswertes Konzept des »Aktivhörens« auch in ders.: *Ewig fernes Paradies*, München 1992

46 D. Findeisen, L. Pickenhain: *Immunsystem und Psyche*, Stuttgart 1990, S. 105

47 Thoreau (wie Anm. 42), S. 457

48 R. M. Rilke: *Die Sonette an Orpheus*, Zweiter Teil, XIII

49 F. Capra: »Ganzheit, Gesundheit und Friede«, in: Tübinger Ärzteinitiative gegen den Krieg (Hrsg.): *Unser Eid auf das Leben verpflichtet zum Widerstand*, Tübingen 1984, S. 47 f.

50 Nach einem bekannten Satz von Max Weber – denn dieser berühmte Freiburger Soziologe verstand unter der »Entzauberung der Welt«, »daß es

prinzipiell keine geheimnisvollen Mächte gebe, die (in die Welt) hineinspielen, daß man vielmehr alle Dinge – im Prinzip – durch Berechnen beherrschen könne«. (M. Weber: *Gesammelte Aufsätze zur Wissenschaftslehre*, Tübingen 1951, S. 578)

Literaturhinweise

In den Anmerkungen sind sehr viele Bücher genannt, in denen sich ergänzende Ausführungen zu den behandelten Themen finden – und zwar sowohl Fachliteratur wie auch allgemeinverständliche Werke.

Im folgenden will ich mich daher auf eine ganz persönliche »Einladung zum Weiterlesen« beschränken. Es handelt sich um Bücher, die mich selber sehr beeindruckt haben und die ich deshalb weiterempfehlen will. Sie sind ganz verschiedenen Themenbereichen zuzuordnen und auch in ihrer »Machart« höchst unterschiedlich.

Samuel Shem: *House of God*, München 1998

Samuel Shem ist Psychiater in Boston. Sein Buch ist in den USA bereits 1971 erschienen und hat seinerzeit einen handfesten Skandal verursacht – so drastisch schildert es die Erfahrungen von Roy Basch, einem medizinischen Anfänger, in der Zeit seiner »Internship«. Daß die Klinik, in der Basch arbeitet, »House of God« (Haus Gottes) heißt, ist kein Zufall – die Gründe entsprechen gewiß denen, die ich in Kapitel 1 dargestellt habe. Natürlich zielt Shem vor allem auf die Verhältnisse in den USA der sechziger Jahre; dennoch kenne ich kein treffenderes Buch über die medizinischen Initiationsriten und kann jedes Wort, das Shem geschrieben hat, nur bestätigen. Vielleicht werden nicht alle Leser bemerken, daß Shem durchaus auch eine Vision einer menschlicheren Medizin entwirft. Er legt sie dem sterbenden, von Roy Basch betreuten Dr. Sanders in den Mund. Der sagt: »Nein, wir heilen nicht. Das habe ich auch nie glauben können. Ich habe den gleichen Zynismus durchlebt, die ganze Ausbildung und dann diese Hilflosigkeit. Und doch, trotz aller unserer Zweifel, können wir etwas geben. Nicht Heilung, nein. Wir gewinnen Halt, wenn es uns gelingt, Mitleid zu haben, zu lieben. Und die größte Liebe, die wir geben können, ist, einem Patienten beizustehen, so wie Sie mir beistehen.« (S. 197)

St. Böse-O'Reilly u.a.: *Leitfaden Umweltmedizin. Befunde, Diagnostik – Therapie, Prävention*, Lübeck 1997

Stefan Böse-O'Reilly, ein Kinderarzt in München, hat mit vielen anderen Kolleginnen und Kollegen diesen kleinen, aber gehaltvollen Leitfaden herausgegeben, der mittlerweile (1998) bereits in der zweiten Auflage erschienen ist. Zwar wendet sich das Buch in erster Linie an Medizinstudenten und Ärzte, es ist aber auch für interessierte Nicht-Fachleute durchaus lesbar. Es enthält eine Fülle von Informationen und ist in allen Teilgebieten auf dem neuesten Stand der Wissenschaft. Die Problematik der Umweltschäden und der von ihnen möglicherweise ausgelösten gesundheitlichen Schäden wird sachkundig erörtert, ohne – und darin unterscheidet sich der »Leitfaden« wohltuend von vielen anderen, marktschreierischen, auf den schnellen Erfolg zielenden Veröffentlichungen – Wissen vorzutäuschen, wo es keines gibt, und ohne in sektiererische Wunderlichkeiten abzugleiten.

Thure v. Uexküll (Hrsg.): *Psychosomatische Medizin*, München/Wien/Baltimore, 5. Aufl. 1996

Professor Thure von Uexküll, der 1998 bei guter Gesundheit seinen neunzigsten Geburtstag feiern konnte, hat mit diesem umfassenden Lehrbuch – seit 1979 sind fünf zum Teil sehr weitgehend überarbeitete Auflagen erschienen, eine davon in englischer Sprache – das Standardwerk der psychosomatischen Medizin vorgelegt. Die rebellierenden Studenten von 1968 rechneten den Ordinarius, der von 1966 bis zu seiner Emeritierung 1976 die neugeschaffene Abteilung »Innere Medizin und Psychosomatik« leitete, zum »Establishment«, und dennoch ist er ein »Systemveränderer« ganz eigener Art gewesen, der mit seiner Arbeit der Schulmedizin den Spiegel vorhält (und sie sieht nicht gut aus darin). Uexküll hat den berühmten Satz geprägt, die Schulmedizin sei bis heute die Gefangene der Naturwissenschaft des 19. Jahrhunderts (und ihrer mechanisch-deterministischen Denkweise) geblieben. Das von ihm geschaffenen Lehrbuch zeigt, wie wohlfundiert und breit gefächert der psychosomatische Ansatz heute ist – und macht zugleich schmerzhaft deutlich, wie wenig er bis dato in den medizinischen Alltag integriert worden ist (auch auf alternativmedizinischer Seite nicht).

Gemeinsam mit Wolfgang Wesiack, einem ebenfalls emeritierten Professor an

286

der Universität Innsbruck, hat von Uexküll auch die Theorie der Human-
medizin: Grundlagen ärztlichen Denkens und Handelns *vorgelegt (München 1988). Den »schulmedizinischen« Gegenpol hierzu bildet: Rudolf Groß
und Markus Löffler:* Prinzipien der Medizin. Eine Einführung in ihre
Grundlagen und Methoden, *Berlin/Heidelberg 1997. Ein sehr kenntnisrei-
ches, aber von einem höchst fragwürdigen Geist erfülltes Buch.*

Klaus Dörner: *Tödliches Mitleid. Zur Frage der Unerträglichkeit des Lebens,*
Gütersloh 1988
*Nachdenken über die Geschichte der Medizin heißt in Deutschland immer
auch Nachdenken über die deutsche Medizin und ihre Verbrechen 1933 bis
1945. Professor Dr. Dr. Klaus Dörner – bis zu seinem Ausscheiden aus dem
Dienst 1997 Direktor des Psychiatrischen Landeskrankenhauses in Gütersloh
und durch viele entsprechende Fachveröffentlichungen weithin bekannt (zum
Beispiel* Bürger und Irre, Frankfurt am Main 1975*) – diskutiert in diesem
schmalen und gemeinverständlichen Bändchen weniger die Einzelheiten als
vielmehr die geistes- und kulturgeschichtlichen Hintergründe dieser Verbrechen. Diese sind ja nicht von »Monstern in Menschengestalt« begangen worden, sondern von »therapeutischen Idealisten«; die von ihnen vertretene Ideologie ist keineswegs überwunden, sondern sie wirkt bis heute nach, ja sie er-
freut sich vielerorts geradezu einer Renaissance (man denke nur an die
Bioethik-Diskussion). Auch diese aktuellen Fragen spart Dörner nicht aus.
Immer noch eine aufrüttelnde Lektüre!*

Dieter Lenzen: *Krankheit als Erfindung. Medizinische Eingriffe in die Kultur,* Frankfurt a. M. 1991
*Dieter Lenzen, ein Philosophieprofessor aus Berlin, suchte nach einem Zecken-
biß ärztlichen Rat und wollte sich darüber informieren, ob eine Impfung an-
gezeigt sei. Die Antworten, die er erhielt, waren so verwirrend und wider-
sprüchlich, daß er daraufhin beschloß, die Frage von Gesundheit und Krankheit mit den ihm gewohnten philosophischen Mitteln genauer abzuklären. So
jedenfalls Lenzen selber in seiner Einleitung – »si non e vero, e buon trovato«
(wenn es nicht stimmt, ist's jedenfalls gut erfunden). Er erörtert dabei eine
Vielzahl von Alltagsproblemen, aus denen die Medizin »Krankheitsbilder«*

geformt hat – warum zum Beispiel gibt es in einer bestimmten Altersgruppe kaum noch ein Kind ohne Zahnspange? Lenzen macht deutlich, wie sehr der »Krankheitsbegriff« ein Konstrukt ist und in welchem Maß die Medizin »Priesterfunktion« übernommen hat – sein schmales, gut lesbares Bändchen (205 Seiten) bietet eine Fülle von weiterem Anschauungsmaterial zu den im ersten Teil dieses Buches vertretenen Thesen; nur einige (wenige) Zuspitzungen erscheinen mir nicht sachgerecht.

Robert Jütte: *Ärzte, Helfer und Patienten. Medizinischer Alltag in der frühen Neuzeit,* München/Zürich 1991
Jütte, Professor für Geschichte der Medizin in Stuttgart, hat mit diesem Band seine Habilitationsschrift allgemeinverständlich aufbereitet: Ich kenne kein anderes Buch, das den Ursprung der modernen Medizin und insbesondere die Entwicklung des ärztlichen Behandlungsmonopols so plastisch und detailliert schildert wie dieses, das die Geschichte der Stadt Köln – einer der großen deutschen Metropolen – zum Gegenstand hat. Jütte erörtert unter anderem auch die medizinischen Behandlungskosten und zeigt, daß wir heute, allen anderslautenden Legenden zum Trotz, keineswegs mehr für unsere Gesundheit ausgeben müssen als ein Kölner Bürger vor vierhundert Jahren. Wie mißt man dies? Interessanterweise kann man als Vergleichsmaßstab die Eierpreise wählen, die über die Jahre hinweg so konstant geblieben sind wie kaum eine andere Bezugsgröße! Solche und andere eindrucksvolle Verweise (unter anderem auch eine ausführliche Diskussion über die Rolle der jüdischen Ärzte) machen das Buch zu einer wahren Fundgrube.